怀孕40周全知道

Huaiyun 40 Zhou Quanzhidao

岳然/编著

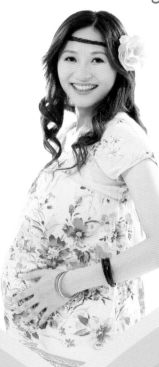

中国人口出版社
China Population Publishing House
全国百佳出版单位

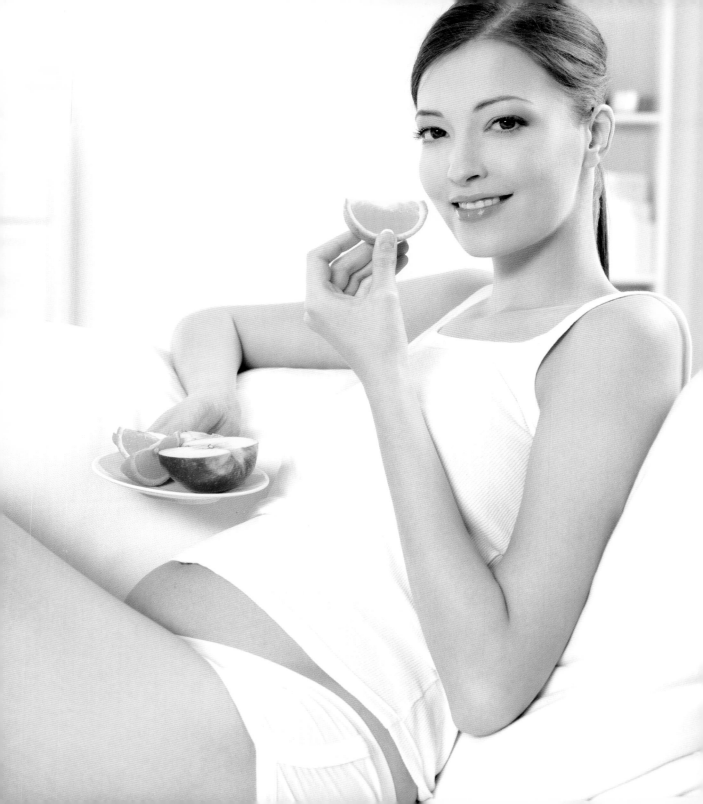

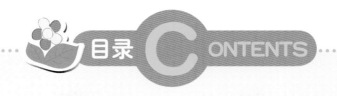

目录 CONTENTS

❀ Part 1 孕早期

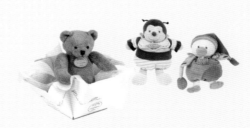

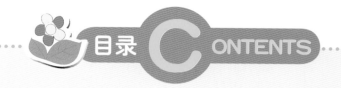

目录 CONTENTS

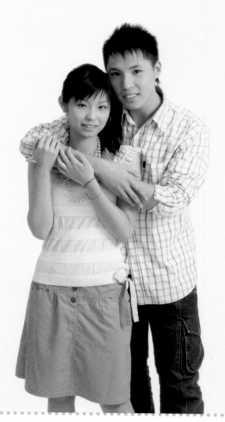

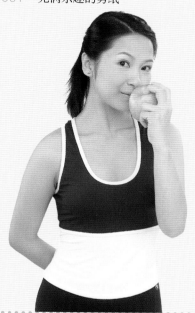

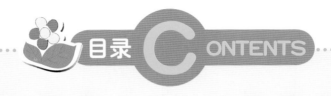

目录 CONTENTS

✿ Part2 孕中期

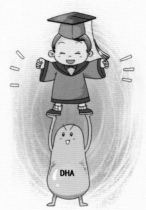

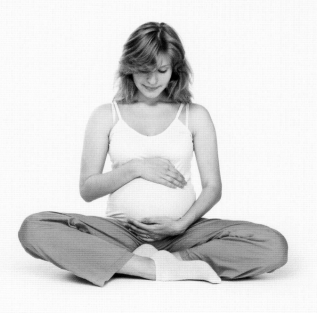

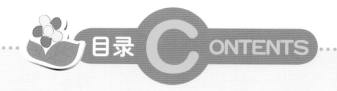

目录 CONTENTS

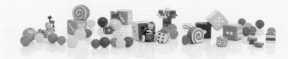

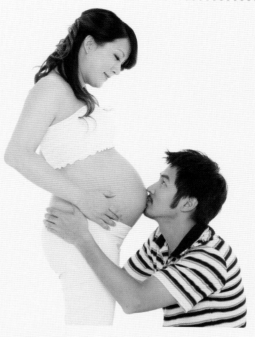

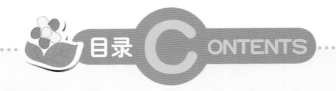

目录 CONTENTS

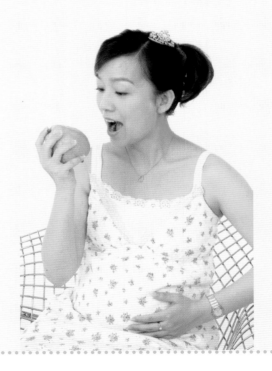

Part3 孕晚期

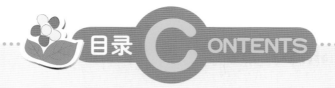

目录 CONTENTS

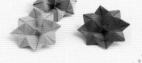

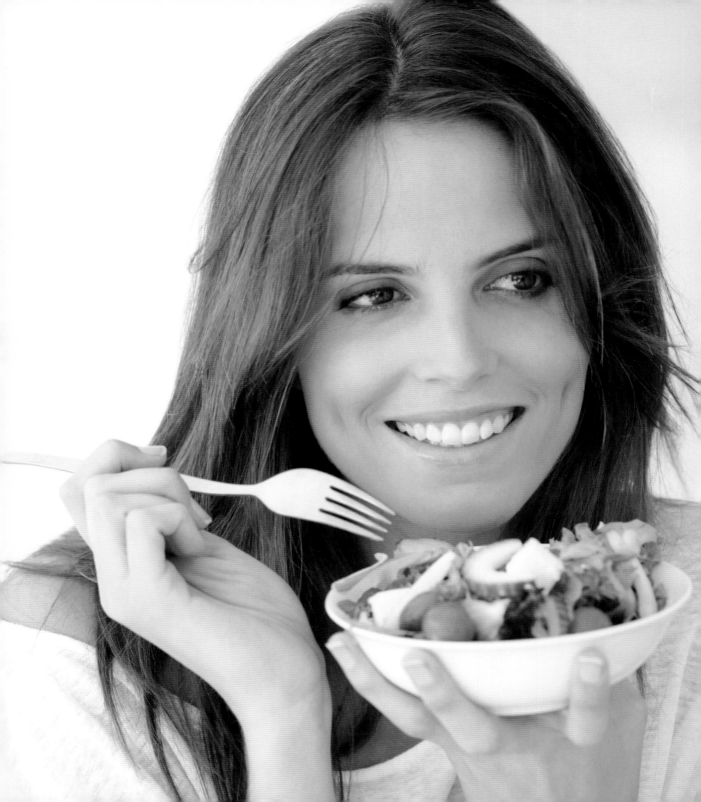

Part 1 孕早期

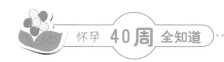

孕1~2周

怀孕知识

我们常说的孕1~2周，实际还是你的备孕时间，因为从一个卵子遇到精子直到胎儿被娩出，这个过程实际上是266天左右。但整个孕期一般按40周或280天来计算，这是从末次月经的第一天算起的，因为你可能说不清受精具体发生在哪一天，却能记得每个月月经来临是哪一天。

备孕须知

刚经历完上个月的月经周期，这2周，你体内的新卵子正在成熟，为即将到来的受孕过程准备好了"弹药"。排卵是生育的最基本要求，有了卵子，才能跟精子结合产生受精卵。你可以根据事先做好的排卵期时间表，做好迎接新生命的身体准备。

到了第2周周末时，你的排卵期就会开始。一般在卵子排出后15~18小时受精效果最好。为了提高受孕的概率，我们建议你在"排卵期"，从第一天开始每隔一日同房一次。

在受孕的那一刻，精子和卵子的质量就决定了宝宝以后发育生长的许多特质。所以，你和准爸爸一定要参考孕前准备内容，从身体到思想上做好受孕前的准备工作。

饮食营养必读

妊娠早期所需的营养素

为何人们都一直强调怀孕期间各类营养素的重要性,而且不可偏废任何一种呢? 原因很简单,它们都是相互联结的,彼此间更是相辅相成的。

❀ 碳水化合物

主要来源是淀粉类食品,1克提供4千卡(16.74千焦)热量,经济实惠,既容易获得又美味可口。能为身体提供足够的热能,避免消耗蛋白质。

❀ 蛋白质

主要来源包括鱼(海鲜品)、肉(家禽、家畜品)、蛋、豆(所有豆类制品)、奶类,蛋白质1克提供4千卡(16.74千焦)热量。未怀孕的女性所摄取的蛋白质是为修补体内组织用的,但孕妇是为了要供给胎儿、胎盘、子宫、乳房的发育以及母体血液容积量的增加而摄入的。此时,蛋白质摄取原是保留供给胎儿发育成长用的,若热量摄取不足的话,蛋白质将会被消化代谢来取代热能利用,这将会影响胎儿发育。

蛋白质缺乏地区所生下的婴儿体重普遍较轻,成长发育过程迟缓。蛋白质对于贫血的预防及治疗是很有帮助的,怀孕以后血液量会一直增加,胎儿营养素的运输及废物的排出,都需经由血液来输送。因此,总热能及蛋白质的足量摄取,对胎儿的生长发育是极为重要的。

❀ 脂肪

育龄女性身体内有了一定的脂肪储备,才能成功受孕。1克脂肪可提供9千卡热量。

❀ 铁

为避免贫血,除了要摄取足够蛋白质外,足够的铁也是重要的营养素。在怀孕前期若有贫血或担心贫血,铁质来源最好由食物来补充,因为食用铁剂容易引起恶心,所以不建议服用铁剂。动物肝脏是很好的造血食物,如果有些人因为肝脏的腥味而不喜欢吃,可与其他肉品一同烹煮,或是做成卤味,也可以与气味比较强的蔬菜一起烹调,像芹菜、洋葱、姜、葱、红萝卜等。

富含铁的食物:猪血、鸭血、瘦肉、深绿色蔬菜、蛋。

❀ 镁

在骨骼的形成中,钙、镁、磷都扮演着重要角色。镁是钙和维生素C代谢时的必需物质,可以预防体内组织及血管壁上钙质附着。

富含镁的食物:各种干果类、深绿色蔬菜、玉米、柚、苹果。

❀ 碘

怀孕期间若严重缺碘,会影响胎儿智力发育,目前食用盐中大都添加碘,缺碘的可能性较低,但不能因为这样而忽略对碘的摄取。

富含碘的食物:海藻、海带。

❀ 维生素D

孕妇只要适当沐浴阳光即可获得需要量。

❀ 维生素E

具有抗氧化作用,能延缓细胞老化、缓和疲劳

并预防流产。孕期只要注意哪些食物中富含维生素E，并不忘摄取，就能有足够的摄取量，不需要额外补充。

富含维生素E的食物：油脂、绿色蔬菜、强化食品、花椰菜等。

🌸 维生素B₁

可称为"精神上的维生素"，因为它可以稳定情绪，同时对肌肉、心脏活动、精神组织都有正常帮助。怀孕初期的孕妇会因"喜与忧"而有精神亢奋与低落发生，应注意多摄取富含维生素B₁的食物。若有害喜现象可补充B族维生素营养剂。虽说B族维生素是水溶性物质，但一定要注意剂量，毕竟多吃无益。

富含维生素B₁的食物：酵母粉、麦片、花生、牛肉、牛奶及所有蔬果。

🌸 叶酸

当细胞进行有丝分裂时，叶酸的需要量一定要足够，否则容易影响正常细胞的分化与成长，尤其是胎儿神经管。由于体内红细胞的制造（尤其是母体）及胎儿核糖核酸的需求量大增，当缺乏叶酸时容易造成胎盘早期剥离、自然流产，并与子痫先兆有关联。叶酸缺乏也是形成孕妇巨幼红细胞性贫血的主要原因。

富含叶酸的食物：动物肝脏、瘦肉、蛋、深绿色蔬菜、红萝卜、南瓜、香蕉、菠萝、全谷类、豆类。

🌸 钙

怀孕前期所需的钙质是不需要特别增加的（在怀孕晚期才需要注意），只要平时正常摄取含钙食物就好。如果有抽筋现象发生，非要补充钙片不可，最好选择纯粹的磷酸钙，因为钙片通常会含有其他维生素或矿物质成分，为了避免其他营养素摄取过量，求教于医生或营养师则较为安全。

怀孕期间，只要不偏食、不挑剔，即使是再难熬的害喜阶段，身体中所需要的营养素，都不会有严重缺失的情形产生。在此恭喜准妈妈，你体内的宝宝正在快速地形成，再过3个月就会有胎动的感觉了，那可是一种幸福的体验哦！

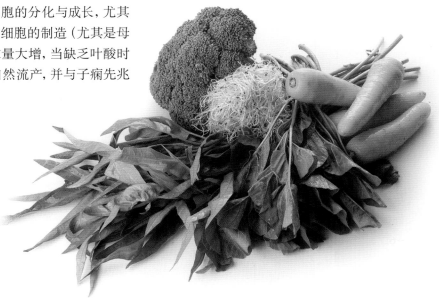

怀孕的征兆

一些有意受孕的妇女能准确地知道自己已怀孕，而另外一些妇女则毫无所知，当她们得知自己怀孕的消息时，往往茫然多于喜悦。

尽管怀孕的征兆很多，但并不是每位妇女都会经历所有的征兆，所以，有些妇女即使怀孕了，在刚开始时也是不知道的。

❀ 怀孕的早期征兆

孕妇可能经历下列怀孕症状的一种、两种或者全部。早晨呕吐就是一个典型的怀孕信号，但是有的人，可能一点也没有这种症状。同样，停经也是受孕的一个典型症状，但是如果一个妇女的月经周期不规律，这就很难说是因为受孕使月经停止，还是由于月经周期不规律使月经推迟了。

1 月经停止

每个妇女都知道，月经迟来一个星期是很正常的事，但如果月经迟来超过两个星期以上时，就该考虑是否怀孕了。当然还必须经医师的诊断或尿液检查才能确定。

此外，虽然在预定日的前后月经来了，但它的量比以往稀少或颜色较淡时，也有可能是怀孕。

月经中包括子宫内膜剥落的产物，当怀孕时这层内膜会发育变化形成妊娠脱落膜，以帮助受精卵着床。但是子宫内膜未变化形成脱落膜，就会像月经般剥落，造成类似月经的出血。等确知怀孕后，有人会误以为这是最后一次月经，而把预产期算错。

2 孕吐

妊娠最明显的症状是恶心孕吐，大多数妇女在怀孕5~6周时感到恶心欲吐，少数人在怀孕2周即有这种反应。恶心孕吐可能与体内绒毛膜促性腺激素增多、胃酸分泌减少以及胃排空时间延长有关。呕吐一般于妊娠12周自行消失。但是有个别孕妇呕吐一直持续到分娩结束。呕吐可能发生于早晨或一天中的任何时间。有些孕妇已经吐得胃内空空，还在吐，最后把胆汁都吐了出来。

3 乳房触痛

乳房变大和乳房感觉的变化也是怀孕的早期征兆之一。乳房的变化是为哺乳小宝宝做准备。乳头周围的褐色环(乳晕)颜色加深，并且出现许多孟氏结节。如果孕妇的皮肤比较白净，就能发现乳房皮肤的静脉网逐渐明显。蓝色的静脉爬在乳房上

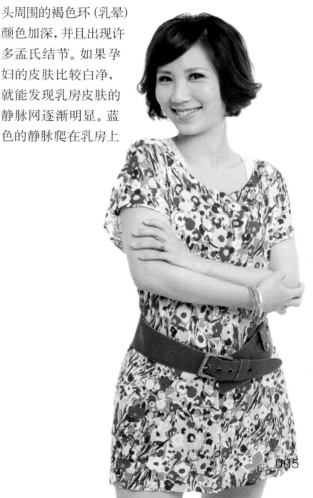

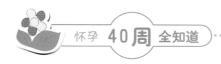

就像地图上的河流，乳房有触痛并且感到发沉往下坠。较小乳房的孕妇在妊娠时乳房会明显增大。

4 疲劳

妊娠时孕妇的体内会发生巨大的变化，肌体进行调节为小宝宝创造条件。孕妇会感到疲劳、乏力，孕妇不像以前那样爱活动了。大多数孕妇在妊娠8~10周时抱怨身体疲乏。只有当肌体适应妊娠后，疲劳感才能消失。如果感到累，这就是一个信号，应该早些上床休息，晚上不要熬夜。

5 尿频

如果月经过期不来，即使没有出现上述的早孕反应，要是小便不多却时时想解，怀孕的可能也很大。在怀孕的早期常有小便频数，这是因为增大的子宫将膀胱向上推移，压迫了膀胱，所以，只要膀胱里稍微积了一点尿液，就有想要小便的感觉。

6 便秘

便秘是怀孕早期的一种普遍现象，这是由体内过高的激素使肠道肌肉松弛、消化能力下降所致，若是怀孕前已有便秘的问题，则怀孕后程度会加重。

7 口味改变

一些妇女在怀孕后，口味会有极大的改变，以前爱吃的东西也许现在不屑一顾，而以前不爱吃的现在却想得不行。有些孕妇还会出现嗅觉变得特别敏锐的情形。

8 轻微发烧

女性怀孕时，身体新陈代谢的作用特别旺盛，有些孕妇从月经迟来的那一刻开始，会有连续2~3周的时间，体温维持在37.3℃左右。

如果再加上"身体倦怠"等症状而误以为自己患了结核性疾病，接受X光照射检查，等到确知怀孕之后必定会担心X光是否会对胎儿造成不良的影响，所以这点必须特别注意。

9 基础体温升高

基础体温可以反映静息状态下身体能量代谢的情况。育龄妇女的基础体温与卵巢激素的周期变化有关。排卵后，体温升高0.3℃~0.5℃，直至月经前1~2天或月经第一天。如果基础体温上升后，月经到期未来，而基础体温持续不降达16天之久，则受孕可能性较大，如持续3周，基本可以肯定是怀孕了。但需排除其他可致体温升高的因素，如全身感染疾病、感冒等。

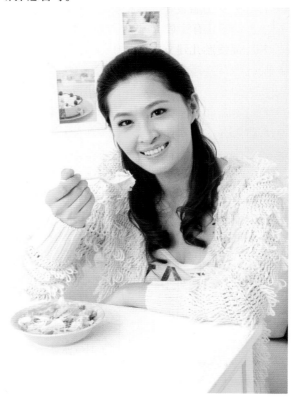

胎教时间

什么是胎教？胎教怎么做

"胎教"一词早在汉朝时就出现了。古人认为，母亲的情绪与言行会让胎儿感受到，因此母亲必须谨守礼仪，给胎儿以良好的影响。

今天胎教的含义要丰富得多，可以分为广义的和狭义的。广义的胎教是指为了使胎儿的身心都能够得到健康发育成长，同时为了保证孕产妇的安全所采取的精神、饮食、环境、劳逸等各个方面的保健措施。狭义的胎教是指在胎儿发育成长的各个不同阶段，给予其有针对性的、积极主动的、合理的信息刺激，促使胎儿建立起条件反射，从而促进其大脑机能、身体的运动机能、感官机能与神经系统机能的成熟。

❀ 常用的胎教方法

情绪胎教法：包括清静操和冥想。这不但是一种很好的胎教法，而且对准妈妈的分娩、产后休养也有帮助。

营养胎教法：根据准妈妈怀孕各个时期胎儿发育的特点，指导准妈妈如何通过饮食来补充各个时期所需要的营养，防止孕期疾病。

音乐胎教法：有两种产生效果的方法。一是准妈妈自己从音乐中感受美好，从而将良好的心绪传递给胎儿；二是直接通过音波来刺激胎儿听觉器官的神经功能。

抚摩胎教法：适度而有规律地抚摸腹部，能够刺激胎儿的触觉，激发胎儿活动的积极性，有利于胎儿大脑功能的协调发育。

对话胎教法：父母亲通过动作以及声音和腹中的胎儿进行对话的胎教法。在对话过程中，胎儿可以通过听觉与触觉感觉到父母对他充满爱的呼唤，非常有利于胎儿的身心发育。

触压、拍打胎教法：准妈妈从可以在腹部明显地触摸到胎儿的头、背以及四肢时起定期轻轻拍打或者抚摸胎儿，这样能够让胎儿建立起有效的条件反射，强健四肢。

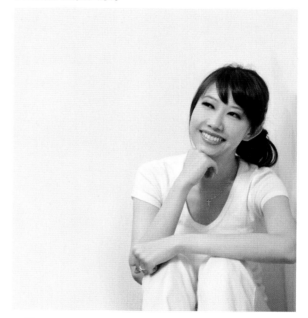

贴心小贴士

在怀孕期间，准爸爸和准妈妈如果能够相亲相爱、互相包容，并用极大的爱心共同关注胎儿的成长，使整个家庭在孕期都沉浸在温馨和充满爱的氛围之中，这样胎儿就会安然舒畅地在准妈妈的腹中顺利成长，宝宝出生后往往聪明健康。

>>> 孕**3**周 <<<

胎儿发育

幸运的那小精子进入卵细胞后，头部很快水化、膨胀，成为圆形的细胞核——精原核。卵细胞受到精子的刺激，也迅速进行第二次成熟分裂，这时的细胞核称为"卵原核"。

精原核与卵原核最终在卵细胞的中央相遇，它们各自携带有23条染色体，相遇后它们合并为46条，即23对，这个过程其实就是受精，也是受孕过程的完结。受孕过程从精子进入卵细胞透明带时已经开始，整个受孕过程约需24小时，受精的本质是：精子进入卵子，两性原核融合形成一个新细胞，这个新细胞叫作"受精卵"。

刚形成的受精卵大小约0.2毫米，重约1.505微克，这是新生命正式开始的标志。受精卵承载着准爸爸准妈妈的遗传密码，一边迅速分裂繁殖，一边向子宫腔移动，从现在开始，一个小生命已经在准妈妈的腹部开始他的生命旅程了。

准妈妈身体变化

经过神奇的"生命之吻"，一颗宝贵的受精卵已经形成了。不过，这会儿你肯定还没有什么特别的感觉，外形更是看不出有什么变化。偶尔，你可能会有发寒、发热、慵懒困倦及难以入眠的症状，这都是正常的孕期反应。即使没有以上的症状，也都是正常的。

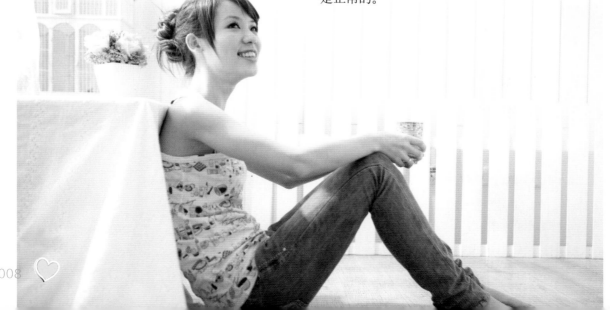

饮食营养必读

补充叶酸的美食

❀ 香菇西蓝花

原料 西蓝花500克,香菇(干)5朵(约50克)。

调料 淀粉、胡椒粉、盐各适量。

做法

①西蓝花择洗干净,掰成小块,放入开水中焯透捞出,用凉水漂透;香菇用温水泡开,去柄洗净。

②锅中放入油,同时放入西蓝花、香菇稍炒,放入一杯开水,再把胡椒粉、盐同放入锅中烧开。

③淀粉加水适量调匀成水淀粉,用水淀粉勾芡,汤汁收浓即可。

❀ 草菇烩芦笋

原料 芦笋500克,草菇150克,鸡汤半碗,姜末、火腿末少许。

调料 盐、水淀粉各少许。

做法

①芦笋削去发白的表皮,切寸段;草菇削去根,洗净,剖半。

②将芦笋和草菇分别用沸水焯一下,转投入凉水中浸泡,取出沥水备用。

③炒锅加油,烧热后下姜末炒开,趁大火把芦笋和草菇倒入锅中略炒,再下鸡汤烧沸,加盐调味,用水淀粉勾极薄的芡,装盘后点缀火腿末即可。

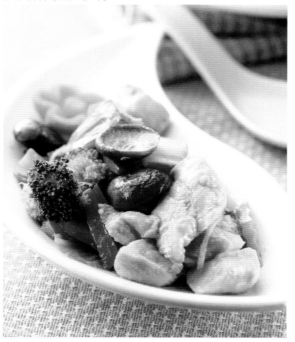

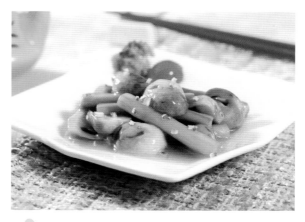

贴心小贴士

叶酸容易受光和热的影响而失去活性,因此,蔬菜要尽量吃新鲜的,贮存得越久,叶酸损失就越多。烹调方式最好采用蒸、微波、大火炒的方式,避免长时间炖煮或高温油炸。

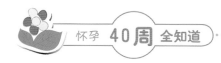

日常保健必读

孕早期可以进行性生活吗

怀孕的前3个月，由于胎盘还没有发育成熟，胎盘和子宫壁之间的连接还不够紧密，同时由于此时孕激素分泌还不足，无法给予胚胎强有力的保护。所以，在这个时期进行性生活，就有可能由于不当的动作或者精神过度兴奋时的不小心，导致子宫遭受震荡，胎盘脱落，造成流产。

这一时期由于准妈妈体内内分泌发生变化，加之对胎儿的担心，准妈妈对性生活可能缺乏兴趣，甚至会表现出对准爸爸的讨厌和不满意。作为准爸爸，要对准妈妈给予理解和体贴，可以与准妈妈探讨采用别的方式来交流夫妻感情。准爸爸绝对不能只顾着满足自己的欲望，而不顾准妈妈的感受以及她腹中的胎儿，最好采取边缘性接触，通过搂抱、抚摸、亲吻的方式达到性爱的满足。

❀ 有下列情况的准妈妈应该特别注意避免孕早期性生活

1 有习惯性流产史的准妈妈。

2 有子宫颈闭缩不全史的准妈妈。

3 有产前出血或前置胎盘情形的准妈妈。

4 有早产史或早期破水情形的准妈妈。

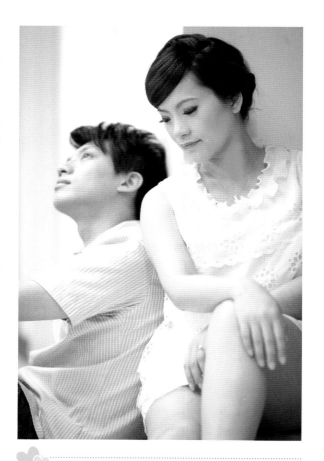

贴心小贴士

孕期性生活过度，是导致流产、早期破膜、产后感染的重要原因之一。但是，这并不是说在整个孕期都不宜过性生活，孕中期可以适度过性生活，但一定要注意合理安排，严格控制性生活频率和强度。

孕期如何预防感冒

妊娠期间，身体发生巨大的变化，加上抵抗力减弱、身体容易疲劳、营养不均衡、压力增加，就更容易患感冒了。当准妈妈已经有感冒症状时，应立即漱口，提早就寝。妊娠期间的感冒，除了吃药要相当小心外，重点应在避免制造感冒的诱因，加强战胜病毒的抵抗力。平时应注意清淡饮食。

❀ 预防感冒注意平时保健

1 勤洗手

手会经常接触各种用品或物体，难免被流感病毒污染。如果不经意中用手接触口、鼻子，流感病毒就会侵入上呼吸道，从而引起感冒。

2 盐水漱口，价廉功效大

每天清晨起床洗漱后，用盐水漱口，再喝半杯白开水，不但可预防感冒，还对牙龈的健康有好处。

3 热水泡脚，避免足部着凉

每晚用较热的水泡脚15分钟，水量要没过脚面，泡后双脚要发红，如果脚部受凉，会反射性地引起鼻黏膜血管收缩，使人容易受到流感病毒的侵扰。

4 呼吸蒸气

初发感冒时，在杯中倒入开水，对着热气做深呼吸，直到杯中水凉为止，每日数次，可减轻鼻塞症状。

5 经常搓手

手上有很多经络及穴位，经常搓手会促进手部的血液循环，从而疏通经络、增强人体的免疫功能，提高抵抗流感病毒的能力。

6 按摩鼻沟

两手对搓，掌心热后按摩迎香穴（位于鼻沟内、横平鼻外缘中点）10余次，可以预防感冒及在感冒后减轻鼻塞症状。

7 经常开窗

应让新鲜空气不断进入室内，让室内保持透气、通风。

8 避开人群

尽量不去或少去人群密集的公共场所，去人越多的场所被感染的概率越大。

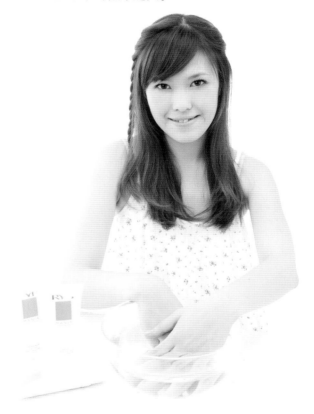

>>> 孕**4**周 <<<

胎儿发育

受精卵在受精后24小时开始第1次分裂，分成2个相等的细胞。如果这个时候2个细胞完全散开，就会形成单卵双胎，将发育成相貌相似、性别相同的双胞胎。第一次分裂之后，以每12小时分裂一次的速度不断进行分裂，24~36小时为双细胞阶段，在72小时后分裂成由12~16个细胞组成的空心桑葚胚。

约在受精后96小时相当于月经周期的第18天左右，桑葚胚到达宫腔，总体积与最开始相比没有变化，但经过不断分裂，已经成为一个实心细胞团，它在子宫腔内继续分裂，体积增大，中间形成囊腔，里面积蓄少量的细胞液，成为囊胚体，此时的受精卵称为"囊胚"或"胚泡"，发育着的胚泡会慢慢植入子宫膜，完成"着床"过程，正式入住子宫。

在子宫中着床后的胚泡会接着分裂，成为胚胎，植入子宫内膜的小胚胎从此就在子宫中扎根了，它会不断分裂、分化，开始自己的生长发育。

准妈妈身体变化

这周受精卵会完成在子宫内着床的过程，你一般还没有什么自觉症状。但不管你有没有感觉，从受精卵到达子宫的那刻起，你体内的激素分泌水平就已经发生了改变。子宫壁变厚并且柔软而有弹性，为胚胎提供了绝好的发育成长环境。

偶尔，你还会有恶心呕吐、小便次数增多、乳房变软而肿胀等现象，可能还会有轻微的不舒服，有时会感到疲劳。警觉的你是不是已经发现自己怀孕了呢？

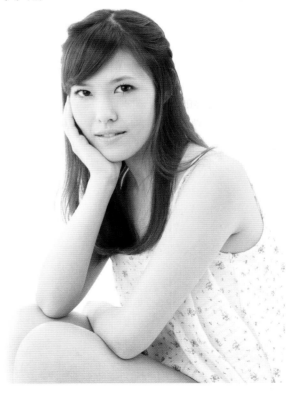

饮食营养必读

准妈妈春季养胎饮食要点

❀ 春季养胎的中医常识

中医认为："当春之时，食味宜减酸益甘，以养脾气，饮酒不可过多，米面团饼不可多食，致伤脾胃，难以消化。" 中医还认为：

1 春季应养阳，在饮食上要选择一些能助阳的食品，并由冬季的高脂高热饮食转变为清淡饮食。建议准妈妈多吃些蔬菜。

2 春季饮食忌大补。

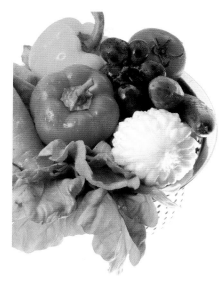

准妈妈夏季养胎饮食要点

❀ 夏季应避免高糖食品

在补充营养的同时，准妈妈还要注意不要营养过头了，避免高糖食品，以免造成胎儿过大造成生产困难。

准妈妈夏天千万不要无限量地吃火龙果等高糖分水果，水果的补充最好是在两餐之间，每日最多不能超过200克。并且在选择水果时应尽量选择含糖量低的水果，或以蔬菜代替，如番茄、黄瓜等。

准妈妈最好在怀孕第18周和第32周到医院进行定期血糖测定，并及时到产科营养咨询门诊进行营养咨询。

❀ 略加点儿盐

炎热的夏季，人体出汗多，所以在饮食方面，宜食用调味稍咸的菜肴。一来可以及时补充人体因出汗而失去的盐分，二来可避免因出汗过多而出现的虚脱。

❀ 准妈妈夏季可以多吃的食物

准妈妈可以多吃点儿泥鳅，泥鳅不上火，蛋白质丰富，至于黄鳝，则很容易上火，不适合夏天吃。为防止便秘，准妈妈平时应该多喝水，不宜食过多冷饮，以免伤脾胃，对于准妈妈来说，牛奶、豆浆、自制蔬果汁、柠檬茶、豆腐都是很不错的食品。

准妈妈还可以适当吃一些天然的酸味食物，如番茄、柠檬、草莓、乌梅、葡萄等，有助于敛汗、止泻、祛湿，预防因流汗过多而耗气伤阴，并能生津解渴、健胃消食。

贴心小贴士

夏季准妈妈特别要注意饮食卫生，否则会引起消化道感染，严重的会导致子宫收缩，甚至引发早产。

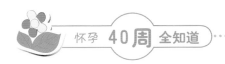
准妈妈秋季养胎饮食要点

秋季准妈妈如何进补

准妈妈秋季补身是必要的，但应该多听取医生的建议，千万不可盲目进补，一般以温和、清淡为宜，可选用燕窝、党参、茯苓、麦冬、沙参、莲藕、银耳等，少吃狗肉、羊肉。

准妈妈秋天宜多吃芝麻、核桃仁、黑糯米、红枣、赤豆及动物肝脏等，可补充铁和维生素A。

给准妈妈推荐一款补气益血的鸡蛋枣汤，做法如下：鸡蛋2个、红枣10枚、红糖适量。锅内放水煮沸后打入鸡蛋，水再沸下红枣及红糖，用文火煮20分钟即可。

秋季准妈妈怎么吃水果

人的体质有寒热，水果也有特质分温凉，因此，什么人吃什么水果，都有一定的禁忌。对于准妈妈们来说，一些寒凉的水果还是要少吃，像梨、香蕉、李子、柿子、无花果等。俗话说"秋瓜坏肚"，水果也要适可而止，食用过量水果也会导致高血糖、难产等症状。

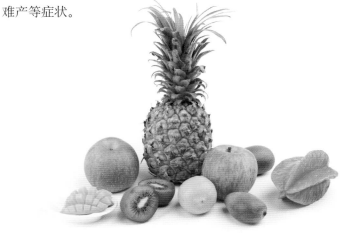

准妈妈冬季养胎饮食要点

冬季准妈妈不宜多吃凉食

准妈妈吃凉的食物会感觉比较舒服，这是可以的，但一定要适量，否则可能会对胎儿有不良的影响。尤其在孕晚期，准妈妈胃黏膜充血，如果过量吃凉的食物，胃黏膜受到刺激后很容易引发急性胃炎、腹泻等，有的还会呕吐，很可能引起宫缩，导致早产。

给冬季准妈妈的更多饮食建议

1 患妊娠高血压的准妈妈宜多吃芹菜，芹菜具有镇静降压、清热凉血的功效。可取芹菜连根120克洗净切碎，加粳米200克同煮成芹菜粥，分早、晚顿服。

2 饮食以清淡、新鲜、全面、均衡、卫生为原则，注意荤素搭配，不要过多摄入高脂肪、高糖、高蛋白的食物。

3 可以多补充些矿物质含量高的根块和根茎类蔬菜，如胡萝卜、藕、莴笋、薯类等。

> **贴心小贴士**
>
> 秋天气候干燥，准妈妈可能便秘，因此准妈妈要注意多喝水、养成定时排便的好习惯。另外，秋天一定要注意饮食卫生，吃新鲜瓜果时一定要洗净。

孕期运动好处多

传统观念认为怀孕准妈妈应该少做运动，以免动了胎气，但这个观念是错误的。适度的运动不仅可以改善诸多孕期不适、控制脂肪的增加，还能让生产更顺利!别以为运动又麻烦又累人，其实"孕动"也可以简单轻松!

❀ 孕期——改善孕期不适

1 头晕、疲倦与易喘

运动可让心肺功能较佳，增强心脏的功能，使血液循环较佳，身体代谢好，改善孕期因为心肺功能不佳产生的头晕、疲倦或易喘等现象。

另外，运动能使肌肉摄氧的能力较佳，这表示肌肉的效能较高，那么相对地也会减轻心脏的负荷。

2 水肿

当血液循环良好，也可以减缓下肢静脉回流不佳造成的水肿现象。这是因为静脉本身没有帮助血液回流的机制，必须依靠肌肉的力量把血液往上输送，因此运动可以改善下肢静脉血液回流不佳的现象，进而预防水肿与静脉曲张的情形。

3 肠胃不适、便秘

怀孕时在激素的作用之下，准妈妈的肠胃蠕动会减慢，容易产生便秘，而便秘状况也会加重痔疮症状，运动正可以促进肠胃蠕动，改善便秘。

4 腰酸背痛、关节损伤

怀孕时会分泌某种激素，使得准妈妈全身的韧带变得较松，如此，生产时骨盆才能够扩张。但当韧带变松时，准妈妈若是姿势不良或是在活动的过程中都很容易损伤关节。如果能够锻炼肌肉，让肌肉有效保护骨头，较能避免关节损伤。

5 失眠、心情烦躁

运动时，大脑会释放脑内啡肽，这种物质能使人心情愉快;同样，运动也能适度减轻身心压力，解除心情烦躁的现象，帮助准妈妈夜晚有个好睡眠。

6 控制体内脂肪的增加、预防妊娠纹

孕妇不能减肥，不过，在运动时会消耗热能，燃烧体内脂肪，所以准妈妈的体内脂肪会增加得较少，避免体重增加过多。另外，还可以预防妊娠纹的产生。因为体内脂肪快速地增加，容易产生妊娠纹。不过，千万不可因此运动过度，以免胎儿无法获得成长所需的营养!

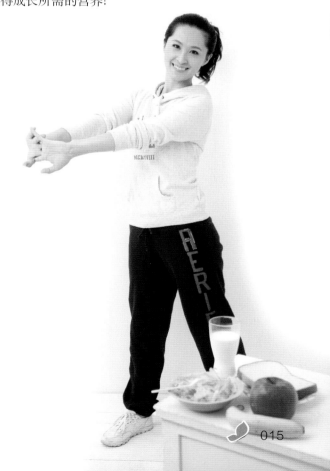

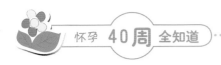

7 控制妊娠糖尿病

运动时，身体加强血糖的利用率，刺激胰岛素分泌，可降低妊娠糖尿病的发生率，对有妊娠糖尿病的孕妇，有控制血糖之功效。

8 了解自己的身体

怀孕时，准妈妈的身体变化很大，有些准妈妈甚至对自己的身体感到陌生。在孕期时多做运动，例如，简单的有氧运动与轻度瑜伽，可以帮助准妈妈更了解自己的身体，并进而掌控身体，增加自己的自信心。

生产时自然产概率高、产程较短

孕期多运动可增加自然产的概率，减少不必要的剖宫产。再者，运动使得准妈妈的心肺功能好、体力好，不易疲倦，且肌肉有力量，耐痛度提高，再加上运动能使准妈妈熟悉如何调整呼吸，因此，整体来说能使得产程较顺利，并缩短产程。有关研究显示，65%有运动习惯的女性，平均只花了4小时就生出宝宝。

保持运动习惯，胎儿长得好

1 胎儿成长养分充足、胎儿窘迫概率降低

孕期运动可让准妈妈的血液循环顺畅、新陈代谢功能良好，进而使得胎盘功能健全，能输送充足的氧气给宝宝，而胎儿代谢废物的速度也较快，甚至可减少发生胎儿窘迫的概率(胎儿窘迫指的是胎儿心跳不正常，发生缺氧现象，此现象在孕期28周后就可能会发生)。

2 胎儿体内脂肪较少

运动的妈妈肚里的宝宝活动力较好，依据经验，运动准妈妈的宝宝不易有体重过重现象，通常体重不会超过3500克。

温和、低冲击力、无重力运动

对于平日就有运动习惯的准妈妈而言，原则上，只要是温和、低冲击力，且非重力型的运动均可进行，而平日没有做运动的妈妈，最保守且安全的运动就是走路。不建议平常没有运动习惯的妈妈特别在怀孕时学习新的运动项目，或是突然增加很大的运动量，例如，每天骑脚踏车或是快走1小时，此举可能会给身体增加很大的负荷。若想要进行不同的运动，也应该先了解自己的体能状况，选择自己的身体能够负荷的运动类型与运动量，这才是上上之策。

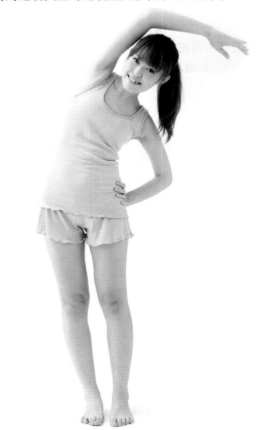

胎教时间

优境胎教：给准妈妈创造良好的环境

胎教最重要的条件之一是使胎宝宝生活在优良的环境中，即优境胎教。

✿ 胎宝宝所处的环境可分为内环境和外环境

内环境，即准妈妈的身体。内环境还可以细分为：

心理环境：准妈妈的精神状态和意识（修养、兴趣、爱好、职业等）。

生物化学环境：准妈妈的营养状况、药物反应、伴随情绪波动产生的内分泌激素等。

物理环境：准妈妈的心脏跳动的节奏变动、姿势变换、抚摸拍打、胃肠蠕动等。

外环境，即准妈妈生活的环境（包括准爸爸的影响）。准妈妈大部分的时间都会在居室里度过，所以居住环境的好坏不但关系到准妈妈个人的健康问题，而且更为重要的是关系到准妈妈能否顺利怀孕、怀孕后胎宝宝是否能健康生长发育、智力发育如何等一系列的问题。因此，准妈妈及准爸爸一定要努力创造好的居室环境。

所谓优境胎教，就是要为胎宝宝营造一个内、外都很好的生活环境，让胎宝宝能够愉快地成长，主要内容有：

1 保持身心健康愉悦，养成良好的生活习惯，保证合理的营养。

2 和准爸爸一起提高音乐、语言、思想情操各方面的修养，避免外界环境不良因素的刺激。

3 准妈妈的房间不一定要很大、很宽敞，但布局一定要科学合理。房间的整体布局应当以舒适明亮为主，色彩亮丽的环保材料是不错的选择。房间要收拾得干净整洁，家具位置摆放也要合适。这样准妈妈生活在其中自然会感到精神愉悦，有利于胎宝宝的生长。

贴心小贴士

居室里如果噪声很多、很大会扰乱准妈妈的心绪，使准妈妈的听力下降，还会让肚子里的胎宝宝感到不安，影响胎宝宝脑功能的发育。所以，居室内一定要保持安静，不要大声喧哗，家人更不要当着准妈妈的面大声地争吵。

>>> 孕**5**周 <<<

胎儿发育

这一周胚胎的长度约为0.6厘米，非常的细小，像一个小苹果，外观看起来很像小海马。

从本周开始，胚泡在子宫内着床后，就会向四周扩展，胚胎细胞迅速分裂，形成原始的神经管。各个胚层仍然继续分化，头部开始迅速发育，神经管的上段今后将形成大脑。胚盘分化出的三胚层中，每一个胚层都分化为不同的组织。

这个时期，神经系统和循环系统的基础组织最先开始分化，到了受精的第28天，神经管形成，今后发育成胎儿的脊髓，这就标志着胎儿的神经系统开始形成。本周胎儿面部器官开始形成，鼻孔可清楚地看到，眼睛的视网膜也开始形成了。

准妈妈身体变化

看上去你似乎还是没有什么明显的变化。你可能还会感到食欲旺盛、饭量增加；或者会觉得有轻微的恶心、呕吐，还会感到乳房发胀。这是正常的孕早期妊娠反应，不必担心。

本周是宝宝大脑发育的关键期。到本周末，胎儿的中枢神经管从胚胎的底部伸展到顶部，它将形成脊髓和大脑。大脑的发育需要大量的叶酸，因此，身为准妈妈的你应该继续按照叶酸补充标准补充叶酸，不能间断。如果你此前还没有开始补充叶酸，那么，从现在开始就必须补充叶酸了。

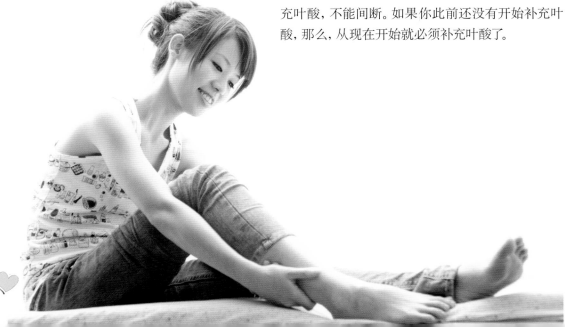

饮食营养必读

怎么判断自己是否缺乏营养

准妈妈们都很关心自己的营养是否跟得上，会不会影响胎儿的健康。那么，如何知道自己是否缺乏营养呢？准妈妈们可以通过以下症状来判断。

❀ **头发干燥、变细、易断、脱发**

可能是缺乏：蛋白质、脂肪酸、锌。

缺少这些营养可以多吃黑芝麻和核桃。黑芝麻含有丰富的油酸、棕榈酸、维生素E、叶酸、蛋白质、钙等营养物质，而核桃则含有丰富的维生素C、胡萝卜素、蛋白质、油脂、糖类等多种营养素，经常食用能够让头发乌黑亮泽。另外，还要多吃水果和鱼类。

❀ **过度恶心、呕吐**

可能是缺乏：维生素B_6。

动物肝脏与肾脏、大豆、甘蓝、糙米、蛋、燕麦、花生等都是含维生素B_6丰富的食物，准妈妈可以适当吃一些。罐头食品、加工肉类、酒精等都是维生素B_6的大敌，准妈妈们一定要禁食。

❀ **舌炎、舌裂、舌水肿**

可能是缺乏：B族维生素。

缺少这些营养，准妈妈在饮食上要做到粗细搭配、有荤有素。素食准妈妈则应进食一些豆类制品和蛋类制品，并在医生的指导下补充一定量的复合B族维生素药物制剂。

❀ **身体虚弱，蹲下去以后两眼冒金星**

可能是缺乏：铁。

缺铁的准妈妈可以通过吃黑木耳、花生、猪肝、瘦肉、蛋黄等来补充。

❀ **嘴角开裂、发干**

可能是缺乏：核黄素（维生素B_1）和烟酸。

缺少这些营养可以多吃绿色蔬菜和豆类、小米、肉、牛奶等食物，多喝水。不吃辛辣、刺激的食物。

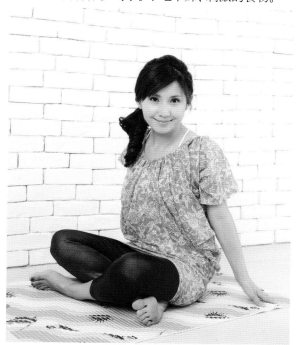

贴心小贴士

嘴角开裂、发干时，有些准妈妈喜欢用舌头去舔嘴唇，以为这样可以滋润嘴唇。其实，这样做会引起唇黏膜发皱，干裂加剧。可以涂些蜂蜜在嘴唇上，贴上保鲜膜过3~5分钟后取下，嘴唇会变得很滋润。

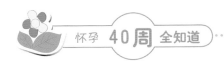
孕吐期间如何保证营养

怀孕最初3个月，是受精卵分化最旺盛、胎儿各种器官形成的关键时刻，因此，发现孕吐时，要注意观察。轻度的孕吐反应，一般在妊娠3个月左右即会自然消失；剧烈而持续性的呕吐（表现为全身困倦无力、消瘦、脱水、少尿甚至酸中毒等危重病症），对母子健康影响很大，应及时请医生治疗，此外，孕吐期的饮食调理也十分重要。

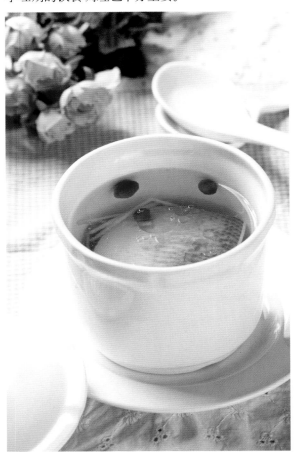

✿ 早餐一定不能少

孕吐期的准妈妈大部分都会有晨起恶心的症状，这是由于很长一段时间没有吃东西导致体内血糖含量降低造成的。因此，准妈妈早晨起床之前应该先吃点含蛋白质、碳水化合物的食物，如温牛奶加苏打饼干，再去洗漱，就会缓解症状。

此外，清晨不要太着急起床，起床太猛了会加重反胃的情况。

✿ 少量多餐，干稀搭配

准妈妈的进食方法以少食多餐为好。每2~3小时进食一次，一天5~6餐，甚至可以想吃就吃。恶心时吃干的，不恶心时吃稀汤。进食后万一呕吐，可做做深呼吸动作，或听听音乐、散散步，再继续进食。晚上反应较轻时，食量宜增加，食物要多样化，必要时睡前可适量加餐。

✿ 水果入菜，增加食欲

呕吐剧烈时可以尝试用水果入菜，如利用以柠檬、脐橙、菠萝等做食材烹煮食物的方法，来增加食欲；也可用少量的醋来增添菜色美味。还可以试一试酸梅汤、橙汁、甘蔗汁等来缓解妊娠的不适。

> **贴心小贴士**
>
> 不少准妈妈会变得爱吃酸味食物，这是怀孕后胃酸分泌被抑制造成的，钙、铁、维生素C等营养素通常需要在酸性环境下才能被吸收，身体会促使你嗜酸来增加这些营养物质的吸收，不妨多吃一些番茄、柑橘、草莓等新鲜水果，既能满足嗜酸的需要，又能增加营养。

日常保健必读

孕期洗澡的注意事项

准妈妈若是在洗澡时不注意方法的话，会对自身和胎儿造成危害。那么，准妈妈该如何健康洗澡呢？

✿ 洗澡的方式：淋浴

准妈妈洗澡要采用站立淋浴而不能坐浴。因为准妈妈的内分泌功能发生了变化，阴道内具有杀菌功效的酸性分泌物变少，自然防御机能下降。这时如果采用坐浴的方式，水里的细菌、病毒就很容易进入阴道和子宫内，引起阴道炎、输卵管炎或者是尿路感染等疾病。

✿ 洗澡的水温不宜太高

据研究，准妈妈的体温如果比正常体温高2℃，就会造成胎儿脑细胞发育停滞；若是高3℃，就有可能将脑细胞杀死，并且通常都是不可改变的永久性的伤害，胎儿出生后就有可能成为智障，甚至出现畸形，有的还会导致癫痫的发作。所以，准妈妈洗澡的水温不宜过高，应该控制在38℃以下。

✿ 洗澡的时间不宜太长

由于洗澡的时候，浴室封闭，里面湿度大，氧气的供应会相对不足，以及热水的刺激会使全身的毛孔张开，时间一长就容易造成准妈妈脑部供血不足，出现头晕、眼花、胸闷的症状，而胎儿就会缺氧、胎心率变快，严重的话会给胎儿神经系统的发育带来危害。所以，准妈妈洗澡时间不要太长，最好是控制在20分钟之内。

✿ 选择合适的沐浴产品

沐浴产品尽量选用天然制品，又以中性、温和、没有浓烈香味、保湿性的为佳，免得伤害敏感的皮肤。如果使用具有浓烈香味的沐浴产品，会刺激皮肤，闻起来也会觉得不舒服。因此，浴室里最好也不要放味道浓烈的芳香剂。

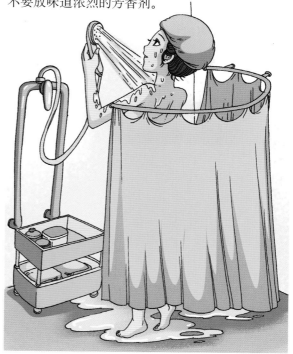

贴心小贴士

准妈妈洗澡时，不要用热水长时间冲淋腹部，以减少对胎儿的不良影响。

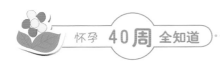
适合准妈妈使用的护肤品有哪些

怀孕后，准妈妈要考虑到胎儿的健康问题，以前用的护肤品可能就要慎用了，要想知道自己以前用的护肤品是否适合怀孕时使用，准妈妈可以给自己的护肤品做个测试。

1 可以拿一张pH试纸，取少量洗面奶涂在试纸上，若是试纸在几分钟之后变成了蓝色，就表示此产品碱性很强，怀孕时不能再使用；如果试纸未变颜色，说明此产品的酸碱度适中，怀孕时可以继续使用。

2 看化妆水是否适合怀孕时使用，同样要借助于pH试纸。滴1~2滴化妆水到试纸上，测试结果若是接近皮肤的pH值5.5，就说明此产品温和无刺激；如果测试结果pH值大于7，就表示此产品碱性成分很多，对皮肤有很强的刺激。

准妈妈应该如何护肤

1 不妨用甘油来代替护肤品。甘油温和无刺激，安全性也好，对于敏感性皮肤的准妈妈也可以放心使用，也不会对胎儿产生不良的影响，而且它的滋润、保湿效果非常好。不过，在使用时要将甘油进行稀释，通常是甘油和纯净水按1∶20的比例混合就可以了。

2 被称为"液体黄金"的橄榄油有很好的保湿、防晒作用，并且不含香精成分，准妈妈若是出门的话可以在洗完脸后抹一点儿。

3 洗面奶要选择酸碱适度的洗面奶，温和的泡沫型洗面奶是比较好的选择，因为这样的洗面奶性质比较温和，不会刺激皮肤。

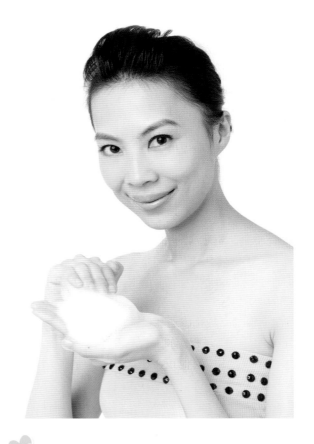

贴心小贴士

在挑选化妆水时，可以打开瓶盖闻一下，如果能闻到一股刺鼻的酒精味或者是比较浓烈的香味的话，说明此产品含碱性成分较多或者添加了很多香精成分，如果没有味道的话则说明此产品很温和。

胎教时间

想象并画出胎宝宝的样子

你的心里是不是对胎宝宝的样子充满了期待？你心中的那个宝宝是个小子还是千金呢？他是什么模样？像自己多一点还是更像老公？为他画下第一幅属于他的画像吧，或者找一张你觉得和他长得最像的宝宝照片，把你想对他说的话和你的美好愿望写下来，将来这将是你和宝宝共同的美好回忆。

美好的想象是最棒的意念胎教

你不妨经常想象，胎宝宝有一张天使般的脸庞、健康的体魄、聪明的大脑……尽可能想象一切美好、健康、积极的因素，并盼望着他的到来，用自己的意象塑造理想中的胎宝宝。因为从胎教的角度来看，你的想象非同小可，它能通过意念构成胎教的重要因素，转化渗透在胎宝宝的身心感受之中，影响他的成长过程。你脑中时常萦绕着的对于胎宝宝的美好想象，对他正在迅速发育的大脑、形体和容颜以及各个脏器会有很大刺激，使得它们按照你的意念去发育成长。你要相信，你和胎宝宝是心有灵犀的，你的美好意念能让胎宝宝长得更完美。

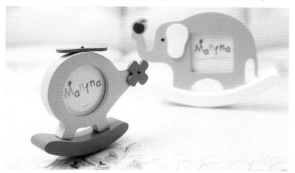

欣赏诗歌《你是人间四月天》

这首诗是民国时期的著名才女林徽因为儿子的出生而作的，诗中洋溢着儿子出生带来的喜悦以及母亲对儿子的希望，诗人要写下心中的爱，写下一季的心情。四月，是一年中春天的盛季，诗人将四月的春景比作她心里的那个小天使，字里行间都诠释着爱与希望。

你是人间四月天

林徽因

我说你是人间的四月天；
笑响点亮了四面风；
轻灵在春的光艳中交舞着变。

你是四月早天里的云烟，
黄昏吹着风的软，
星子在无意中闪，
细雨点洒在花前。

那轻，那娉婷，你是，
鲜妍百花的冠冕你戴着，
你是天真，庄严，
你是夜夜的月圆。

雪化后那片鹅黄，你像；
新鲜初放芽的绿，你是；
柔嫩喜悦水光浮动着你梦期待中白莲。

你是一树一树的花开，
是燕在梁间呢喃，
——你是爱，是暖，是希望，
你是人间的四月天！

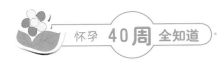

孕**6**周

胎儿发育

这一周胚胎的长度依旧约为0.6厘米，他漂浮在充满液体的羊膜囊中，身体蜷缩，看上去像个蚕豆。在你的子宫里，胚胎正在迅速地成长。

主要器官包括初级的肾和心脏的雏形都已发育，神经管开始连接大脑和脊髓，原肠也开始发育；胚胎的面部有小的黑色的小点，将来会发育成胎儿的眼睛；小的孔洞是鼻孔；深凹下去的地方，将来会发育成胎儿的耳朵；胚胎的上面和下面开始长出肢体的幼芽，这是将来孩子的手臂和腿；将形成嘴巴的地方的下部，有一些小皱痕，它最终会发育成脖子和下颌；在这一周，脑下垂体腺和肌肉纤维也开始发育。

准妈妈身体变化

你可能会有晨起的不适，这种不适可能会持续一整天。同时，你可能变得嗜睡及容易疲惫，会时常犯困，生活忙碌的你，可以适当调整一下自己的生活模式，增加休息的时间。

你还会出现一些怀孕的症状，如胸部开始感到胀痛、乳房增大变软、乳晕有小结节突出等症状。激素水平的改变及其他因素如肾脏的额外工作也会令你去卫生间的频率大增。你可能会注意到体重稍有增加，不过，你也可能因为早孕反应反而导致体重减轻。

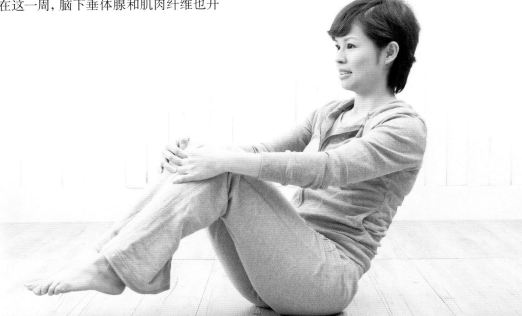

饮食营养必读

准妈妈外出就餐要注意什么

逢年过节、朋友聚会，外出吃饭是难免的，不过，准妈妈的身体情况特殊，外出就餐是要特别留意的。

❀ **准妈妈外出就餐注意事项**

1 选择干净、卫生的就餐场所。

2 选择安静的餐厅。嘈杂的地方很不适合准妈妈，因此就餐地点应选择远离歌厅、舞厅等娱乐场所的地方。

3 自带餐具，一次性筷子不要用。一次性筷子在制作过程中为了让筷子看起来更白、更干净，往往使用硫黄熏、药水泡，同时还用石蜡抛光。因此，餐厅提供的一次性筷子最好不要用，一次性牙签也是同样的状况。

4 注意营养平衡。在外就餐时首先应从营养的角度考虑准妈妈所需的饮食结构，要荤素搭配、粗细搭配、酸碱搭配。肉类不宜太多，要多吃富含钙、铜、镁、铁等营养素的新鲜蔬菜水果；还要为自己点些主食，使蛋白质、脂肪、碳水化合物三者摄入量维持均衡。

5 可以自带一个水果。为了弥补新鲜蔬菜补充的不足，准妈妈最好在饭后30分钟吃个水果，以补充体内的维生素。

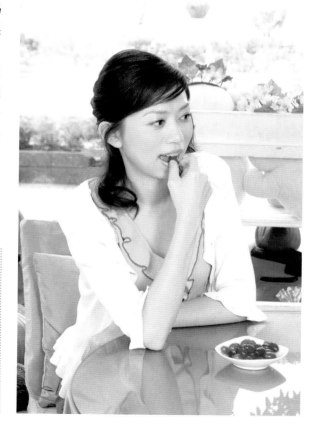

贴心小贴士

怀孕了，孕期反应、胃灼热经常会让准妈妈感觉不舒服，这时候，很多人都愿意吃些凉菜。但是准妈妈不宜吃过多的凉菜。准妈妈的胃肠道对于冷饮的刺激非常敏感，凉菜有可能使胃肠道血管突然收缩，胃液分泌减少，消化功能降低，从而引起食欲缺乏、消化不良，甚至引起剧烈的腹痛，影响正常的饮食。

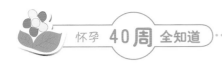

怀孕 **40** 周 全知道

日常保健必读

准妈妈尿频怎么办

一般情况下，每天白天平均排尿4~6次，夜间0~2次是属于正常的，如果超出了这个范围就属于尿频。准妈妈怀孕之后子宫会慢慢变大，压迫膀胱，使得膀胱的容量减少，即使尿量很少也会让准妈妈产生尿意，从而发生尿频。大部分准妈妈都会遭遇尿频的困扰，这是正常的。如果在尿频的同时伴有尿痛、尿不尽(小便后仍有尿意)，或者发热、腰痛等症状时，就属于病理性尿频了，要去医院检查治疗。

❀ 准妈妈如何应对正常尿频

1 平时要适量补充水分，不要一次喝太多的水，临睡前1~2小时内最好不要喝水。

2 加强肌肉力量的锻炼，多做会阴肌肉收缩运动，不仅可收缩骨盆肌肉，以控制排尿，亦可减少生产时产道的撕裂伤。

3 及时排尿。有了尿意应及时排尿，切不可憋尿，长时间憋尿有可能使尿液积存，导致逆行感染，引起肾盂肾炎，而且还有可能影响膀胱的功能，以至于最后不能自行排尿，造成尿潴留，需要到医院行导尿术。

❀ 病理性尿频怎么办

要保持外阴部的清洁，每天用清水冲洗外阴，勤换内裤；睡觉时多采用侧卧的姿势，避免仰卧，因为侧卧能减轻子宫对输尿管的压迫，防止尿液积存而导致感染；若是患了泌尿系统感染，要及时去医院就诊治疗。

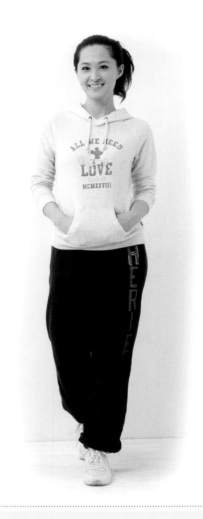

贴心小贴士

准妈妈如果出现多渴、多饮、多尿"三多症状"伴体重不增加时，应及时就医，以排除妊娠糖尿病的可能。尿频也可能由其他病因引起，一旦伴有尿急、尿痛，一定要及时就医。

 026

胎教时间

世界名曲《春之声》

春天寓意着生命的开始。在你孕育生命之始，听听这首生机盎然的《春之声》吧，它用美妙的音符描绘出一幅色彩浓重的油画，永远保留了大自然的春色。

❀ 小约翰·施特劳斯与《春之声》

小约翰·施特劳斯 (Johann Strauss, 1825—1899) 出生在音乐世家，他的父亲就是谱写出《维也纳圆舞曲》的老约翰·施特劳斯。然而他的父亲一开始并不希望他将来子承父业，成为一个音乐家，而是希望他将来成为一个银行家，并因此展开父子大战。最后，小约翰·施特劳斯坚持自己的梦想，成为"圆舞曲之王"。他创作《春之声》时已年近六旬，但本曲依然充满活力，处处散发着青春的气息。

❀ 《春之声》怎么听

《春之声》并不是典型的维也纳圆舞曲体裁，它节奏自由，充满变化，旋律生动而连贯。曲中生动地描绘了大地回春、冰雪消融、一派生机的景象，随着曲调，一幅春天的图画将在你的脑海里显现。《春之声》开始于四小节充沛的引子，贯穿全曲的第一主题 (降B大调) 随之出现，复杂而具有装饰音色彩的旋律给人一种春意盎然的感觉；接着旋律开始平和，给人一种春水荡漾般的舒畅感；而后运用大音程的跳动，显示出无穷无尽的活力；突然的低沉音调，仿佛是在描写春日里偶尔飘来的阴云；当然，最后旋律又恢复明快，再次呈现春天那生机盎然的感觉，干净利落地结束全曲。

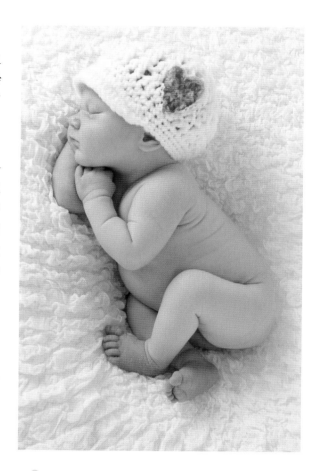

贴心小小贴士

科学研究发现，通常胎宝宝喜欢听能与子宫胎音合拍的音乐，像巴赫、莫扎特的乐曲，它们的节奏与大脑中的阿尔法波和心跳波形相似，很容易被准妈妈和胎宝宝接受。

>> 孕 **7** 周 <<

胎儿发育

这一周，胚胎仍然漂浮在羊膜囊中，身长约为1.2厘米，体重约4克，而且头部增大明显，与身体显得有些不成比例，看上去有点儿像数字9。

胚胎的面部器官现在十分明显，眼睛就像一个明显的黑点，不过仍然是闭着的，鼻孔大开着，耳朵有些凹陷。胚胎上伸出的幼芽将长成胳膊和腿，现在看上去已经很明显，小手和小脚看起来像小短桨一样，同时还可以清楚地看到上、下肢的末端有裂，以后这些将发育成手指和脚趾。

胚胎的心脏已经划分成左心房和右心室，此时期的胚胎神经系统的轮廓发育已接近完成，而且已经有了两肺、肠、肝、两肾以及内生殖器官，不过均未完全成形。

准妈妈身体变化

最近，你早晨起床后恶心的症状可能会加重，而且嘴里有一种说不清的难闻味道；还有可能常常有饥饿的感觉，而且饥不择食地吞咽各种食物，这些都是正常的现象。在你的体内，宫颈管口处已经形成了宫颈管黏液栓，开始封住颈口以保护娇弱的胎儿。连接你与胎儿的生命纽带——脐带也已经形成，它将负责传送氧气和养分供胎儿生长发育。

由于激素分泌增多的缘故，你可能会变得情绪烦躁，一定要注意调节自己的情绪，以免影响胚胎的发育。

在本周，胚胎会在你的腹内做一些轻微的动作，不过你还感觉不到。

饮食营养必读

可以缓解准妈妈孕吐的食疗方法

多数准妈妈在怀孕6周以上时，会出现恶心、呕吐，一般出现在早晨起床后数小时内。准妈妈可以采取一些药膳食疗，缓解孕吐反应。

✿ 三汁饮

原料 麦冬10克，生地黄15克，莲藕200克。

做法 取麦冬、生地黄、莲藕分别洗净、切碎，一并入锅加水适量，煎煮40分钟，去渣取汁，凉温即可。

✿ 柚子皮煎

原料 柚子1个（约700克）。

做法 柚子去内肉，加水适量煎汤取汁。

✿ 丁香雪梨

原料 大雪梨1个（约200克），丁香15粒。

做法 将丁香刺入梨内，用湿草纸包四五层，置锅内加水适量，煨熟即可。

✿ 生芦根粥

原料 鲜芦根150克，粳米100克，竹茹20克。

做法 将鲜芦根、竹茹加水煎煮去渣取汁，入粳米同煮粥，煮熟即可。

✿ 鲜奶生姜汁

原料 鲜牛奶200毫升，生姜汁10毫升，白糖20克。

做法 将鲜牛奶、生姜汁、白糖混匀，煮沸后即可。

✿ 麦冬粥

原料 粳米100克，鲜麦冬汁、鲜生地汁各50毫升，薏米15克。

做法 先将薏米、粳米煮熟，再下麦冬汁与生地汁，调匀煮成稀粥。

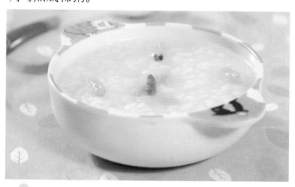

贴心小贴士

孕吐反应多数在清晨空腹时较重，干的淀粉类食品可减轻呕吐。如起床前，为了减少呕吐，吃点儿生姜缓解孕妇晨吐，另外，准妈吃些烤面包干、馒头干、饼干等食品，然后躺半小时左右，再慢慢起床，可有效地防止呕吐。

更健康地吃酸

怀孕后胎盘分泌出的人绒毛膜促性腺激素会抑制胃酸分泌，使消化酶活性降低，影响胃肠的消化吸收功能，使准妈妈食欲下降、恶心、呕吐。而酸味能刺激胃液的分泌，提高消化酶的活性，促进肠胃蠕动，增加食欲。

喜欢酸味食物，可以选择健康的食物吃，像酸味水果杨梅、橘子、猕猴桃、番茄等，直接吃或榨汁喝都可以，这些蔬果含有充足的水分和粗纤维，不但可以增加食欲、帮助消化，而且能够通便。也可以喝酸奶，或将酸奶和果汁、水果混合着吃，都很营养健康，没有很多限制。

日常保健必读

早孕反应有哪些

怀孕的第2个月，大部分准妈妈应该都知道自己已经怀孕了。而早孕反应也逐渐明显，准妈妈会感到头晕、嗜睡、流涎、恶心、呕吐、食欲下降，喜欢吃酸的食物，不能闻油烟味和异味。这些症状一般在怀孕12周前后会逐渐消失。每个人的情况都会有所不同，这和个人激素有关，有的人早孕反应时间比较长，直到16~18周才消失。其他早孕反应症状还有：

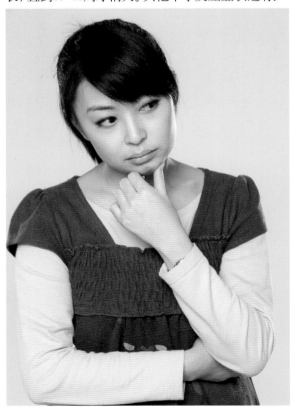

🌸 乏力、疲倦、没精神

很多准妈妈在孕早期会出现浑身乏力、疲倦、没精神，什么事情也不想做，这是正常的早孕反应。准妈妈感到困倦的时候要尽量休息，以保证充足的睡眠，用不着刻意地坚持。如果是在上班，可以抽空小憩一下，多吃些水果，也可以在办公室里放些零食，如用话梅来提提神，还可以适当补充些蛋白质粉，这样你的精神会好一些。

随着胎儿的不断长大，子宫也在增大，为了给胎儿提供一个好的成长环境，准妈妈体内的激素会发生变化，身体也会出现一系列的变化。大多数准妈妈在怀孕3个月之后就会自然好转。

🌸 尿频等症状出现并日益明显

很多准妈妈会出现尿频、乳房增大、乳房胀痛、腰腹部酸胀等症状，部分准妈妈还会有身体发热的感觉。由于此时胎儿尚小，准妈妈的小腹部依然看不出有什么变化。不能因为尿频就不喝水，相反要多喝水，让体内的有毒物质能早点儿随着尿液排泄出体外。

贴心小贴士

孕2月，准妈妈可以增加1小时的睡眠时间，每天到绿地或林荫中散步1小时，以保证充足的氧气。饮食上以清淡、易消化的食物为主。

准妈妈怎么改善孕吐

孕吐是早孕反应的一种。大多数的准妈妈是从孕5周开始发生孕吐，也有更早发生的。孕吐通常发生在早晨和晚上。

✿ 怎么改善孕吐

1 多休息和适当活动。卧床休息，室内要保持整洁、清静和通风，消除可能引起呕吐的因素，避免精神刺激。待情况改善后，下床适当活动，以助消化功能的恢复。

2 多喝水，选择清淡、富于营养和适合口味的食物，少量多餐。每天都要吃些新鲜的水果和蔬菜，以免体内堆积太多的酸性物质，使胃酸增多，引起孕吐。新鲜的水果和蔬菜都属于碱性，能够中和胃酸，缓解孕吐。

3 不能因为吃不下饭、恶心、呕吐、乏力，就老是在床上待着，尤其是早上不要赖床，否则会加重孕吐。运动太少，就会使恶心、食欲不佳、乏力等症状更加严重，而因为早孕反应严重又更加不去运动，就会慢慢形成恶性循环。所以，不要因为出现了孕吐反应而不去运动，相反，只有运动才能减轻反应。

4 有些准妈妈孕吐反应严重都是由于心理紧张引起的，所以放松心理比什么都重要。要多了解一些孕期知识，多和周围的准妈妈交流一下经验，互相学习，以解除心理压力。也可以多与医生交流自己的情况，以解除心理压力。

5 在手帕上滴几滴自己喜欢的味道，当闻到让自己感觉恶心的味道时赶紧将手帕拿出来闻一闻，可以减轻恶心的症状。

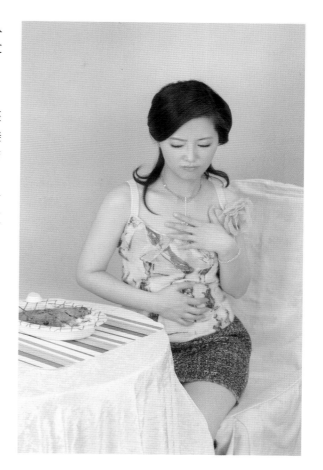

♥ 贴心小贴士

孕吐一般不会影响胎儿吸收营养，但如果孕吐非常严重，以至于无法进食进水，就要到医院进行治疗。

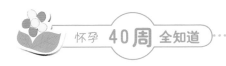

胎教时间

静心冥想，保持心境平稳

🌼 准妈妈保持平稳心境对胎宝宝的好处

宝宝的很多疾病都与怀孕时准妈妈的情绪不好有关。例如，自闭症就完全与准妈妈怀孕时的不好心态有关。准妈妈怀孕时经常发脾气或者感到恐惧，将来孩子会患幼儿神经质。宝宝爱哭闹，与准妈妈怀孕时经常处于焦虑中有关……所以，准妈妈怀孕时不但要注意营养与休息，还应该控制自己的情绪，让自己有个平稳的心境，不大喜大悲。准妈妈若是能经常静下心来冥想，对稳定情绪有很大的帮助。

🌼 呼吸意识冥想法能够帮助准妈妈舒缓精神

每天进行呼吸意识冥想法能够帮助准妈妈舒缓精神与身体上的压力，建立良好的心理状态。

步骤一：选择一个舒服的姿势让自己全身放松，双手自然地放在膝盖上，将注意力放在呼吸上，用鼻子进行呼吸。先不要刻意地调整呼吸，而是观察自己呼吸的节奏快慢、深浅以及声音或是静静地体会自己呼吸时的状态是紧张还是放松。

步骤二：让呼吸变得自然、平稳。假如你喜欢这种冥想方式，就尽量使自己放松，这样几分钟以后，你的呼吸就会渐渐平稳下来。接着观察自己的呼吸，慢慢体会自己呼吸时的状态。这样吸气与吐气会比之前变得更自然、平稳，体会吸气与吐气之间的平和，同时告诉自己：我正在慢慢吸气、慢慢吐气。吸气时，想象自己的身体正在接受大自然赐予的能量；吐气时，感觉所有的紧张、焦虑、浊气都随

之排出体外。

步骤三：当注意力不在呼吸上时，也不要急着强迫自己将注意力放回呼吸上，而是要静静地观察这种"游离"，之后慢慢地将注意力重新引导到自己的呼吸上来。

按照以上方法坚持一段时间之后，你会发现自己的情绪不再那么容易波动了，你的心境会变得越来越平稳、舒适。

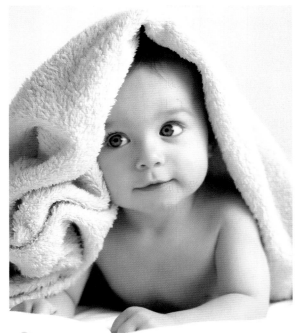

♥ 贴心小贴士

准妈妈可以根据自己当时的状态来决定冥想时间的长短。刚开始时，时间可以稍微短点，5分钟左右，等到适应了再增加时间，可以增加到半小时甚至1小时。

>>> 孕 8 周 <<<

胎儿发育

这一周,胚胎的发育非常迅速,几乎每天的身长都可以增加0.1厘米,并且这种情况可以持续到20周左右。到本周末,胚胎的长度约有2厘米,形状看上去有点儿像葡萄。

此时期,胚胎像跳动的豆子一样在运动着,面部特征已经很明显了。眼睑发育完全,不过,两眼间的距离很大,位于头部两侧,而不是正前方。还能辨认出有个鼻尖,两个鼻孔已形成,两侧颌骨联合起来形成了口腔,已经有了舌头,牙基和腭也开始发育。

因为骨髓还没有成形,现在由肝脏来生产大量的红细胞,直到骨髓成形后去接管肝脏的作用。

准妈妈身体变化

恶心、呕吐等妊娠反应还在继续,你可能没什么胃口吃东西,但是现在不是控制饮食的时候,你还是应该尽量吃些有营养的食物,以此来保证有足够的养分为胎儿的成长做后盾。

你的乳房更加胀大,腰围也可能开始增粗。子宫也增大了且变得很软,由于子宫的扩张压迫到膀胱,你去卫生间小便的次数可能会大大超过平时。

我们建议你在整个孕期都保持一份良好的心情,这对你的产后恢复、宝宝的健康发育都非常关键。

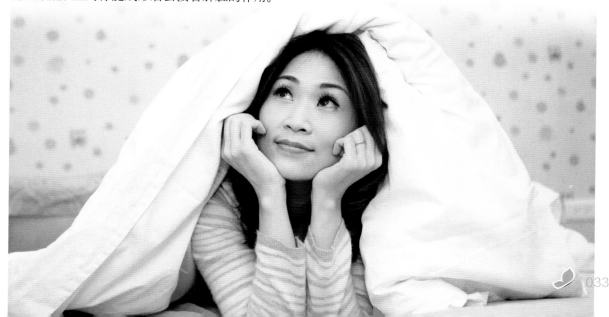

饮食营养必读

适合准妈妈吃的营养零食

怀孕后准妈妈会变馋，这时就需要靠零食来帮忙了。但并不是所有的零食都适合你吃，如膨化食品、腌渍食品（薯片、火腿肠）等都含有大量的盐及食品添加剂，对健康十分不利。

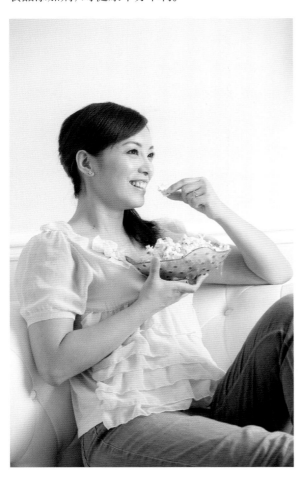

🌸 适合准妈妈的零食清单

五谷类食物：谷物食品含有大量的膳食纤维，既可以增加饱腹感，又可以促进肠道蠕动，清理肠道环境，缓解便秘。你可以在两餐间吃一些全麦面包、燕麦片等，作为加餐的基础。

新鲜应季水果：水果是你孕期必不可少的营养食品，它可以为你和胎宝宝补充多种维生素及膳食纤维，而且大部分水果都含有较多的水分和糖分，既解渴又充饥。但注意尽量少吃或不吃反季节水果，反季节水果不但没有营养，过多食用还会对准妈妈和胎宝宝造成伤害。

坚果：花生、核桃仁、松子仁、杏仁、榛子、腰果等坚果含有你和胎宝宝所需的多种微量元素，能够迅速补充能量、消除疲劳，还有滋润头发和皮肤的作用。

牛奶或酸奶：牛奶和酸奶含有丰富的蛋白质、脂肪和钙质，作为你的正餐或者零食，都是不错的选择。

 贴心小贴士

零食是有益的补充，但不能替代正餐。吃零食的最佳时间是两餐之间，而不是餐前餐后的时间。夜宵最好吃低热量、不胀肚的零食，以免影响睡眠质量。

日常保健必读

孕期牙龈炎怎么吃

妊娠牙龈炎的发生率约为50%，一般在怀孕后2~4个月出现，分娩后则消失，有的准妈妈怀孕以后，牙龈常出血，但毫无痛觉。有的准妈妈出现全口牙龈浮肿，齿间的牙龈头部还可能有紫红色、蘑菇样的增生物，轻轻一碰，脆软的牙龈就会破裂出血，出血量也较多，且难以止住，这就是妊娠牙龈炎。

若妊娠前已有牙龈炎存在，妊娠期就会使得症状加剧。

1 保证营养充足，以维护包括口腔组织在内的全身健康。

2 挑选质软、不需多嚼和易于消化的食物，以减轻牙龈负担，避免损伤。

3 多食富含维生素C的新鲜水果和蔬菜，或口服维生素C片剂，以降低毛细血管的通透性。

4 多喝牛奶，吃含钙丰富的食品。

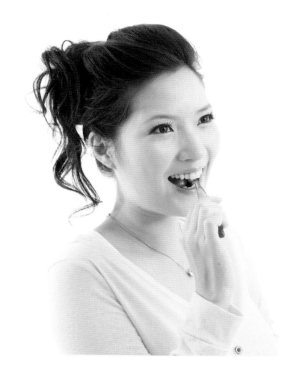

准妈妈怎么防治孕期牙龈炎

1 定期做口腔检查，在孕前、孕早期、孕中期和孕晚期都要及时进行口腔检查，以及时获得必要的口腔保健指导，使已有的口腔疾患得到及时的治疗。

2 勤刷牙，每次进食后都用软毛牙刷刷牙，刷时注意顺牙缝刷，尽量不碰伤牙龈，不让食物碎屑嵌留。食物残渣发酵产酸，有利于细菌生长，会破坏牙龈上皮，加剧牙龈炎症状。

3 对于病情严重的准妈妈，如牙龈红肿、增生肥大、牙龈袋溢脓时，可用1%过氧化氢和生理盐水冲洗、局部放药、漱口等方法，避免口服用药。

刷牙是清除牙齿和口腔内细菌、预防龋齿和控制妊娠牙龈炎最有效、最容易掌握的自我保健方法，但是准妈妈刷牙一定要选择保健牙刷。保健牙刷的特点是：刷头小，在口内转动灵活；刷毛细软，可进入牙间隙，且不损伤牙龈和牙齿；刷毛经常磨圆，不刺激牙龈；刷柄形态便于把握。牙刷通常应当是毛束2~4排，每排6~8束毛，毛束一样长，刷头短且窄，刷毛较软。

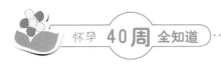
胎教时间

学着写妊娠日记

写妊娠日记的好处

两个人从相识、相恋、结婚，到有了自己爱情的结晶，是一件非常幸福的事情。如今，这个爱情的结晶在准妈妈的肚子里一天天地长大，准妈妈也一天天地发生着变化，这种感受如果能用文字记录下来是一件多么美妙的事情啊。而且，现在独生子女居

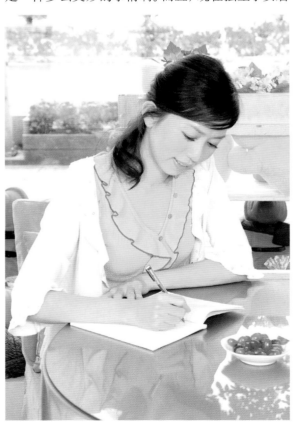

多，怀孕的经历就显得特别珍贵，更要将这种经历记录下来了。在记录的过程中，准妈妈紧张不安的情绪能够得到缓解，更能感受到怀孕的那种喜悦，如果准爸爸能和准妈妈一起来记录的话，还能增进两人的感情。以后等孩子长大了看到准妈妈写的怀孕日记，更能体会到母亲孕育过程的艰辛和不易。

妊娠日记都写些什么

妊娠日记可以记录准妈妈怀孕时的点点滴滴，包括今天去做了些什么检查，今天吃了些什么，今天有什么样的感觉，等等。不用刻意，只要是想写就写下来好了。不过，妊娠日记里不要过多地记录伤心的事情，这样会影响准妈妈的情绪。另外，专家建议在怀孕日记里准妈妈最好将这些也记录下来：

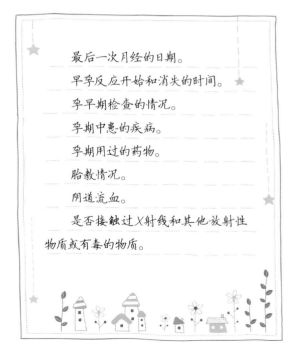

最后一次月经的日期。

早孕反应开始和消失的时间。

孕早期检查的情况。

孕期中患的疾病。

孕期用过的药物。

胎教情况。

阴道流血。

是否接触过X射线和其他放射性物质或有毒的物质。

孕9周

胎儿发育

8周过去了，从这一周开始，胚胎已经可以称为"胎儿"了，也可以称之为"小宝宝"，之前的其实还只是胚胎或胚芽。

现在胎儿的头部仍然比较大，所有的器官、肌肉、神经现在都开始工作。四肢生长迅速，手部从手腕开始变得稍微有些弯曲，双脚开始摆脱蹼状的外表，眼帘开始覆盖住眼睛，腭和鼻子都已经成形。

胎儿这一周与前几周有着巨大的变化，尺寸有22~30毫米，现在胎儿看上去已经初具人形了。胚胎期的小尾巴不见了，背部稍微弯曲，而且可以看见小肩膀了，之前在腹腔外被囊包裹着的肠道开始向逐渐增大的腹腔迁移。

准妈妈身体变化

你的体重没有增加太多，但乳房却在更加膨胀，乳头和乳晕色素也逐渐加深；腰围也开始变大，以前的裤子可能已经穿不上了。我们建议你换大号的内衣和宽松的衣服。

晨吐的症状依然存在，但不久就要结束了。如果最近出现鼻塞、流鼻血的症状，不要担心，这些都是正常的妊娠现象，但如果情况严重的话，就应及时去医院就诊。

你体内的血液量也在随着孕期不断增加，多出的血液是为了满足胎儿的需要。到孕后期，你会有比孕前多出45%~50%的血液在血管中流动。

本周依然是胎儿腭部发育的关键时期，所以，你要注意避免致畸因素，并保持良好的情绪，以免影响胎儿的发育，导致腭裂或唇裂。

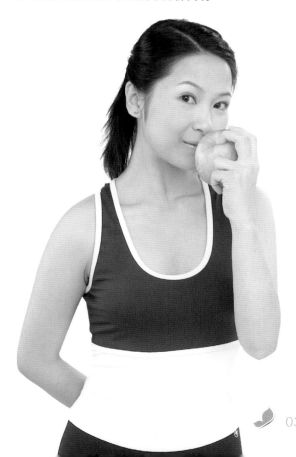

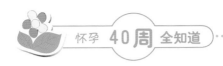
饮食营养必读

漂亮宝宝跟妈妈的孕期饮食有关

恭喜你，要做妈妈了，这真是令人兴奋的事。也许在欢喜的同时，你可能还会有这样那样的担心："宝宝个子不高怎么办？""宝宝会像我一样皮肤偏黑吗？"告诉你吧，准妈妈在怀孕期间如果能有意识地进食某些食物，会对腹中胎宝宝的生长发育起到意想不到的微妙作用哦。

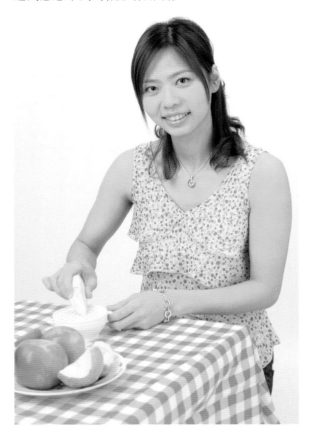

❀ 能增高的食物

想要宝宝长得又高又壮，准妈妈应吃些富含维生素D的食物。维生素D可以促进骨骼发育，促使人体增高。富含维生素D的食品有动物肝脏、虾皮、蛋黄以及蔬菜。

❀ 改善肤色的食物

维生素C对皮肤黑色素的生成有干扰作用，从而可以减少黑色素的沉淀，有助于日后生下的宝宝皮肤白嫩细腻。含维生素C丰富的食物有苹果、番茄、葡萄、柑橘、鲜枣等蔬菜和水果，其中尤以苹果为最佳。

❀ 使皮肤细腻光泽的食物

如果父母皮肤粗糙，准妈妈应该经常食用富含维生素A的食物。因为维生素A能保护皮肤上皮细胞，有利于日后宝宝的皮肤细腻有光泽。富含维生素A的食物有动物肝脏、蛋黄、牛奶、胡萝卜、番茄以及绿叶蔬菜等。

❀ 培育光泽油亮头发的食物

准妈妈可多吃些含有B族维生素的食物，比如瘦肉、鱼、动物肝脏、牛奶、面包、豆类、鸡蛋、紫菜、核桃、芝麻、玉米以及绿色蔬菜。这些食物可以有利于宝宝发质得到改善，不仅浓密、乌黑，而且光泽油亮。

> **贴心小贴士**
>
> 妈妈，你确定了吗？你确定我已经在你的肚子里了吧？在你不知不觉中我已经开始发育大脑、心脏和肝脏了，是不是特别不可思议？

准妈妈偏食，胎宝宝可能会偏食

美国科学家的一项研究发现：胎宝宝在子宫里就能"品尝"食物的味道了。只要准妈妈在怀孕和哺乳期间就开始对宝宝进行营养胎教，刻意多吃某些蔬菜，就能帮助宝宝培养出对这些蔬菜口味的终生喜好。胎宝宝能通过"品尝"，熟悉准妈妈曾吃过的食物味道，因为他拥有超强的记忆力。这种体验将对他出生后对食物的接受程度产生影响，他会更倾向于接受那些自己熟悉的食物。

要想胎宝宝以后饮食均衡，准妈妈首先要做出表率，为胎宝宝树立一个好榜样，饮食上应做到：

1 多吃谷物、薯类和果蔬类，比如大米、小米、玉米、马铃薯等，这些是碳水化合物的良好来源。

2 新鲜果蔬要多吃，维生素大量存在于其中。

3 奶、蛋、鱼虾禽肉、豆类及豆制品是蛋白质的优质来源，也不可忽视。

4 红色的瘦肉如牛、猪、兔肉以及动物的血含有丰富的铁，另外，不要只吃瘦肉不吃肥肉，或者只吃鸡蛋、牛奶，不吃肉类，这样会导致脂肪摄入不充足。

贴心小贴士

现在，有不少妈妈为了说服孩子多吃蔬菜而软硬兼施，可不仅效果不好，还惹得孩子不开心，让不少爸爸妈妈为此头疼不已，其实宝宝偏食的毛病可能在准妈妈肚子里的时候就形成了。

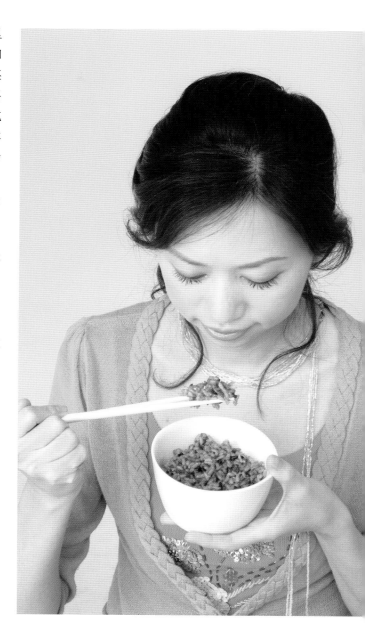

日常保健必读

准妈妈如何健康看电视

电视机在工作时，显像管会不断产生一些肉眼看不见的射线、静电。这些射线和静电虽然对普通人没有什么影响，但长时间积累还是会对准妈妈和胎儿的健康产生不利的影响。

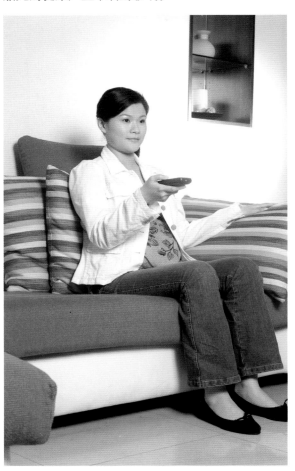

✿ 准妈妈看电视的注意事项

1 一般准妈妈一次看电视的时间不宜超过2小时，避免过度使用眼睛，尤其有妊娠高血压综合征的新准妈妈更应注意。

2 准妈妈距离电视机的距离应在2米以上，远离射线和静电影响。也可以穿上防辐射服将危险降至最低。

3 保持空气流通，并在看完电视后用清水洗脸、洗手，消除阴极线、放射线对人体的影响，保障胎儿的健康。

4 准妈妈不要饱食后看电视，以免使食物积压。也不要边看电视边吃零食，或者蜷着身体看电视等。这会使腹腔内压增大，胃肠蠕动受限，不利于食物的消化吸收，特别不利于胆汁的排泄，易引发胆道疾病。

5 准妈妈要避免看恐怖、紧张、悲剧等刺激性较强的节目，以免引起精神高度紧张，对妊娠安全不利。尤其是睡前，不要看刺激性强的节目，建议看一些优美的散文或者同类图书。

> **贴心小贴士**
>
> 电视机使用一段时间后，最好请专业人士来家里进行除尘处理，也可用小型吸尘器对着散热孔简单除尘。另外，空气净化器清除可吸入颗粒物的效果也非常好。如果有条件，最好选择液晶等环保型电视机。

准妈妈多汗怎么办

准妈妈常有多汗现象，是因为妊娠期血中皮质醇增加，肾上腺皮质功能处于亢进状态，再加上孕妇基础代谢增高，自主神经功能改变，引起血管舒缩功能不稳定，皮肤血流量增加，于是出汗增多。出汗多的部位有：手脚掌面、腋窝、肛门、外阴及头面部。

❀ 准妈妈多汗怎么办

1 过多的汗液积聚在皮肤皱褶处如颈部、腋窝、腹股沟等处，可导致皮肤溃烂并引发皮肤感染。尽量在出汗时，及时把汗擦干，汗液浸湿的衣服要及时更换，注意保持皮肤清洁。准妈妈宜穿宽松肥大、利于散热的衣服，内衣要穿棉织品以利于吸汗。

2 出汗除了失去水分外，同时失去一定量的钠、氯、钾等电解质。准妈妈要多饮水，多吃水果，以补充水分和电解质，维持体内电解质平衡，避免因脱水而导致虚脱。

3 避免过多的体力活动，以减少出汗。

4 居住的房间要通风，注意营养均衡全面。

❀ 准妈妈产后多汗正常吗

准妈妈产后多汗，是因为怀孕以后准妈妈体内血容量增加，大量的水分在准妈妈体内积聚。到了分娩以后，准妈妈的新陈代谢活动和内分泌活动会显著降低，机体也再不需要如此多的循环血量了，之前积聚的水分就显得多余，必须排出体外，这是机体在产后进行自我调节的结果，这属于正常的生理现象，并非病态，常在数日内自行好转，所以，准妈妈不必担心。

有先兆流产症状要不要保胎

对于流产，是保胎还是不保，要根据流产的原因，区别对待。

❀ 如何区别对待保胎还是流产

对于有先兆流产症状的准妈妈来说，若为第一次妊娠，且胚胎和母体皆无其他疾病或异常，保胎则显得尤为重要。有过自然流产史或习惯性流产的准妈妈，怀孕前应先到妇产科诊治一下有关疾病，特别是妇科疾病。若受孕后出现流产先兆，如阴道出血、下腹部疼痛等更应及时就医。

有些情况下，比如基因缺陷导致的胚胎发育异常、胚胎本身有缺损或胎盘异常导致胎儿死亡、病毒感染、母体全身性疾病(常见的有高血压、肾炎、甲状腺功能减退等)、内分泌失调、生殖器官畸形及外伤、过量饮用咖啡、吸烟和酗酒等导致的先兆流产，则不宜盲目保胎。

❀ 准妈妈如何保胎

1 禁止性生活，症状重者可卧床休息，必要的情况下服用保胎药物。

2 选择易于消化的饮食，胃肠虚寒者，慎服性味寒凉食品，如绿豆、银耳、莲子等；体质阴虚火旺者慎服公鸡、牛肉、狗肉、鲤鱼等易上火食品。

3 给准妈妈以精神安慰，解除顾虑。神经系统的机能状态对流产起着决定性的作用，因此，妊娠期精神要舒畅，避免各种刺激，采用多种方法消除紧张、烦闷、恐惧心理，以调和情致。

4 如果在保胎中发现阴道流血增多，超过月经血量，腹痛加剧，应立即到医院检查，此时可能已成为不可避免的流产，千万不要待在家不敢动，因此耽误了病情。

胎教时间

和准爸爸一起做胎教操

胎宝宝在肚子里的活动开始变得明显，现在，当他在你的子宫里觉得懒洋洋时，偶尔也会转个身或伸个懒腰。准妈妈和准爸爸与胎宝宝一起做一做轻松的胎教操，可以使他有一种安全感，让他感到舒服和愉快，身体发育会更好。而且你们的

胎教还可以激发胎宝宝"做体操"，这样的训练能促进他出生后翻身、抓、握、爬、坐等各种动作的发展，也使他更愿意同别人交流。

在你觉得比较舒服的时候，可以做一做深呼吸，放松自己的身体，然后，跟胎宝宝打一声招呼，告诉他你们现在开始做操了：

1 找到子宫的位置，将双手放在两侧，先用右手轻轻从中间推，再换左手。

2 从右上开始，以顺时针方向，用手指肚的力量向下轻轻按压子宫的四个角，每次按两下，这样能对胎宝宝的全身进行抚触。

3 以顺时针方向用整个手掌对胎宝宝进行抚触。

4 以子宫的中心为线，两个手掌同时在子宫两侧画圆做抚触。

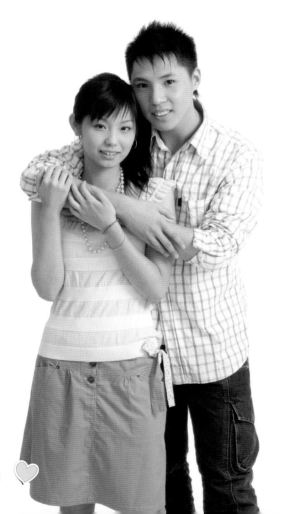

贴心小贴士

做操的时间在20分钟内比较合适，因为胎宝宝的睡眠周期是20分钟一次，如果能播放一曲舒缓的音乐也会很不错。在接下来的孕期里，胎教操可以一直做，当你能感受到胎动后，在胎动频繁时做更合适，但千万不要太晚，胎宝宝晚上太兴奋会不利于形成良好的昼夜作息规律。

孕10周

胎儿发育

本周的胎儿顶臀长为30~42毫米，重量有5~10克，形状看起来像扁豆荚，面部基本发育完全，可以清晰地看见胎儿的面部，如眼睛、鼻子。不过，他的眼皮黏合在一起，要到24周之后才能睁开，20个微小的牙蕾已经开始形成。

胎儿现在四肢清晰，关节已经形成，手臂更长而且肘部变得更加弯曲，脚踝开始发育完成，手指和脚趾已开始分开，指（趾）甲正在生长，脚长2.5毫米左右。

胎儿的神经系统也开始有了反应，许多内脏器官开始发挥作用。心脏已经发育完全，每分钟搏动140次，肺、胃和肠道继续发育，肾脏已经迁移到了胎儿的上腹部，胎盘已经很成熟。

准妈妈身体变化

你原本苗条的腰身正在逐渐消失，身体变得圆润。不过，外人依然看不出你有什么明显的变化，如果你是初次怀孕的话，现在就更加看不出腹部的变化了。不过，如果看到自己腹部开始突出，也不要惊讶，这也是正常的。毕竟每个人的孕期状况都是不一样的。

子宫内的胎盘已经很成熟了，可以支持产生激素的大部分重要功能。

本周依然是胎儿腭部发育的关键时期，所以，你要注意心理致畸因素，并保持良好的情绪，以免影响胎儿的发育，导致腭裂或唇裂。

子宫内的胎盘在本周已经成熟。胎盘具有5大功能，即气体交换、供应营养、排泄废物、防御及内分泌作用。因而它可以说是胎儿营养的大本营。足月妊娠的胎盘重500~600克，大约是新生儿体重的1/6，直径达16~20厘米，厚约2.5厘米。

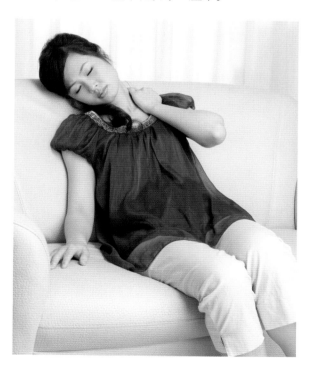

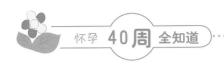

饮食营养必读

准妈妈吃粗粮有什么讲究

粗粮中保存了许多细粮中没有的营养,膳食纤维比较多,富含B族维生素等。对于准妈妈来说,适当补充些粗粮,不但能弥补细粮中所没有的营养,而且粗粮里的纤维素有促进肠胃蠕动、帮助消化的作用,可以防止孕期便秘。

❀ 准妈妈吃粗粮要注意什么

1 控制食用量。准妈妈每天粗粮的摄入量以60克为宜,且最好粗、细搭配,比例以60%的粗粮、40%的细粮最为适宜。粗粮不容易消化,准妈妈过多摄入粗粮会导致营养缺乏,长期过多摄入纤维素,会使人的蛋白质补充受阻,降低准妈妈免疫抗病的能力。

2 吃粗粮要补水。粗粮中的纤维素需要充足的水分做后盾,才能保障肠道的正常工作。

3 粗粮不能和奶制品、补充铁或钙的食物或药物一起吃,最好间隔40分钟左右,因为纤维素会影响微量元素的吸收。

❀ 适合准妈妈吃的粗粮

玉米: 玉米含有丰富的不饱和脂肪酸、淀粉、胡萝卜素、矿物质镁等多种营养成分。准妈妈经常食用,可以增强肠壁蠕动,促进身体新陈代谢,加速体内废物的排泄。

红薯及其他薯类: 富含淀粉、钙、铁等矿物质,而且其所含的氨基酸、维生素都要远远高于那些精制细粮。红薯还含有一种类似于雌性激素的物质,准妈妈经常食用,能令皮肤白皙细腻。

糙米: 糙米胚芽就含有蛋白质、维生素以及含锌、铁、镁、磷等矿物质,这些营养素都是准妈妈每天需要摄取的。

荞麦: 荞麦含有丰富的赖氨酸成分,能促进胎儿发育,增强准妈妈的免疫功能。

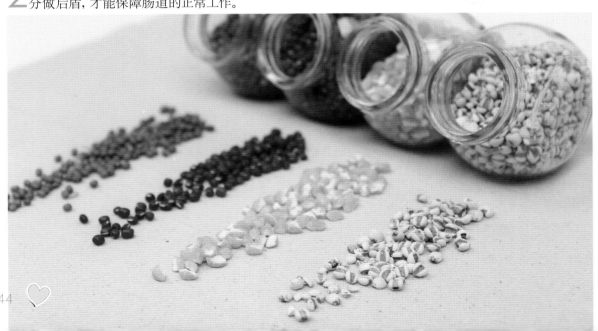

日常保健必读

准妈妈吃鱼好，该怎么吃鱼

准妈妈多吃鱼对胎儿的发育有利，尤其是脑部神经系统。因为鱼类含有丰富的氨基酸、卵磷脂、钾、钙、锌等营养素，这些都是胎儿生长发育的必需物质，特别是神经系统。另外，鱼中所含的不饱和脂肪酸——二十碳五烯酸不仅能降低血液的黏稠度，防止血栓形成，还能扩张血管，方便准妈妈给胎儿运输充足的营养物质，促进胎儿的发育。不仅如此，二十碳五烯酸还可以有效地预防妊娠高血压综合征的发生。

❀ 准妈妈吃鱼有哪些讲究

1 准妈妈以一个星期吃两次鱼，一次大约200克为宜。

2 准妈妈吃鱼的时候最好不要多吃鱼油。鱼油会对凝血机能造成影响，准妈妈摄入过多会增加出血的概率。

3 要多吃深海鱼类，如鲑鱼、鲭鱼等。

4 烹调的方式最好是蒸或者炖，以最大限度地保留鱼的营养。

5 少吃罐头鱼。罐头鱼在制作过程中，会添加防腐剂等一些化学原料，对人身体健康不利。

6 少吃咸鱼。咸鱼中含有大量的二甲基亚硝酸盐，进入人体内转化成二甲基亚硝胺，二甲基亚硝胺具有很强的致癌性。

7 准妈妈如果对鱼类过敏，切不可勉强吃鱼。

不要佩戴隐形眼镜

如果准妈妈孕前习惯佩戴隐形眼镜，到了孕期就最好不再佩戴，否则容易出现角膜损伤、溃疡性角膜炎等不利状况，还可能引起视力减退，甚至失明。

怀孕期间，准妈妈体内的孕激素、雌性激素分泌旺盛，体内激素水平大大高于孕前，这会使准妈妈出现水肿症状，角膜也是很容易发生水肿的部位之一。角膜肿大后，准妈妈再去佩戴隐形眼镜，就会使镜片和角膜紧紧贴在一起，引起镜片透气性降低，影响角膜的营养供给。如果长期持续下去，就会引起角膜缺氧、角膜损伤或出现影响视力的新生血管，使准妈妈患溃疡性角膜炎的可能性大大增加，严重时还会引发视力减退，甚至失明。

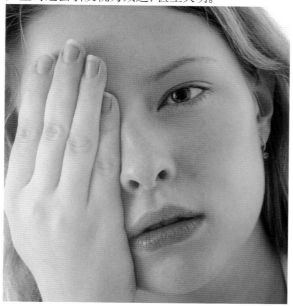

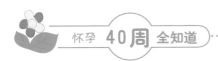

第一次正式产检

一般来说，准妈妈怀孕12周时，应该去正规医院的妇产科做第一次检查，同时建立健康档案。

❀ 第一次产前检查内容

在第一次产检时，医生一般会测量准妈妈的身高、体重、血压、宫高、腹围，给准妈妈进行全身各系统的体格检查，并核对孕周。如果怀孕超过12周，医生会听听宝宝的胎心，可能还会有一系列的实验室检查，包括：血常规、肝功能、尿检、心电图检查等。

❀ 第一次产检需要做哪些准备

1 准妈妈去医院最好有人陪伴，应注意穿着舒服宽大易于穿脱的衣服。

2 产检时，医生一般会有针对性地询问一些问题，如准妈妈的年龄、职业、月经初潮时间、月经周期、月经量及末次月经时间、以前的孕产经历、流产史、避孕情况、疾病史、药物过敏史、生活习惯，以及准爸爸的健康情况和双方的家族遗传病史等。准妈妈和准爸爸可以一起提前仔细考虑一下这些问题，会帮助你向医生提供更全面的信息，以保证母婴健康。

3 有些医院规定建档只在某些时间内进行，因此，准妈妈最好提前咨询。记得带上身份证、围产保健手册和医疗保险手册。

4 准妈妈第一次去医院检查，一定要空腹以便抽血。

贴心小贴士

第一次产检都要先做B超和心电图，结果正常再抽血，而医院早上人比较多，空腹等待太长时间准妈妈会饿坏的。所以，准妈妈可以在前一天下午先去医院做B超和心电图，让医生给你开好抽血单、交好费，第二天一大早直接空腹去抽血就行了。

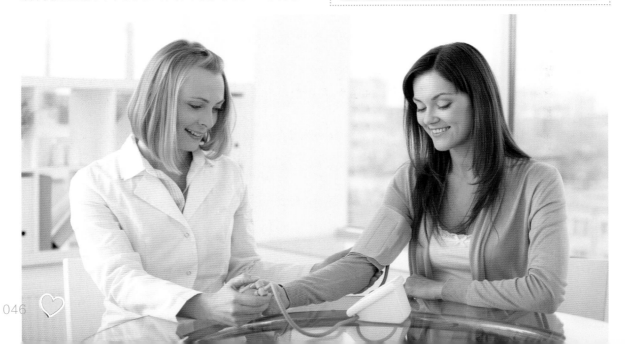

胎教时间

一起看电影《好孕临门》

这部电影用诙谐幽默的方式，表现了男女之间思考逻辑不同的地方。刚刚度过24岁生日的艾莉森，将年轻人独有的朝气和勇敢在事业上表现得十分突出，因为电视台刚刚通知她，她即将成为一档非常受欢迎的娱乐节目的主播——在她这样的年纪，这样的生活简直可以称作是意气风发了，可是她从来没有想过要拥有一个孩子。

男主角本，不英俊，也没钱，工作也没有，还有不良嗜好，是非主流的边缘人，加拿大移民，平时混日子，就像一个过着单轨架空般生活的长不大的男人，唯一的优点是丰满的外形和丰满的性格让他看起来似乎挺敦实、很可爱。

艾莉森和本，这两个本是毫无关系、毫无登对之处的男女，却在一次酒醉之后意外地被命运之绳牵在一起。艾莉森为自己描绘的美好未来因为这"一夜风流"而变成了水中泡影，而本也似乎完全没有做好自己需要承担责任的准备，可是几个星期之后，本却接到了艾莉森的电话：她怀上了他的孩子。

🌸 一切都因为孩子

24岁，正是人生中想做什么就做什么的黄金年龄，可以做各种各样的尝试，甚至也可以怀上一个孩子，而不去计较后果。孩子的力量是强大的，在孩子面前，就算是从来没有想过要拥有一个小孩的人如艾莉森和本，也选择了改变自己。在接下来的9个月里，他们决定给彼此一个机会，尝试着互相了解。孩子在影片中是主角心灵快速成长的催化剂，这是爱的力量，对孩子的爱、对伴侣的爱，在皆大欢喜的喜剧体验中，它会让你感受到，爱是一种力量，它让我们都学会改变。

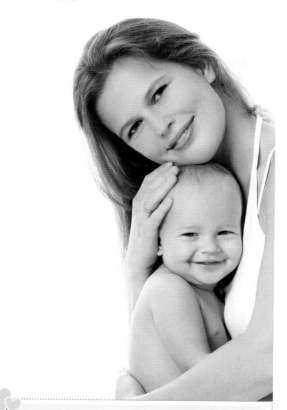

贴心小贴士

准妈妈看电影，不论是用电视看还是电脑看，都要坐的稍远一点，当心辐射，最好是穿着防辐射服。

>>> 孕**11**周 <<<

胎儿发育

本周胎儿的身长为45~63毫米，体重有8~14克，大小与准妈妈手掌的一半相当，头部约占身体的一半，胎儿的生长速度这一周越发惊人。维持生命的器官如肝脏、肾、肠、大脑以及呼吸器官都已经开始工作，还没有睁开的小眼睛里虹膜正在开始发育，手指甲和绒毛状的头发也开始出现，可以清晰地看到他的脊柱的轮廓，并且脊神经开始生长。

现在，胎儿已经能在准妈妈的身体里面活动了，可以做吸吮、吞咽或者打哈欠等动作。通过超声波可以看到胎儿在羊水里频繁地活动身体，有时还会有两脚交替向前走的动作。

准妈妈身体变化

你的子宫在慢慢增大——从外形和大小上看都像个柚子，位置也上升到了骨盆以上，用手触摸你的耻骨上缘时，会摸到子宫。

你的体重会稍微有所上升，大概会比孕前增加0.45~0.9千克。不过，如果你由于妊娠反应的困扰，仍然食不知味的话，体重也可能减轻。

由于胎儿的骨骼迅速地生长，对钙的需要加大，因此，最近你要注意多食用一些含钙的食品来满足自身和宝宝生长发育的需要。如果钙质摄取不足，你自身骨骼等处的钙质便会分解来供给胎儿的需求，达到一定程度时就会引起你的小腿肌肉痉挛、抽筋（大多发生在夜间）。所以，如果你夜间有小腿抽筋的症状，最好能在医生的指导下补充钙剂。

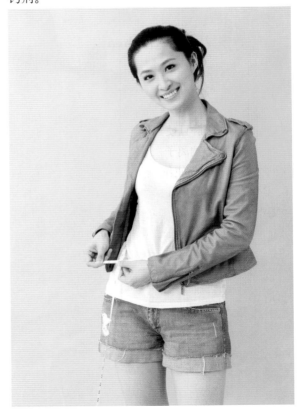

饮食营养必读

健康准妈妈每日应摄入多少盐

人们天天吃的食盐，其主要成分是氯化钠。钠是人体生命活动中不可缺少的物质。钠与氯在血浆中的浓度对渗透压有重要的影响，同时，对血浆与细胞间液量、酸碱平衡、维持体细胞的活性以及心血管系统的功能都是必不可少的。

❀ 健康准妈妈摄入盐的标准

世界卫生组织建议每人每天食盐摄入量为3~5克，最多不超过6克。准妈妈在怀孕后和怀孕前在食盐的摄入上差别不是很大，也适用这个标准。

❀ 盐摄入过多或过少的危害

过多的钠会加重妊娠高血压综合征的3个症状，即水肿、高血压和蛋白尿。如果准妈妈多吃盐，就会加重水肿且使血压升高，甚至引起心力衰竭等疾病。由于钠离子是亲水性的，会造成体内水的潴留，开始时会使细胞外液积聚，如果积聚过多，会导致准妈妈水肿。

但是准妈妈如果长期低盐饮食，或者不能从食物中摄取足够的钠时，就会使人食欲缺乏、疲乏无力、精神萎靡，严重时发生血压下降，甚至引起昏迷。如果身体内缺少盐分，水分也会减少。在这种情况下，除了产生口渴的感觉外，血液也会变得黏稠，流动缓慢，以致养料不能及时地输送到身体的各个部位，废物也不能及时地排出体外。时间一长，对准妈妈的身体危害很大。

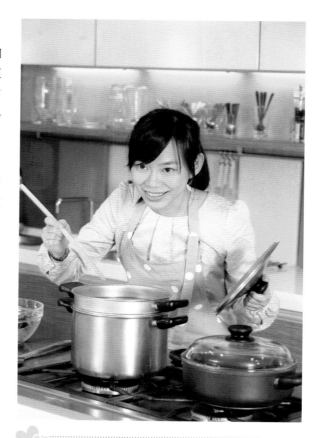

♥ 贴心小贴士

有些准妈妈喜欢将咸食、甜食分开吃，这种吃法有弊端。常吃甜食或常吃咸食会使味觉感受比较单调，久而久之，影响食欲，也会增加人体对盐或糖的摄入量，引发肥胖症或高血压。

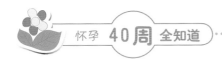

日常保健必读

孕期瑜伽好舒服

不少准妈妈从怀孕后就停止运动，或是从孕前就没有运动的习惯，但医生与专家们均表示，适度的运动不仅可改善部分伴随怀孕而来的身体不适、帮助身体放松，亦有助于生产。

很多运动做起来其实并不难，做完后还能使人产生愉悦、舒适的感觉，有鉴于此，介绍适合准妈妈进行的运动，而瑜伽则是第一种要让准妈妈认识的运动哦。

曾有人说，你从几岁开始练瑜伽，你的外表就会停留在那个年纪，不会变老。无论这句话是真是假，练瑜伽的好处确实多多！

以下是瑜伽的各项优点：

1 通过呼吸使身心放松，并稳定情绪
呼吸顺畅不仅有助于心肺循环，也能够转移对身体其他不适的注意力。对准妈妈来说，心情放松、情绪稳定还有胎教的效果。

2 锻炼肌耐力
怀孕、生产与照顾宝宝都需要体力，而练瑜伽能够锻炼肌耐力，良好的肌耐力能帮助身体维持在好的状态，例如，背肌有力量，可以协助支撑肚子，较不容易产生腰酸背痛；大腿力量若足够，可以帮助稳定骨盆。

3 学习控制肌肉
在练瑜伽的过程中，通过呼吸时放松肌肉，吐气时用力(使肌肉收缩)，可以学习如何运用肌肉，这在生产时特别重要，可帮助准妈妈待产时放松，并

在适当时刻用力。

请教过医生后再做：

孕妇瑜伽虽是温和的运动，但没有做过瑜伽的准妈妈不适合做，建议每一个孕前做过瑜伽的准妈妈在咨询过妇产科医生后再练。

❀ 孕妇瑜伽的特点

有很多人怀孕之后，因为肚子变大，还有激素的影响，使得身体的姿势不正确，或是在不运动的情形之下，体力逐渐变差，这些改变包括：

1 怀孕后脊椎、骨盆都会受到影响，使得站姿、坐姿不正确。

2 腰部与膝盖承受的压力变大，例如膝盖容易过度伸展。

3 胸部变大，再加上下背的肌肉力量弱，胸部前侧的肌肉又紧绷，容易产生驼背。

4 子宫变大，压迫肠胃，甚至顶到横膈膜，会产生胸闷等现象。

因此，一般瑜伽的目的在于增强体力，但孕妇瑜伽的目的主要在于放松身心、使身体保持在舒适的状态，并维持体力，以及正确的姿势，而非挑战身体极限，同时也会避免进行较激烈的动作。

❀ 不适合孕妇做的瑜伽

那么，哪些动作不适合孕妇进行呢? 孕妇不适合做的体位或姿势如下：

1 俯卧。因为俯卧的姿势会压迫肚子。

2 侧弯。过度扭转的动作、仰卧起坐等也不适合孕妇进行。有些孕妇的腹直肌会分离，因此不能做仰卧起坐或是扭转的动作，以免受伤。

3 仰卧虽可进行，但是时间不能过久，仰卧的姿势建议进行三五分钟即可，因为姿势若维持过久会压迫到下腔静脉，可能使血液回流不畅。

除此之外，有一些动作会因孕妇的体形有所改变，让孕妇做起来既舒服又能锻炼身体。

在瑜伽的动作里有很多的伸展动作，这些动作不仅能拉长肌肉，也能训练身体的柔软度。不过，无论是孕妇还是一般人，常误以为非得要扭转得很彻底，拉得很用力，或是身体弯曲的幅度很大才有效果，结果反而使身体产生不适。瑜伽老师表示，每个人的身体结构以及柔软度都不同。柔软度较差的人只要稍微伸展就有效果，而柔软度较好者，必须把某些动作做得很满才有效果，虽然动作不同，但是效果是一样的。因此同一个动作，要做到什么程度是因人而异的，并不需要与他人或是老师比较。即便是进行同一个动作，也要注意自己当下的身体状况是否与平常不同，只要做动作时感到不舒服就要降低动作的难度或是停止。

练瑜伽的前提是了解自己的身体，倾听身体在不同时刻的声音，在学习新动作时秉持着渐进的原则，视自己当前的身体状况来做，千万不要勉强自己。

以下介绍的瑜伽是邀请瑜伽老师为准妈妈设计的简单轻松的瑜伽动作，无论是在办公室或是家中，均可进行。

文中介绍的动作适合所有健康的准妈妈进行，准妈妈只要按照文中的顺序来做就可以了，同时这一套动作也没有场地上的限制，只要有椅子就能进行，但切记椅子必须没有轮子，要能固定在原地。

❀ 有几个运动时的要点须注意：

1 随时保持肩膀放松与脊椎拉长、延伸（背部打直）；

2 按照文中的说明做运动是不会挤压到肚子的，但若有肚子被挤压或身体不舒服的情形则应马上停止。

❀ 猫姿拱背

① 坐在椅子上，两脚打开与肩膀同宽，脊椎保持延伸拉长（背打直）。

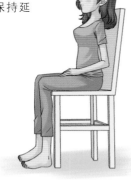

② 双手环抱肩膀，手朝向肩胛骨的位置移动。吸气把脊椎拉长，吐气拱背，来回5~6次。

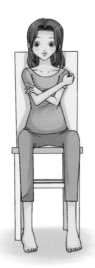

功效：增加脊椎的活动度，伸展上背，可单独进行，亦可作为暖身运动。

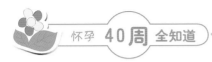
❀ 开胸

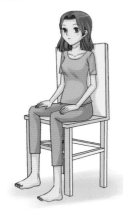

① 坐在椅子上，两脚打开与肩膀同宽，脊椎保持延伸拉长（背打直）。

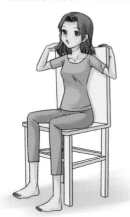

② 将双手往后放在椅垫两旁，把头往上抬向斜前方做扩胸。停留在扩胸状态并进行3~5次呼吸（吸气与吐气）。

功效：增加脊椎的活动度，伸展胸部。

❀ 侧弯

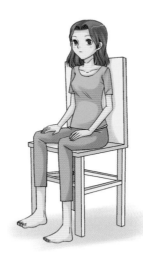

① 坐在椅子上，两脚打开与肩膀同宽，脊椎保持延伸拉长（背打直）。

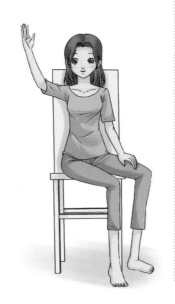

② 举起右手，臀部坐稳，下半身不动，将上半身轻轻往左侧弯，再回复到预备动作。

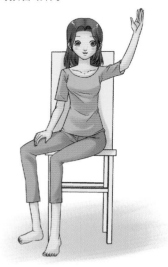

③ 再换左手进行，每一边各做2~3次。

功效：增加脊椎的活动度，伸展侧胸。

踮脚尖

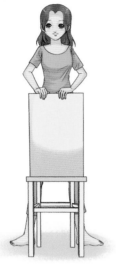

① 取站姿，双手轻扶椅背，双脚打开与肩膀同宽，两脚脚板平行，并保持脊椎延伸。

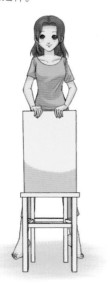

② 轻轻地将脚尖踮起，再放下，并重复2~3次。

功效：可增加下半身的力量，增强平衡能力，减少下肢水肿、静脉曲张的发生。

踮脚下蹲

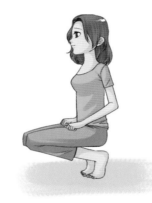

站立踮脚并往下蹲，直到臀部坐在脚跟上，并使大腿与地板平行，再慢慢起身。重复下蹲2~3次。

注意事项：若膝盖不舒服或受伤请停止做这个动作！

功效：可增加下半身的力量（锻炼臀部以及大腿前侧与后侧的力量），增加平衡能力，改善静脉曲张现象，并有伸展效果。

树式

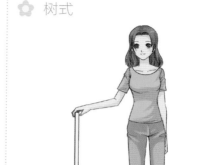

① 采取站姿，单手扶椅背。

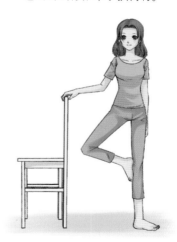

② 左脚踩地板，右脚抬起并踩到左腿内侧，并静止6~8个呼吸，再换边进行。

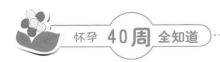

进阶动作：以手辅助，将右脚踩在左大腿内侧较高之处。

功效：增加平衡能力，增加单脚的力量，并能伸展髋关节。

注意事项：抬起来的脚要往旁边打开，不要向前，才能打开髋关节！

站立的脚板应整个踩稳在地面上，勿使重心偏向外侧(例如重心偏向小脚趾)。

❀ 站式(正面姿势)

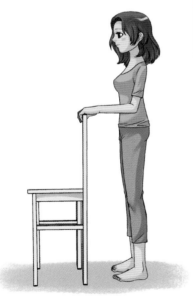

① 采取站姿，双脚打开约一个脚板的距离，双手轻扶椅背，并保持脊椎延伸。

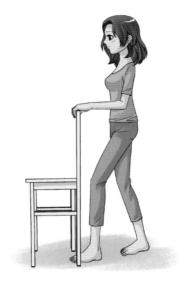

② 左脚往前伸且膝盖微弯，右脚再往后退，两脚均保持脚尖朝前，且两脚的距离不必过大。

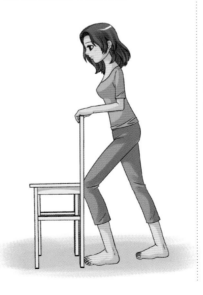

③ 左脚向下弯曲但不超过膝盖，后脚伸直，此时身体会自然地往前倾，停留6~8个呼吸即可。

功效：训练下半身的力量，伸展小腿。

❀ 犬式一

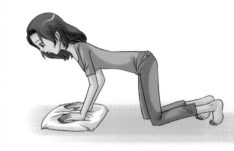

适合对象：怀孕28周以下，肚子较小的妈妈。

① 双手放在椅垫上，手肘微弯，双脚打开与臀宽，保持两脚脚板平行、脚尖朝前。

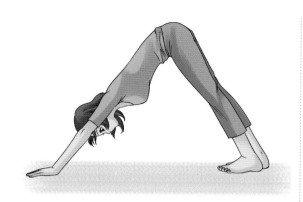

② 双手伸直，头部放松，双脚慢慢往后退，将臀部向上推。

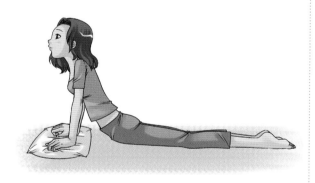

③ 先将头抬高到比心脏高的位置，膝盖微弯再慢慢回到原来的姿势，以免头部感到眩晕。

贴心小贴士
上述动作简易安全，准妈妈别忘了每天抽点儿时间练习！

🌸 **犬式二**

① 采取站姿，双手轻扶椅背，双脚打开与臀同宽或比臀宽，保持两脚脚板平行、脚尖朝前。

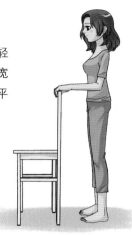

② 双手伸直，头部放松，双脚慢慢往后退，将臀部向上推，直到上半身与下半身呈"L"形。可进行6~8个呼吸，若身体感到不适即停止。

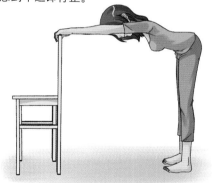

功效：犬式动作皆为全身性的伸展动作，可伸展手、背、臀部与腿等部位，亦可训练上半身的力量(手、背部)。

注意事项：有高血压或是进行犬式一时出现心悸、呼吸急促、气喘状况请马上停止，可改做犬式二，若进行犬式二时仍感到不适，则一律停止做犬式相关动作。

胎教时间

和胎宝宝一起做语言胎教

怀孕第4个月，胎宝宝已经开始有了听觉，准爸妈就可以尝试对胎宝宝进行语言胎教了。

语言胎教指准爸妈在孕期用温柔、亲切、富有情趣和美感的语言对胎宝宝讲话，在胎宝宝的大脑中形成最初的语言印象，为宝宝后天的学习打基础，并促进胎宝宝生长发育的教育方法。

 进行语言胎教的方法

1 给胎宝宝起个乳名。如果准爸妈能在进行语言胎教时给宝宝起一个乳名，并经常用乳名呼唤宝宝，就会使胎宝宝形成对乳名的记忆。

2 多用温柔、亲切的语调和胎宝宝讲话。开始胎教后，准爸妈可以选择一个固定的时间，用温柔、亲切的语调和宝宝讲讲话。讲话可以不必限定内容，既可以问候宝宝，也可以给宝宝讲一讲自己对他的期盼，还可以讲故事、朗诵诗词、念儿歌。每次时间不宜过长，1~3分钟即可，但最好每次都以相同的词语开头和结尾，以加深胎宝宝的记忆。

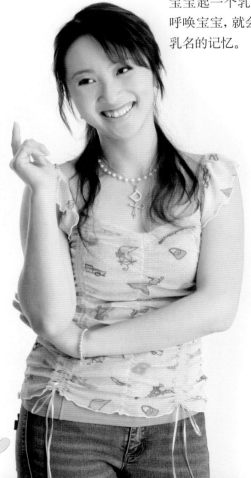

贴心小贴士

准爸爸要多参与语言胎教。有关研究表明，和妈妈的女声比起来，准爸爸低沉、浑厚的男性声音更容易通过羊水传递到胎宝宝的耳朵里，胎宝宝也喜欢听到爸爸的声音。

孕12周

胎儿发育

现在的胎儿已经初具人形了，身长有65~80毫米，体重比上周稍有增加。不过，头和身体的比例还是显得比较大，眼睛在头的额部更为突出，两眼之间的距离拉近了，眼睑已发育但仍紧闭着。

手指及脚趾已经成形，纤小的手指甲及脚趾甲正在生长，脚趾能屈能伸，手指会握拳。由于肌肉发育，活动也变得多起来，能皱眉、噘嘴以及张闭口等，还会踢腿，舒展身姿。

现在，所有内脏器官均已形成，肝脏开始制造胆汁，肾脏开始向膀胱分泌尿液，排泄到羊水里，胎儿发生流产的机会相应地减小了，可以说是打好了基础，稳定下来了。

准妈妈身体变化

随着子宫的增大，你的小腹越来越明显了，你的面部可能还会出现褐色的斑块，这些斑块是孕期的特征，会随着分娩的结束逐渐变淡或消失。你可能还会惊奇地发现，你的小腹部从肚脐到耻骨出现了一条垂直的黑褐色线，不要惊讶，这是一条妊娠线，完全正常。除了这些变化外，你会发现你的阴道会有乳白色的分泌物流出。这些都是正常的妊娠现象。

本周依然是孕早期的流产危险期，我们提醒你要一如既往地注意出行安全。

如果你还没有去医院做过产检，那么本周请去医院做怀孕后的第一次产检，这对你和胎儿的健康都至关重要。

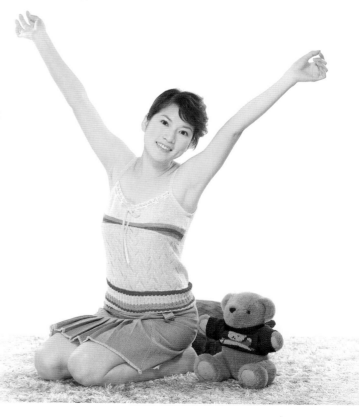

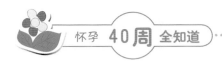

饮食营养必读

准妈妈如何挑选和食用肉类

肉类含有丰富的优质蛋白质，我们平时经常吃的肉类包括猪肉、牛肉、羊肉、鸡肉和鱼肉，这些肉类的蛋白质含量在16%~26%，而且这些肉类中所含的氨基酸最容易被人体吸收利用，同时，肉类也是我们每天所需的铁、铜、锌、镁等营养元素的最好来源之一。

❀ 准妈妈如何吃肉更健康

1 掌握食用量

对于健康的准妈妈来说，每天肉类的摄取量在200克左右为最佳，而每个星期所摄入的肉类中最好能包括300克鱼肉。如果每天摄入的肉类过多，日积月累就会导致高血脂症、动脉粥样硬化，甚至会使其他脏器发生病变。

2 和豆类、豆制品一起食用

肉与富含植物蛋白、植物脂肪的豆类、豆制品一起食用，可以降低血液中的胆固醇，增加不饱和脂肪酸的含量，减少动脉硬化等疾病的发病率。

3 补充足够的膳食纤维

膳食纤维能够减少食用肉类后，脂肪、胆固醇在肠道内的吸收，有降血脂、降低胆固醇的作用，还能有效地预防便秘，是肉食的最佳配餐。

❀ 准妈妈最适合吃哪些肉

1 鱼肉

鱼类，尤其是海鱼含有多不饱和脂肪酸以及丰富的DHA，能预防流产、早产和胎儿发育迟缓。尤其是鳗鱼，建议准妈妈每周最好能够吃2~3次。

2 牛肉

牛肉中不仅含有丰富的蛋白质、铁和铜，而且B族维生素含量也很高，脂肪含量相对较低，因此也是准妈妈餐桌上不错的选择。

3 兔肉

蛋白质含量高，脂肪含量低，非常适合怀孕前就比较胖或者体重超标的准妈妈食用。

4 鸡肉

蛋白质含量高，容易消化和吸收，脂肪含量低。

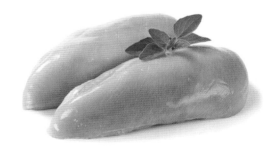

贴心小贴士

猪肉的脂肪含量最高。在日常我们所接触的肉类中，猪肉的脂肪含量能达到20%~30%，而且多为饱和脂肪酸，摄入过多对健康无益，准妈妈最好少吃一些。

双胞胎准妈妈如何保证孕期营养

对怀有双胞胎或者多胞胎的妈妈来说，身体里的营养确实会消耗很大，因此要格外关注孕期营养。

❀ 双胞胎准妈妈如何保证营养

1 比普通准妈妈增加10%的膳食摄入

双胞胎准妈妈的负担比普通准妈妈重得多，两个胎儿生长所需的营养量较大，因此，准妈妈应调节饮食摄入的量与质。怀双胞胎的准妈妈大约需比一般准妈妈增加10%的膳食摄入，包括主食、肉类和蔬果等。

2 双胞胎准妈妈要多补钙

1个人吃、3个人补的双胞胎准妈妈，将需求更多的钙质来满足自己和2个胎儿的生长发育。准妈妈一般都有生理性贫血，在双胞妊娠时更为突出。

平时多喝一些牛奶、果汁，多吃各种新鲜蔬菜、豆类、鱼类和鸡蛋等营养丰富的食物。

3 双胞胎准妈妈要多补铁

铁质在整个健康的怀孕过程中都是十分重要的，特别是怀双胞胎的准妈妈。双胞胎准妈妈的血流量比平时高出70%~80%，双胎妊娠合并贫血发病率约为40%，所以，双胞胎准妈妈尤其要注意多吃含铁较多的食物，如猪肝和其他动物内脏，以及白菜、芹菜等。

4 选择营养补充剂

虽然多吃食物能够给多胞胎儿提供许多他们所需的营养，但大部分准妈妈在怀孕的时候都没有做好充分的营养准备，例如，她们可能会缺乏蛋白质、铁质等，所以，怀孕的准妈妈特别是怀有多胞胎的准妈妈，可以在医生的帮助下选择营养补充剂来补充营养。

宫外孕有何征兆

宫外孕是指受精卵在子宫体腔以外着床发育的怀孕，又称为"异位妊娠"。根据受精卵着床部位的不同，有输卵管妊娠、卵巢妊娠、腹腔妊娠、宫颈妊娠及子宫残角妊娠等。患过输卵管炎或做过输卵管修补手术的准妈妈宫外孕的可能性较高。

❀ 宫外孕有何征兆

1 阴道不正常出血

约有1/4的宫外孕准妈妈停经约40天时，会有少量阴道出血。

2 腹痛

早期可有下腹一侧隐痛，这是胚胎发育使输卵管膨胀而引起；痉挛性下腹痛，极其剧烈，可使患者面色苍白，出冷汗，这是输卵管痉挛性收缩所引起的，片刻可自行缓解；下腹剧痛，如撕裂样，伴大便感，这是输卵管妊娠破裂出血所引起的。

3 晕厥

可突然晕倒，醒后头昏眼花；轻者可不摔倒，仅有头昏眼花。这是腹腔内出血较多，脑部供血减少，脑贫血所致。

4 面色苍白

短期内面无血色，苍白如纸，伴口干、心悸、怕冷、乏力。这是腹腔内出血很多，即将发生休克的征兆。

❀ 宫外孕的防治

注意经期、产期和产褥期的卫生，防止生殖系统的感染。如果已经发病应该及时去医院输液、输血，同时立即做剖宫探察手术。

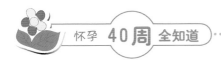
日常保健必读

经常进行私密部位的清洁与保护

1 经常用干净的温开水冲洗外阴，清洗用的盆具要专用，不能用来洗别的东西。每次用完后将盆洗净擦干，收在干燥通风的地方。

2 选择面料柔软、透气、吸汗的内裤，最好是棉质的，较不容易引起皮肤过敏。另外，内裤边缘不能太紧，以免紧勒下腹部及大腿根部，引起血流不畅。保持内裤的清洁卫生，每天更换，并单独手洗。

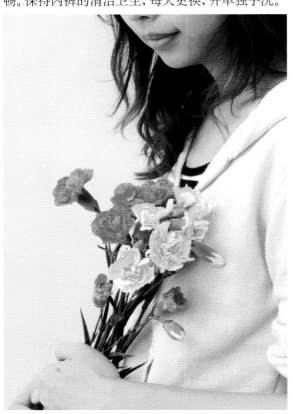

先用开水或消毒液浸泡清洗内裤，然后在阳光下暴晒干燥，最好不要阴干。

3 不要经常使用护垫，否则会透气不良，容易滋生细菌。

宝宝血型怎么推算

人的ABO血型可分为4种类型，分别为A型、B型、AB型和O型，统称为ABO血型系统。红细胞含A抗原的血叫A型血，红细胞含B抗原的血叫B型血，红细胞含A抗原和B抗原的血叫AB型血，红细胞不含A抗原的血叫O型血。AB型血的人可以接受任何血型的血液输入，被称作万能受血者；O型血可以输给任何血型的人，被称作万能输血者。

血型是有一定遗传规律的，千百年来已经形成了一个固定的遗传模式。根据准妈妈和准爸爸的血型，就可以推测出宝宝是什么血型（见下表）。

父母血型	子女可能有的血型	子女不可能有的血型
A+A	A,O	B,AB
A+B	A,B,AB,O	无
A+AB	A,B,AB	O
A+O	A,O	B,AB
B+B	B,O	A,AB
B+AB	A,B,AB	O
B+O	B,O	A,AB
AB+AB	A,B,AB	O
AB+O	A,B	AB,O
O+O	O	A,B,AB

胎教时间

充满乐趣的剪纸

剪纸是中国最古老的民间艺术，孕期剪纸不但充满了乐趣，而且还可以培养胎宝宝的专注力。

✿ 手工材料

方形纸（你手边的彩色广告纸、废报纸、彩色硬纸都是很好的材料），剪刀，铅笔，橡皮

✿ 手工步骤

1 将一张方形纸对折，裁成两半，成长条形。

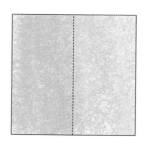

2 分别将长条形纸向前、向后连续翻折，对齐，成屏风样。

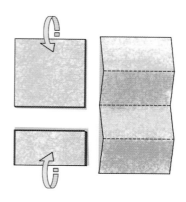

3 将折好的纸张压平，分别勾勒出男孩、女孩的轮廓，将不要的部分描黑。

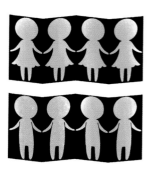

4 剪去描黑部分，注意不要将手部剪断，展开，一群手牵手的小男孩、小女孩就出现了。

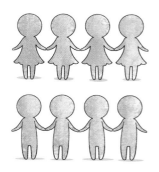

❤ 贴心小贴士

在剪纸的时候，准妈妈可以向胎宝宝描述你剪的是什么、长什么样，还可以向他描述你剪纸的过程，这样不但更富有趣味，而且同时也进行了语言胎教。

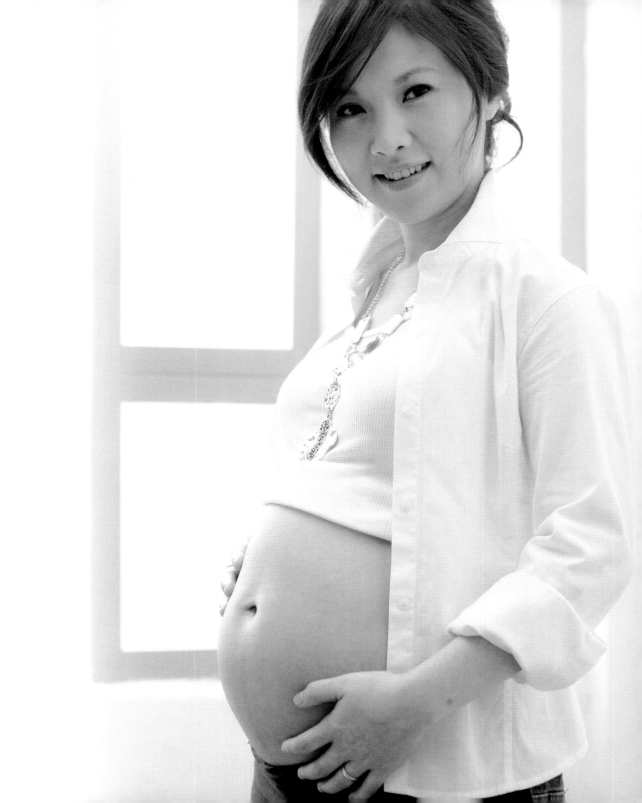

Part 2 孕中期

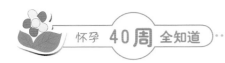
>>> 孕**13**周 <<<

胎儿发育

进入本周之后，胎儿的脸看上去更像漂亮的娃娃了，脸部比较清晰，现在的身长为70~76毫米，体重在20克左右。

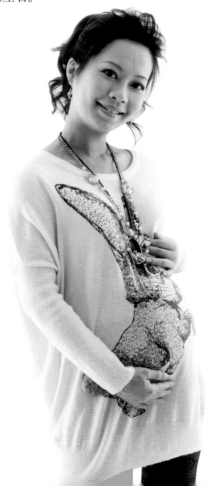

胎儿的眼睛在头的额部更为突出，两眼之间的距离拉近了，眼睑仍然紧紧地闭合。嘴唇能够张合，耳朵现在很安稳地长在脑袋两边，脖子已经发育得足以支撑头部了。手指上开始出现指纹，手指开始能与手掌握紧，脚趾与脚底也可以弯曲。神经元迅速地增多，神经突触形成，胎儿的条件反射能力加强。

准妈妈身体变化

现在的你已经基本摆脱了早孕反应的困扰。乳房变得更大，乳房处的静脉在皮肤下清晰可见。触摸乳房的时候，你还可能感觉到瘤状物体，这是由于乳腺管为产乳做准备引起的。

由于乳房正迅速地增大，可能会造成你腹部和乳房的皮下弹力纤维断裂，开始在胸部、臀部和腰部出现妊娠纹。这时，你应进行适当的锻炼，增加皮肤对牵拉的抗力。为了更好地减少妊娠纹，我们建议你在孕期注意控制体重的增长速度，并将整个孕期的体重增长控制在11~13千克，这样妊娠纹出现的机会就会少些。

饮食营养必读

胃口大开，少量多餐

进入孕中期，胎宝宝各系统功能加强、骨骼骨化，营养需求量加大；而准妈妈的体重、乳房、子宫也逐渐增大，营养需求量增大；另外准妈妈的各个系统、器官功能增强，基础代谢增加，营养需求量也增大，所以准妈妈的胃口会大开。这段时间还不需要担心体重超标，准妈妈可以想吃多少就吃多少，但是要注意吃得营养、吃得健康，不要吃刺激性食物和垃圾食品。因为从孕中期开始，母体内需要储存一些能量、蛋白质、脂肪等营养素，所以食物的营养性还是必须讲究的。

此时早孕反应减轻，食欲增加，身体活动自如，是一个纠正、弥补、调整和补充营养的大好时期，建议充分利用。如果有条件，可以咨询专业的营养师，制订专业方案，纠正孕呕吐期造成的电解质紊乱、弥补早期营养素的丢失、调整机体的营养状况等，给胎宝宝和母体最好的呵护。

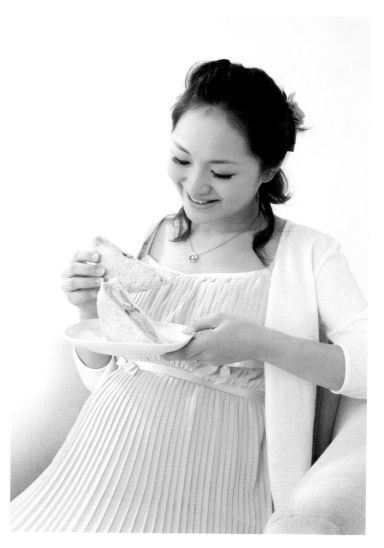

准妈妈怎样补钙更健康

钙是构成人体骨骼和牙齿的重要元素，还具有维持人体组织的弹性和韧性、降低神经细胞的兴奋性、强化神经系统的传导功能、维持肌肉神经的正常兴奋、调节人体细胞和毛细血管的通透性、促进人体内多种酶的活动、参与血液的凝固过程、维持人体酸碱平衡等生理作用。

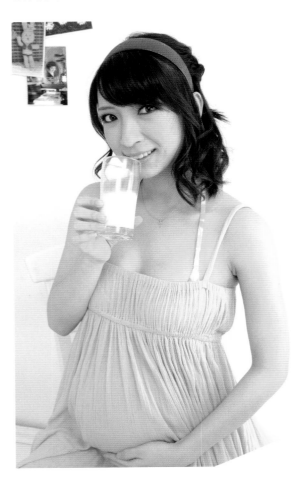

❀ 从怀孕第4个月开始补钙

从怀孕第5个月起，胎宝宝的恒牙牙胚开始发育，再加上骨骼的发育也需要大量的钙，这些都需要从准妈妈的体内得到补充。为预防缺钙引起的腰酸、腿痛、手脚发麻、腿抽筋等孕期不适，从怀孕第4个月起，准妈妈就应该开始科学、适度地补钙。

❀ 饮食补钙是最安全的补钙方式

虾皮、虾米、海带、紫菜、奶制品、豆制品、木耳、芝麻酱、芝麻、发菜、话梅、瓜子、茶叶、雪里蕻、薹菜、口蘑、泥鳅等食物中含有丰富的钙，准妈妈可以根据自己的情况选择食用。

适当的蛋白质、含有维生素D的饮食、低磷膳食则有助于钙的吸收。但是，食用菠菜、油菜、谷物麸皮等含有大量草酸或植酸的食物，吃盐过多，高蛋白食物吃得过多，都可以影响身体对钙的吸收。

❀ 如何选择钙制剂

目前市场上的钙补充剂种类繁多，大致可分为无机钙和有机钙两种。

无机钙主要指碳酸钙，这是最早的补钙产品，含钙量高，价格便宜，溶解度和吸收率比较低；有机钙指葡萄糖酸钙、乳酸钙、枸橼酸钙、氨基酸螯合钙等有机酸钙和有机钙，含钙量相对较低，价格比较高，吸收率比较高。

准妈妈食道内充分的食糜可干扰饮食中草酸的作用，促进钙的吸收。所以，钙片应该在吃饭后不久服用，不要空腹服用钙片。

日常保健必读

孕中期可以进行性生活吗

孕3个月之后，胎盘逐渐形成，胎盘和羊水像两道屏障，阻挡外界的刺激，使胎儿能够获得有效的保护，妊娠因此进入了稳定期，准爸爸和准妈妈可以适度地进行性生活了。

❀ 适度性生活是有益的

这一时期，准妈妈的早孕反应已经消失，阴道也比较润滑，性唤起会更容易，因此，性生活会更加和谐，更容易达到高潮。适度的性生活有利于增进夫妻间的感情，也有利于胎儿的健康发育。有关研究表明，夫妻在孕期性生活和谐，生下来的宝宝不但身体健康，而且反应灵敏，语言发育早。

❀ 掌握性生活频率

不过，这一时期的性生活要适度，一星期1~2次为宜，不能太频繁，动作也要轻柔，不能太激烈。

❀ 选择合适的性生活体位

孕中期性交宜采用女方在上的体位，女方跨坐在男方的身上，这样女方可以掌握性交的深度和角度，也不会挤压到自己的腹部。也可以采用侧卧位，男方躺在女方的体侧，从后面进入。总之，不管采用哪种体位，都不能压迫到准妈妈的腹部。

❀ 使用安全套

孕期过性生活虽然不用担心怀孕，但也要用避孕套。一是避免精液刺激子宫发生收缩，引起早产；二是防止准爸爸生殖器上的细菌感染准妈妈的阴道。

如何预防妊娠纹的形成

怀孕超过3个月后，准妈妈的腹部皮肤会出现一些宽窄不同、长短不一的粉红色或紫红色的波浪状花纹。分娩后，这些花纹会逐渐消失，留下白色或银白色的有光泽的疤痕线纹，即妊娠纹。妊娠纹一旦形成，就难以恢复到以前的状态，它的痕迹是很难完全消失的。所以，对待妊娠纹，预防重于治疗。

❀ 准妈妈怎么预防妊娠纹

1 控制孕期体重增长速度，避免脂肪过度堆积是减轻妊娠纹的有效方法。

2 摄取均衡的营养，避免摄取过多的甜食及油炸物，改善皮肤的肤质，让皮肤保持弹性，减少妊娠纹的发生。

3 多吃富含蛋白质、维生素的食物，可以改善皮肤的肤质，增加皮肤的弹性。

4 建议从怀孕3个月后（孕早期不宜按摩腹部）开始到生完后的3个月内坚持腹部按摩，可以有效预防妊娠纹生成或淡化已经形成的细纹。可以配合使用准妈妈专用的除纹霜，产后还可以配合使用精油按摩。

5 准妈妈怀孕4个月时，可以使用托腹带来减轻腹部和腰部的重力负担，减缓皮肤向外、向下过度延展拉扯，可以有效避免妊娠纹。此外，准妈妈还应该选用尺寸合适、支撑力够的孕妇内衣，可减少胸部下垂所造成的皮肤拉扯，以避免胸部、腋下妊娠纹的产生。

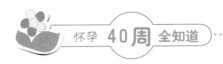

如何去除妊娠斑

许多准妈妈在怀孕4个月后，脸上会长出茶褐色的斑，主要出现在鼻梁、双颊，有的生在前额部，多数像蝴蝶形，这就是孕期妊娠斑，也叫蝴蝶斑。

❀ **怎么去除妊娠斑**

1 减少阳光照射
晒日光会加重妊娠斑，准妈妈夏日外出要做好防晒措施，比如戴遮阳帽、打防紫外线遮阳伞、涂防晒霜等，避免阳光直射皮肤表层。

2 多吃富含维生素C的水果
维生素C能有效抑制皮肤内多巴醌的氧化作用，使皮肤中深色氧化型色素转化为还原型浅色素，干扰黑色素的形成，预防色素沉淀，保持皮肤白皙，如猕猴桃以及柑橘类水果。

3 冷、热水交替冲洗
准妈妈可以用冷水和热水交替冲洗长斑的部位，促进患部的血液循环，加速黑色素的分解。

4 少吃咸鱼、咸肉、火腿、香肠、虾皮、虾米等腌、腊、熏、炸的食品，少吃葱、姜、辣椒等刺激性食品。

5 勤去角质
尽管角质本是保护肌肤不受损伤的，可是角质层过厚，会大大减弱肌肤的通透性，影响皮肤的新陈代谢，导致长斑。

6 克服焦躁的心理
一旦发现长了雀斑，就背上沉重的思想包袱，时常叹息甚至焦虑。殊不知，过于担忧的心理，会消耗掉体内有淡化斑点作用的维生素C，使斑点更为泛滥。

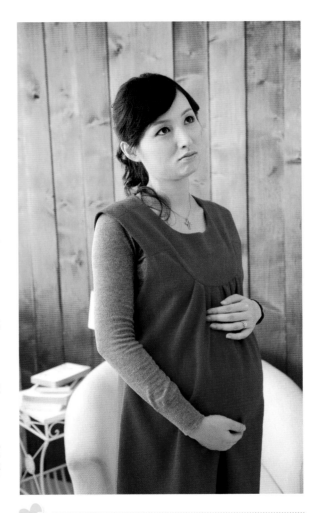

贴心小贴士

通常情况下，妊娠斑会在生产3~6个月后自动消失，只有部分特殊体质，以及内脏有特殊疾病的准妈妈可能不见消失，需要到医院诊治。

体形发生变化, 如何选择内衣裤

选择舒适及合身的内衣裤, 以符合怀孕期间全身的变化。这不但关系着准妈妈和胎儿的生理发育, 对产后身材恢复也有帮助。

✿ 选择内衣原则

怀孕阶段	身体变化	选择内衣原则
怀孕初期	乳房变得非常敏感, 需要特别保护	需要选择有足够承托力、弹性佳且质感柔软的内衣
孕 3~5 个月	胎儿的成长给准妈妈的脊椎带来负担, 此时胸部的承托力增强了	要选择一些特别剪裁的胸罩, 如全杯设计的乳罩
孕 5 个月后	胸部增大明显, 同时乳头之间的距离不断增大	应选择比胸部稍大一些的文胸, 如一些光面大杯文胸
生产前	胸部增大程度反而减小, 胸部很敏感, 只要压迫可能就会不舒服, 而且会有一些分泌物	应选择没有钢丝的, 如运动型的那种

✿ 选择内裤原则

怀孕阶段	身体变化	选择内裤原则
孕初期	怀孕 1~3 个月, 准妈妈腹部没有明显的变化	一般可以穿普通的内裤
孕中期	当怀孕进入 4~7 个月时, 准妈妈的腹部明显鼓起	宜选择带橡皮筋、布料弹性佳的内裤, 以加强承托胎儿及保护腰背部的作用, 面料必须吸汗透气, 以保持干爽
孕晚期至生产前后	准妈妈排出恶露, 容易弄脏内裤。同时, 这一时期需经常配合医生进行内科检查	最好穿着特为孕妇而设计的安检内裤

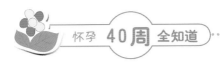
胎教时间

常常微笑，营造好情绪

愉悦的情绪可促使大脑皮层兴奋，使血压、脉搏、呼吸、消化液的分泌均处于平稳、协调的状态，有利于身心健康，同时还有利于改善胎盘供血量，促进胎宝宝健康发育。准妈妈快乐的时候，这种良好的心态会很快传递给腹中的宝宝，他也会觉得很快乐。当他接受了这种愉悦的情绪后，会在心理、生理方面促进他的发育，将来他会更聪慧、更健康，因此，微笑是你给予胎宝宝最好的胎教之一。

每天清晨醒来，先跟胎宝宝打一个招呼，告诉宝宝，新的一天开始了，他又长大了一天，然后对着镜子，给自己一个美丽的微笑，告诉自己美好的一天即将开始，同时也将这种美好的情绪传达给胎宝宝。

> **贴心小贴士**
>
> 良好的心态，融洽的感情，幸福美满的家庭，这些也是优生的重要因素。准爸爸也应该常常微笑，准爸爸愉悦的情绪会感染准妈妈，让她觉得快乐，通过准妈妈，这种快乐的气氛最终也会传递给宝宝。

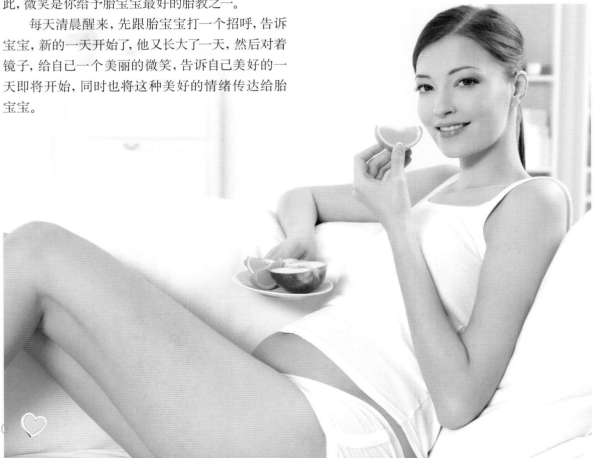

>>> 孕14周 <<<

胎儿发育

进入本周之后，胎儿身体的所有基本构造都已经形成了，尽管它们仍然非常的微小。到本周末，胎儿的身长有85~92毫米，重量在30~43克。

这个时候胎儿的生长速度很快，身体部分生长得比头部快，支撑头部的脖颈现在也更加清晰、明显了。头发也开始迅速地生长，不过，头发的密度和颜色会在胎儿出生后发生改变。在接下来的时间里，胎儿的胳膊会长得更长一些，使它与身体的其他部分成比例。这时胳膊已经比较灵活了，但是腿还要再发育一段时间才能够比例协调，同时，在胎儿手指上已经出现独一无二的指纹印。

准妈妈身体变化

你的腹部隆起得更加明显了，这会让你更快地找到做孕妇的感觉。

由于体内激素水平的改变，你的身体变化更加明显：阴道分泌物明显增多，乳晕颜色明显变深，面积也增大，比往常更容易觉得饿……总之，你的身体已经在时刻提醒你——你已经是一名孕妇了！

你可能会发现自己有胎块，胎块可能在孕期内有不同的变化。这些都是正常的，但一旦你发现有新的胎块或胎块发生变化时，我们建议你去医院就诊。

孕中期是稳定期，我们建议你多做一些适当的运动，如有助于分娩和缓解妊娠反应的孕妇操等。

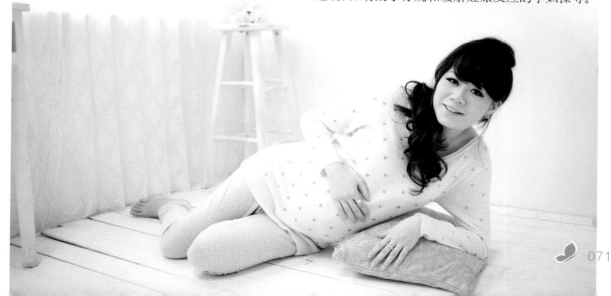

饮食营养必读

如何保证孕期的饮食卫生

进入孕期，饮食卫生对准妈妈的影响也增大了，若误食含有害物质的食物，会对胎儿产生较大的负面影响，这就要求准妈妈要更加注意饮食卫生，保证饮食安全。

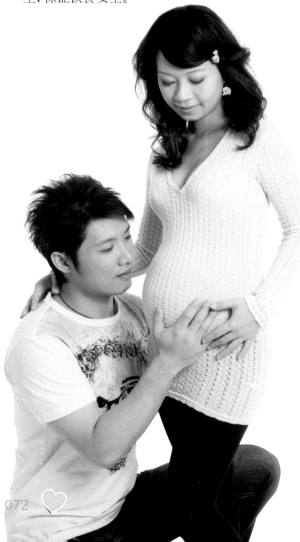

❀ 养成良好的卫生习惯

1 在准备食物之前和过程中要洗手，这是防止导致食物中毒的细菌扩散的最好方法之一。如果在准备食物之前没有洗手，细菌可能会从手上传播到食物上。在处理完生的食品之后洗干净手也非常重要，这样就可以避免把生食品上的细菌传播到其他食物上。

2 切生、熟食，切肉与蔬果的案板和刀具分开，避免交叉感染。

3 蔬菜、水果应充分清洗干净，并用水冲洗干净残留的洗洁精，必要时可以放入清水中浸泡一下，浸出表面的农药或者洗洁精残留物质。水果应去皮后再食用，以避免农药污染。

❀ 养成良好的饮食习惯

1 吃完东西后要漱口，尤其是水果。因为有些水果含有多种发酵糖类物质，对牙齿有较强的腐蚀性，食用后若不漱口，口腔中的水果残渣易造成龋齿。

2 未经高温消毒的方便食品如热狗、生鸡蛋、生鱼片等要避免食用，以防止感染李斯特菌、弓形虫。

❀ 食品储存方法要得当

1 从超市买的冷冻食品要尽快带回家，并直接放入冰箱。放入冰箱冷藏室的食品要遮盖好。把生食和熟食分开保存：生食在下，熟食在上。

2 冰箱冷藏室和冷冻室要保持适当的温度。冷藏室的温度应在5℃左右，冷冻室的温度应在-18℃以下。

准妈妈如何判断自己是否缺钙

一般来讲准妈妈缺钙率还是很高的。据统计，有80%的准妈妈可能缺钙。准妈妈是否缺钙可以从以下几个症状进行判断。

❀ 准妈妈缺钙的症状

1 小腿抽筋

一般在怀孕5个月时就可出现，往往在夜间容易发生。但是，有些孕妇虽然体内缺钙，却没有表现为小腿抽筋，容易忽视补钙。

2 关节、骨盆疼痛

如果钙摄取不足，为了保证血液中的钙浓度维持在正常的范围内，在激素的作用下，准妈妈骨骼中的钙会大量释放出来，从而引起关节、骨盆疼痛等。

3 牙齿松软感

钙是构成人体骨骼和牙齿硬组织的主要元素，缺钙能造成牙齿珐琅质发育异常，抗龋能力降低，硬组织结构疏松。如果准妈妈咀嚼时有牙齿酸软的感觉，甚至出现牙齿松动，可能是缺钙了。

4 妊娠期高血压综合征

缺钙与妊娠期高血压疾病的发生有一定的关系，如果准妈妈正被妊娠期高血压所困扰，那么就该警惕自己是否缺钙了。

如果准妈妈发生了以上症状的一种或者几种，应及时求助于产科医生，确认是否缺钙，以及治疗方案。

❀ 准妈妈如何选择钙片

1 选择由国家卫生部门批准的、品牌好、信得过的优质钙产品。

2 查看产品的外包装，主要查看生产日期、有效期限以及生产批号等。

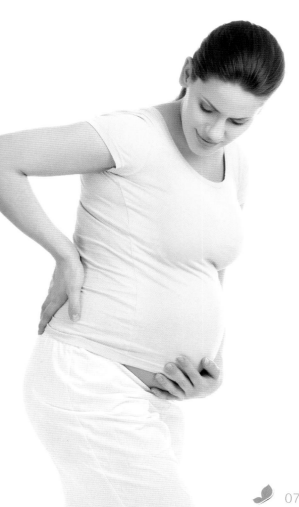

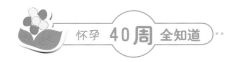
日常保健必读

适当做家务，但要注意方式

做家务能使一些平时活动不到的肌肉群得到锻炼，对预防一些日常疾病有好处。所以，准妈妈可以通过做家务来锻炼身体，但在做家务时要注意以下问题。

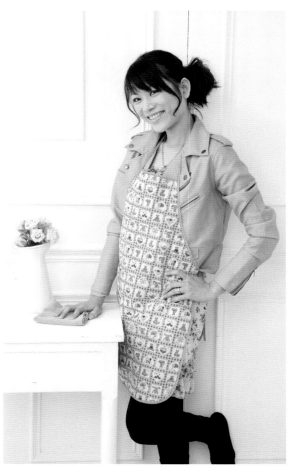

1 尽量不要把手直接浸泡在冷水里，尤其是在冬天和春天更应该注意。早孕反应较重时，暂时不要下厨，以免烹调气味引起过敏，加重恶心。

2 不要登高，不要抬重的东西，不要让工具压迫肚子；给家具擦灰的时候，尽量不弯腰。

3 扫地的时候手握住笤帚或吸尘器的把手，斜着放在身前。一条腿朝前迈一小步，稍微弯曲，另一条腿伸直，上身朝前倾斜一点儿，避免颈部和腰部用力。收拾垃圾，要使用长把的簸箕。

4 晾衣服的时候，不要向上伸腰，要先把晾衣竿降到合适的位置再挂衣物。

5 如果外出购物，要在人少时去商场和市场，以防被挤。有流行感冒时，不要去购物，以免传染感冒。去商店买东西要注意上、下楼梯的安全。

6 准妈妈在做家务时最好不要长时间站立，建议准妈妈在做15~20分钟家务后，休息10分钟左右。

7 熨衣服要在高矮适中的台子上进行，并坐在合适的椅子上，不可站立着熨衣服。

贴心小贴士

准妈妈做家务时，如果突然出现腹部阵痛，这表示子宫收缩，也就是活动量已超过孕妇身体可以承受的程度，此时要赶紧停止手里的活计，并躺下休息。

注意控制好体重增长幅度

进入孕中期，早孕反应减轻，食欲增加，另外准妈妈的各个系统、器官功能增强，基础代谢增加，营养需求量也增大，所以准妈妈的胃口会大开。从现在开始，准妈妈需要关注自己的体重增长了。

准妈妈在整个孕期大约会增加11~15千克的体重，其中胎宝宝及胎盘约3.75千克，乳房约1千克，蛋白质等营养物质约3.5千克，子宫约1千克，羊水约1千克，血液约2千克，体液约2千克。不过具体增加量存在个体差异，有的准妈妈可能整个孕期只增加10千克。

体重有可能平稳增长，也有可能成阶段性增长，某个时期增长快，某个时期增长慢，但只要总体上在增长，就不能算作不正常，准妈妈不用为体重犯愁。如果体重有异常，产检时医生会提出，并提出相应的纠正方法。准妈妈自己测体重，影响因素较多，比如衣服多少、体重秤是否标准等，可能不准确，需要调整好重测或到医院测。

控制体重超标、增长过快是必要的，以免分娩困难。而且体重超标的准妈妈发生妊娠合并症的可能也要大一些。体重不增长或增长过慢也不能忽视，要预防营养不良或消耗性疾病。如果出现了体重降低，尤其降低超过了2千克要及时检查确定原因并治疗。

贴心小贴士

体重的增加不应在某个阶段突飞猛进，而应该均匀。体重增加过快，势必会加重心血管系统的负担，高血压、妊娠糖尿病、流产、难产、死胎的发生率也会增高。

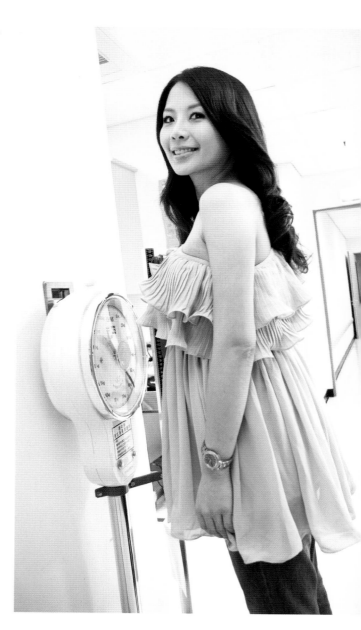

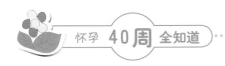

孕期该如何控制体重

准妈妈如果能够聪明有效地控制体重,对准妈妈和胎儿的健康大有好处,而且还有助于产后身材的恢复。

❀ 准妈妈如何控制体重

1 常称体重,当体重增加过快时要控制饮食,例如,用多吃蔬菜、水果等低热能的食品代替一部分主食,力争不要使每周体重增加量超过0.4千克。

2 饮食一定要有规律,尽量少吃零食和夜宵,特别是就寝前2小时左右别吃东西。吃饭要细嚼慢咽,切忌狼吞虎咽。

3 少吃甜食及饮用富含糖类的饮料,饮食中应加一些低能量而有饱腹感的食品,如山芋、土豆等。

4 适当减少主食,增加蔬菜和水果的进食量。因为瓜果中能量少,含有多种维生素。瓜菜中的纤维素还能缓解或消除便秘现象。这对于减少体内吸收热量很有利。那种怀孕后猛吃好东西的做法不可取,因主食热量大,容易使人发胖。

5 避免用大盘子盛装食物,面对一大盘子美味的诱惑很可能会失去控制力。可以用小盘子盛装或者实行分餐制。

6 烹饪应按少煎炸多蒸煮的原则。

7 注意身体锻炼。适当锻炼身体,可以减少准妈妈本身的体重,但不会影响胎儿的生长。

> **贴心小贴士**
> 怀孕初期体重增加很多的准妈妈,不宜急速减轻体重,应请教医师、营养师做适当的减肥计划。

牙龈容易出血,是妊娠牙龈炎吗

在体内大量雌激素的影响下,从怀孕的第3个月起,准妈妈的口腔可能会出现一些变化,如牙龈充血、水肿以及牙龈乳头肥大增生,触之极易出血,医学上称此为"妊娠牙龈炎"。

妊娠期牙龈炎发病率为50%,一般在怀孕后2~4个月出现。妊娠牙龈炎可以通过准妈妈跟胎儿之间的血液循环,影响到胎儿的健康,甚至会影响以后糖尿病、心脏病的发病,成为心脏病、糖尿病等疾病的导火索,所以不容小视。

❀ 妊娠牙龈炎的表现

妊娠牙龈炎表现为全口牙龈组织,特别是牙间乳头出现明显的水肿、颜色暗红、松软,严重的会有出血现象,甚至产生溃疡,伴有严重的疼痛。

❀ 如何防治妊娠牙龈炎

1 准妈妈在孕前一定要去口腔科检查,怀孕后也要定期去专业的牙科医院做检查,向专业的牙医进行咨询和做必要的治疗。

2 坚持早、晚认真刷牙,餐后漱口,必要的时候还要用牙线清洁牙缝。准妈妈要使用软毛牙刷,刷牙时避免大力触碰牙龈。

3 准妈妈要注意补充维生素C,以减少牙齿的出血。一旦患上牙龈炎,要选择松软、容易消化的食物,以避免损伤牙龈。

4 保证饮食平衡、营养充足,增强口腔的抵抗力。

胎教时间

简笔画: 圆滚滚的小鸡

简笔画会让你集中精神, 转移注意力, 缓解妊娠反应。就画个简单、形态各异的小鸡崽吧, 将来你也可以跟宝宝一起画, 看谁画得又快又好!

❀ **画小鸡**

小鸡头, 小鸡尾,
小鸡眼睛小鸡嘴,
小鸡长着两条腿!
鸡头画小圆, 鸡身画大圆,
翅膀画半圆,
眼睛随着头部转,
小脚画两边,
圆滚滚的小鸡就出现。

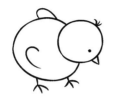 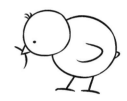 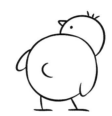

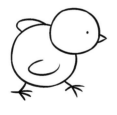 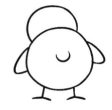 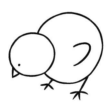

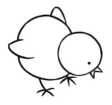 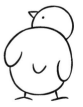 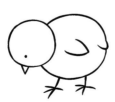

>>> 孕 **15** 周 <<<

胎儿发育

本周，胎儿的生长速度仍然很快，远远地超过了前几周，身长大约有10厘米，体重60~70克。在接下来的几周中，胎儿的身长和体重可能会发生很大的变化，会增长1倍甚至更多。

胎儿的腿现在比胳膊长，并且可以活动所有的关节和四肢，他的手也更加灵活。眉毛开始长出来了，头发的生长速度也很快，胎儿薄薄的皮肤上覆盖了一层细细的绒毛。另外，胎儿的汗腺正在形成，味蕾也开始形成，眼睑仍然闭合，但可以感觉到光，如果准妈妈对着肚子打开手电筒，他很可能会躲开光源。

准妈妈身体变化

抚摸肚皮的时候，你可以感觉到子宫大约在肚脐下方10厘米处。好胃口的你会食量大增，饿了就吃吧，注意控制体重就好。到本周为止，你的体重大约会比孕前增加2.2千克，如果增加的体重大大高于或低于这个数字，我们建议你咨询妇产科的大夫。轻微的体重差异还是正常的，不必担心。

如果你曾经有过流产史或死产史，我们建议你在怀孕14~18周的时候，去医院做一次产前的检查和诊断。通过检查可以对胎儿先天性和遗传性疾病做出判断。

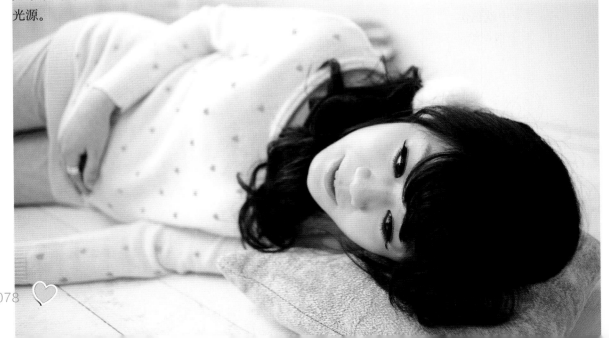

饮食营养必读

孕期如何防治缺铁性贫血

孕期，由于血容量的增加，准妈妈对铁的需要量也增加了，同时，准妈妈还需贮存相当数量的铁，以备补偿分娩时由于失血造成的损失，避免产后贫血。而此时，胎儿需要补充并贮存大量的铁，以供出生后6个月之内的消耗。所以，孕期的准妈妈容易因为铁质摄入不足而导致缺铁性贫血。

❀ 贫血的危害

缺铁性贫血不仅危害准妈妈自身的健康，还可导致死胎、早产、分娩低体重儿。由于胎儿先天铁储备不足，出生后很快就发生营养性贫血。贫血还会影响胎儿脑细胞的发育，使胎儿后来的学习能力低下。

❀ 如何判断是否贫血

1 由检查判断
孕期的产检中就包含血色素、血比容的检查，医生会通过检查数据给准妈妈提供建议。

2 由症状判断
少数贫血患者并没有自觉症状，但大部分贫血患者会有疲倦、头晕、心跳加速、心悸现象、面色苍白、下眼睑苍白、呼吸短促、指甲苍白等症状出现。

❀ 如何防治缺铁性贫血

1 平时注意有选择性地补充富含铁质的食物，如猪肾、猪肝、猪血、牛肾、羊肾、鸡肝、虾子、鸡肫、黄豆、银耳、黑木耳、淡菜、海带、海蜇、芹菜、荠菜等。

2 维生素A对铁的吸收及利用有一定的帮助，肝脏中既含有丰富的铁和维生素A，也含有较丰富的叶酸。每周吃一次动物肝脏对预防贫血是有好处的。

准妈妈如何使用补铁剂

如果准妈妈贫血比较严重，就需要在医生的指导下服用补铁剂了。准妈妈服用补铁剂，要注意以下几个问题：

1 首先，准妈妈需要去医院验血，如果验血结果表明有贫血症状，最好由医师来开补铁剂，确定每天的补铁剂量。

2 注意选择易吸收的补铁剂。建议准妈妈选择硫酸亚铁、碳酸亚铁、富马酸亚铁、葡萄糖酸亚铁，这些铁剂属二价铁，容易被人体吸收。

3 准妈妈补铁量特别大时，可能会导致胃肠不舒服，通常还容易引起便秘，而便秘本来就是一个困扰许多准妈妈的问题。如果补铁带来的这些不良反应一直存在，那么就一定要去看医生了。

4 补铁剂服用过量的话容易导致铁中毒。铁作为金属物质，轻度的中毒会造成恶心，严重的会在一些重要的脏器中沉淀，造成脏器的器质性病变。准妈妈使用补铁剂一定要在医生的指导下使用。

5 维生素C可以促进铁的吸收。准妈妈可以在服用补铁剂时，补充一些富含维生素C的食品或饮品，这能帮助准妈妈促进身体对铁的吸收，增强补铁效果。富含维生素C的食品有：橙汁或番茄汁、草莓、青椒、柚子。

6 铁剂对胃肠道有刺激作用，常引起恶心、呕吐、腹痛等，在饭后服用为宜。反应严重者可停服数天后，再由小量开始，直至所需剂量。若仍不能耐受，可改用注射剂。

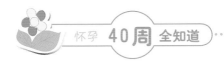
日常保健必读

准妈妈如何泡脚对身体好

泡脚能够促进血液循环，有效防止静脉曲张，准妈妈泡脚是有益的，不过，准妈妈泡脚也是有很多讲究的。

❀ 水温以35℃~39℃为宜

准妈妈可以用手肘测试一下水温，和手肘温度差不多即可。也可以借助温度计，并在泡脚的过程中随时注意温度计的温度为佳。因为高于39℃的水温只需要10~20分钟的时间就能够让准妈妈的体温上升至38.8℃，甚至更高。由于准妈妈的血液循环有其自己的特点，在热水的过度刺激后，心脏和脑部可能会负荷不了其刺激，很可能会出现眩晕和虚脱等情况。

❀ 时间不能太长

时间要掌握好，不能太长，泡得时间太长，会引起出汗、心慌等症状，应该以20分钟为最好，最长也不能超过半小时。

❀ 不要随意进行按摩

泡脚时不要随意进行按摩，因为脚底是身体很多部位的反射区，如果随意按摩，可能会引起宫缩，导致流产。按摩型的洗脚盆，怀孕期间也不宜使用了。

❀ 不要随意用药水泡脚

除非有专业人士的指导，否则泡脚时不要随意在水中添加中药。因为中药泡脚可能会刺激准妈妈的性腺反射区，对准妈妈与胎儿的健康造成不良的影响。不仅是中药，其他药物也要避免，最好用清水泡。

孕期不能随便用清凉油、风油精

清凉油或风油精具有爽神止痒和轻度消炎退肿的作用,可用于防治头痛、头昏、蚊虫叮咬、皮肤瘙痒和轻度的烧伤、煤油烫伤等。因此,在日常生活中特别是夏、秋季节,清凉油成为家庭必备之药。

不少准妈妈在蚊叮虫咬后,也习惯在痒处涂抹一点儿,她们觉得,风油精之类的外用药使用简便,既实用又安全,且用量很少,不会对胎儿造成损害,这是绝对错误的。

❀ 准妈妈用清凉油、风油精的危害

准妈妈不能随随便便地经常涂抹风油精类药油,更不能滴入口中服用,否则容易对胎儿造成损害。

无论是风油精、清凉油还是万金油、祛风油、白花油等,同属芳香疗法,樟脑、薄荷脑、桉叶油、冰片、丁香油是其主要成分。以樟脑为例,樟脑进入人体能和体内的一种物质(葡萄糖磷酸脱氢酶)结合成无毒物质排出体外,但准妈妈体内这种物质含量很少,以至于不能顺利将樟脑排出体外。除了准妈妈的皮肤吸收外,樟脑还可穿过胎盘屏障,影响胎儿的正常发育,严重的还可导致畸胎、死胎或流产。药油中的其他成分,如冰片,也可对准妈妈造成刺激而引起早产。

贴心小贴士

防止蚊虫叮咬,准妈妈晚上睡觉最好挂蚊帐,出去散步时穿长衣、长裤。被蚊子叮咬后,可抹一点儿苯海拉明药膏或炉甘石药膏,一般次日即可消肿。

准妈妈外出购物要注意什么

逛街走路等同于散步,也是一种很好的锻炼。进入孕4月之后,准妈妈的身心日渐稳定,只要一切健康,出门购物是没有问题的。但在出门逛街的时候,准妈妈要注意以下几个问题:

1 不要选择人流高峰期逛街

准妈妈对拥挤环境的适应性差,外出时要尽可能避开人流高峰,免受拥挤之累。上街购物要有计划,减少在一些拥挤场所的逗留时间。在逛街途中可选择一些街心花园或人静境幽处休息一会儿。

2 最好有家人陪伴

平时出行逛街最好也有家人陪同,那样不仅可以帮忙提重物,还可以保护准妈妈的安全。

3 购物时间不宜过久

每次逛街最好不要超过2小时。尤其是在一些密闭的商场或娱乐场所不要久留,要注意呼吸新鲜空气,及时补充身体所需的氧气。逛街购物要有计划,预先列好清单,买齐所需物品之后就离开人多的场所,减少在一些拥挤场所的逗留时间。

4 在气候恶劣(寒潮、大风、大雨、大雾)时,不要上街购物,以免因身体笨重及不便而发生摔伤或扭伤,或因滑倒而引起流产或早产。在流感和其他传染病流行时,也不要到人群过于拥挤的地方去。

5 购物归来及时换洗

逛完商场后回到家里应当及时洗手、洗脸,换下外衣。购回的物品要合理存放,外包装要妥善处理。也可坐定后闭目养神或听听优雅的音乐,以消除躯体疲劳,缓解紧张情绪。

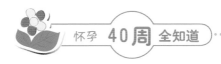
准妈妈外出旅行需要注意什么

随着交通的日益方便、旅游业的蓬勃发展、旅游方式的多元化,当今休闲旅游已经成为现代人的一项重要生活方式,甚至成为一种时尚。但是孕妇也可以享受它吗?答案是肯定的,只要准妈妈掌握一些技巧,并事先做好准备,旅游对于健康的准妈妈并不会产生伤害。

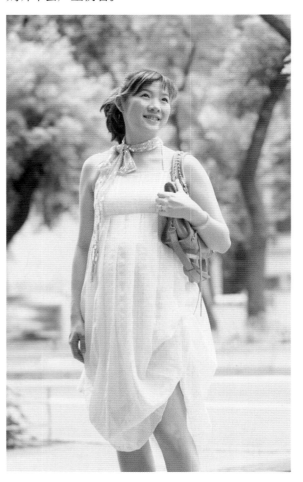

1 孕中期较适宜计划旅行
将旅行时间安排在怀孕的第4~6个月之间,最为安全妥当,因为此时怀孕初期的不适已渐渐消失,而末期的沉重、肿胀等现象尚未开始。此外,也避免了怀孕初期的易于流产以及末期的可能早产。

2 避免前往医疗落后的地区
地点的选择,应确保任何紧急意外状况发生时,准妈妈都可获得妥善的、现代化的医疗服务。

3 充分准备行李
除了宽松舒适的衣鞋之外,最好携带一个枕头或软垫,搭乘飞机或巴士时很管用。

4 长途旅行,最好乘坐飞机
尽量减少长时间的路途颠簸,短途有条件的可以自驾车出游,避免拥挤碰撞准妈妈的腹部。不论在火车、汽车,还是在飞机上,最好能每15分钟站起来走动走动,以促进血液循环。

5 多吃蔬菜、水果
外出旅行途中,要多吃蔬菜、水果,以保证充足的纤维。还要多喝水,防止出现脱水、便秘以及消化不良等现象。同时要注意饮食卫生,应做到饭前便后洗手,不吃生冷不洁食物,不喝生水,尤其不要乱吃车站、码头上那些小商贩卖的食物。

贴心小贴士
准妈妈要注意选择游玩的项目,太刺激或危险性大的活动不能参与。若途中孕妈妈出现腹痛、阴道出血等情况时,应立即就医,甚至中止旅行。

胎教时间

看几米漫画《月亮忘记了》

在得到与失去、记忆与遗忘、孤独与关爱之间，几米用画笔诉说了一个感伤但温暖的故事。

❀ 故事简介

几米的绘本故事《月亮忘记了》开始于一个失足坠楼的男子，在从五楼坠落的过程中，天上的一轮明月被带了下来。失去月亮的城市在黑暗中变得慌乱，失去月亮的人们企图人工复制月亮以唤起甜蜜的记忆，却终究无法赶走强烈的孤独。枯萎的树梢、受伤的人工月亮，都像是在控诉人们曾经不懂得珍惜。

❀ 《月亮忘记了》精彩书摘

1 我看不见你，却依然感到温暖。

2 他们在无意间相遇，却为幽暗的生命带来温柔美好的光亮。

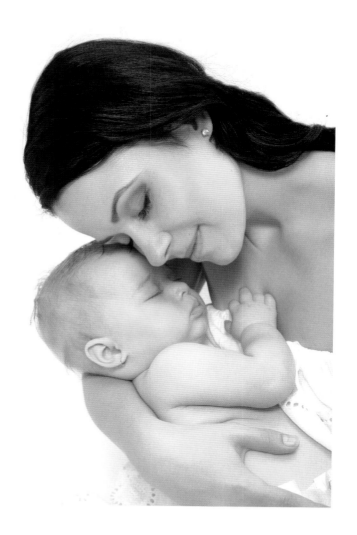

贴心小贴士

准妈妈在孕期可以阅读一些美好温暖的故事，因为不方便出行，你可以少去图书馆或者书店，托朋友给你借阅或者在网上购书比较好。

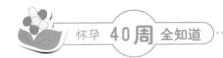
孕 16 周

胎儿发育

本周胎儿身长为12~15厘米,体重在120~150克,看上去就像一个惹人爱的梨子。他的头部相比以前明显更直立了,双眼已经移到了头部前方,眼睑仍然紧闭,但是眼球已经在慢慢转动了。眼睫毛和眉毛正在生长,耳朵也达到了最终所在的位置。血管网遍布全身,通过薄而透明的皮肤就可以看到。

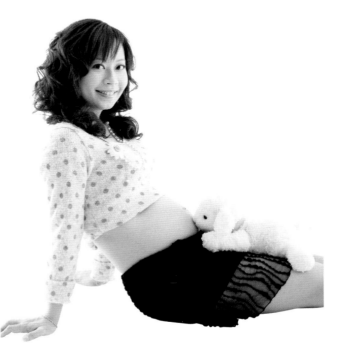

胎儿的双臂及两腿的关节已经形成,硬骨开始发育,腿的长度超过了胳膊,手指甲完整地形成了,指关节也开始运动,另外,可以不断吸入和呼出羊水。本周发生的最大的事情就是,胎儿会在准妈妈的子宫中玩耍了,他最好的玩具就是脐带。

准妈妈身体变化

你的乳房在继续膨胀。同时,由于子宫日渐膨隆,使得你的腹部向前突出,骨盆前倾,身体的重心前移,这会加重你背部肌肉的负担,所以,你可能会常常感到腰痛。

你可能还会觉得容易疲倦,并且可能有便秘、胃灼热、消化不良、胀气和水肿等症状,偶尔头痛或眩晕、鼻塞、牙龈出血等。你还可能出现脚部轻微水肿,腿部静脉曲张等症状。是啊,孕期最舒适的时期正在慢慢地过去,越来越大的肚子让你越来越能体会到妈妈十月怀胎的辛苦与付出。

如果你有过孕育史,你可能在这周就感觉到胎动了。如果你是第一次怀孕,那么胎动的时间会更晚一些。一旦发现第一次胎动,惊喜之余,请你把胎动的时间记录下来,下次去医院做产检时可以拿给妇产科大夫查看。

饮食营养必读

准妈妈如何通过食物补充钙质

钙的补充要贯穿于整个孕期。但进入孕中期后，胎儿的骨骼和牙齿生长得特别快，是迅速钙化时期，对钙质的需求剧增，因此准妈妈尤其要注意补钙。

中国营养学会建议孕妇和乳母每日应摄入钙质1000~1200毫克。这些钙质准妈妈可以从以下食物中摄取。

食物	含钙量	食用原则
牛奶	500毫升牛奶的含钙量是300毫克	牛奶中的钙质很容易被人体吸收，所以，牛奶可以作为日常补钙的主要食品。需要注意的是，牛奶加热时不能搅拌，加热到60℃~70℃就行。另外，其他奶制品如酸奶、奶酪、奶片等，也是很好的补钙食品
豆制品	豆类食品的含钙量也非常高，500毫升豆浆里含钙120毫克，150克豆腐的含钙量达到了500毫克	豆腐不能和菠菜同吃，因为菠菜中含有草酸，它能与钙相结合生成草酸钙结合物，降低人体对钙的吸收率
海产品	海带和虾皮都是含钙量很高的海产品，每25克海带含钙量达到了300毫克，每25克虾皮含钙量更是达到了500毫克	夏天将海带煮熟后凉拌，冬天用海带炖排骨，都是不错的补钙美食
动物骨头	动物骨头80%以上都是钙	动物骨头里含大量的钙质，可是不溶于水，很难被人体吸收，所以在烹煮前要先敲碎它，加醋后用文火慢煮

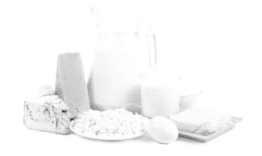

贴心小贴士

准妈妈也可以选择一些零食来补充钙质、蛋白质，如核桃、奶酪等。

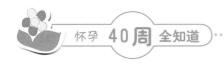
哪些食物会影响补钙效果

生活中很多食物都含有钙质的克星，如果在吃高钙食物时又吃了这些食物，补钙就会白忙一场。所以，要认清这些钙质克星，补钙的时候避开吃这些食物，补钙的目的才能达到。

类型	代表食物	影响补钙的原因	应对办法
含草酸的食物	菠菜、苋菜、竹笋等蔬菜	不少有涩味的蔬菜里都含有草酸，草酸会在人体的肠道里与钙结合成白色沉淀物——草酸钙结合物，使得人体很难吸收钙质	在吃含钙食物时要避开吃这些蔬菜；如果同时吃，就要将这些蔬菜先在水里焯一下，去掉涩味后再烹制
含植酸的食物	大米、白面、黄豆	大米、白面、黄豆中所含的植酸，也会在肠道中与钙结合，形成无法被人体吸收的植酸钙镁盐，使人体对钙的吸收率大大下降	煮饭前要先将大米用适量的温水浸泡一会儿，让大米中的植酸分解掉；面食则要选择发酵的面食，因为面粉在发酵过程中，酵母中所含的植酸酶，也能将大部分的植酸分解掉
含碳酸的食物	碳酸饮料、可乐、咖啡、汉堡包	人体内钙、磷的正常比例应该是 2∶1，可是，若准妈妈过多地摄入碳酸饮料、可乐、咖啡、汉堡包等含磷量很高的食物，就会使得钙、磷比例严重失衡，磷的含量大大超过钙，就会将体内的钙"赶"出去	准妈妈最好不要吃这类食物
钠	盐	如果摄入含钠的食物过多，肾脏则要每天将多余的钠排出体外，每排出 1000 毫克的钠，就要损耗 26 毫克的钙。摄入的钠越多，损失的钙也就越多	准妈妈的饮食应该保持清淡

日常保健必读

练习有助于自然分娩的孕妇操

孕妇操可以增强准妈妈骨骼和肌肉的强度与柔韧性，防止由于体重的增加而引起的腰腿痛，还可以放松腰部、骨盆部与肌肉，还能够使准妈妈心情舒畅，情绪受到鼓舞，为胎儿的顺利分娩做好身体和心理上的双重准备。

❀ 腿部运动

1 坐在椅子上，双腿与地面垂直，双脚并拢平放在地面上。

2 脚尖用力往上翘，之后深呼一口气再吸气，脚尖放下。

3 把右腿放在左腿上面，然后慢慢地上下活动右腿和右脚尖，5~6次之后换腿进行。

❀ 骨盆运动

1 平躺在床上，双腿与床面呈45度。

2 两个膝盖并拢并带动大、小腿慢慢地、有节奏地向左、右摆动，摆动时两个膝盖就像在画一个椭圆形，肩膀与脚掌则紧贴床面。反复做10次左右。

3 之后伸直左腿，右腿保持原来的姿势，右腿膝盖缓缓地向左倾斜。

4 倾斜到最大限度时恢复原位，之后再向右侧倾斜。如此反复5~6次以后，换腿进行。

❀ 大腿外展

1 右腿向前伸直放在地上，左腿架在右腿上。

2 在左腿下置一靠垫，将左腿放松，重量完全由靠垫支撑，保持半分钟左右。

3 换另一侧重复。

> **贴心小贴士**
>
> 有习惯性流产史、胎盘低置、宫颈口松弛、严重心脏病史、严重高血压史的准妈妈不适合做孕妇操。

准妈妈可以游泳吗

游泳能改善心肺功能，增加身体的柔韧性，促进血液循环，增强体力，对于准妈妈来说，游泳还有利于为胎儿输送营养物质，有助于排出胎儿产生的废物。不过，准妈妈最好根据自己的身体状况，在咨询产科医生的意见之后，再决定是否去游泳。

❀ 准妈妈游泳前的准备

1 选择卫生条件好、人少的游泳池，场边应有专职的医务人员或救生人员，一旦发生意外，能够得到及时的救助。最好能选择室内恒温的，水温在28℃~31℃之间为宜，并能避开阳光的直射。水温若是低于28℃，就会使子宫收缩，容易引起早产或者流产。游泳的时间应选择在子宫不容易紧张的时候，也就是上午10点到下午14点之间。

2 换上适宜的泳衣、泳裤，戴好泳帽，最好还戴上泳镜。应选择防滑拖鞋，到了池边再脱掉。

3 游泳之前，要先量血压和脉搏，做各种检查，合格的话才能下水游泳。

❀ 准妈妈游泳时要注意什么

1 游泳时动作不宜剧烈，时间也不要过长，一般不宜超过1小时，大致游300~400米即可。

2 不要过度伸展关节，也不能潜水、跳水，不要仰泳，以免发生溺水危险。

❀ 游泳后的注意事项

准妈妈游泳后应该将身体冲洗干净，并马上解小便，防止阴道炎或皮肤病的发生。游泳后体温略微下降，要注意保暖，还要及时补充水分。

> **贴心小贴士**
>
> 准妈妈游泳的最佳时间是在孕5~7月，此时已经进入妊娠的稳定期，胎儿的各个器官已经生长到位，可以适当进行游泳运动了。有过流产、早产史、阴道出血、腹痛者、高血压综合征、心脏病的准妈妈，在孕期要避免游泳。

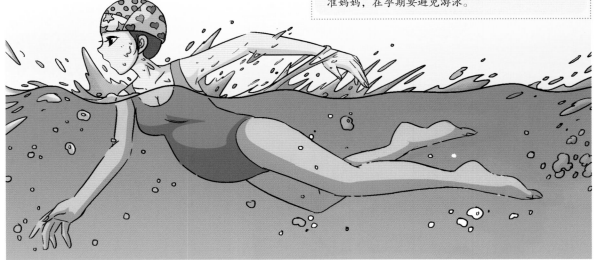

准妈妈如何测量腹围

准妈妈的宫高、腹围与胎儿关系密切。做产前检查时每次都要测量宫高及腹围，以估计胎儿在宫内的发育情况，同时根据宫高妊娠图曲线以了解胎儿在宫内的发育情况，是否发育迟缓或为巨大儿。

✿ 腹围的测量方法

腹围测量应该从孕16周便开始，每周一次，用皮尺（以厘米为单位），取立位，以肚脐为准，围绕脐部水平一圈，测得的数值即为腹围。

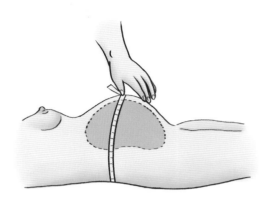

腹围

✿ 孕中期之后的腹围参考标准

孕期	腹围下限	腹围上限	标准
孕 5 月	76 厘米	89 厘米	82 厘米
孕 6 月	80 厘米	91 厘米	85 厘米
孕 7 月	82 厘米	94 厘米	87 厘米
孕 8 月	84 厘米	95 厘米	89 厘米
孕 9 月	86 厘米	98 厘米	92 厘米
孕 10 月	89 厘米	100 厘米	94 厘米

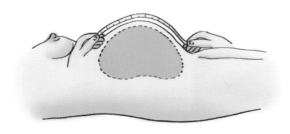

子宫底高

✿ 腹围过大的可能情况

1 多胎妊娠

怀孕中、晚期准妈妈腹围增大的程度与妊娠的月份明显不符，但其增大的速度是循序渐进的，且腹部压迫的症状较轻，腹围超过100厘米；在腹部的不同部位听诊时，可听到不同速率的胎心音。这种情况就可能是双胎或多胎妊娠。

2 巨大儿

妊娠期腹围逐渐增大，到怀孕晚期，准妈妈腹围增大的程度超过正常范围，与妊娠月份明显不符，但孕妇压迫症状较轻，脐部的腹围大于100厘米，这时要警惕胎儿过大。

贴心小小贴士

由于每位准妈妈的子宫位置可以向前倾、向后倾，再加上准妈妈高矮胖瘦各不相同，因此，相同的妊娠月份肚子大小不会都是一样的。发现腹围、宫高数值不正常，应该请医生评估，不用过于担心。

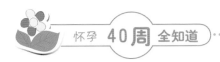
胎教时间

听音乐《摇篮曲》

《摇篮曲》原是一首通俗乐曲,作于1868年。相传是勃拉姆斯为祝贺法柏夫人第二个儿子的出生而作的。法柏夫人是维也纳著名的歌唱家,1859年勃拉姆斯在汉堡时,曾被她优美的歌声所感动,从而与她建立了深厚的友谊,后来就利用她喜欢的圆舞曲的曲调作为伴奏,作成了这首平易可亲、感情真挚的《摇篮曲》送给她。

勃拉姆斯的《摇篮曲》节奏舒缓,曲调恬静而悠扬,当听着这首乐曲时,带来的将是宁静与闲适,仿佛是母亲在轻拍着宝宝入睡,深切地表现了母亲温柔慈爱的内心情感,可以让准妈妈和胎宝宝在与旋律一同摇摆的过程中,享受梦境般的美好。

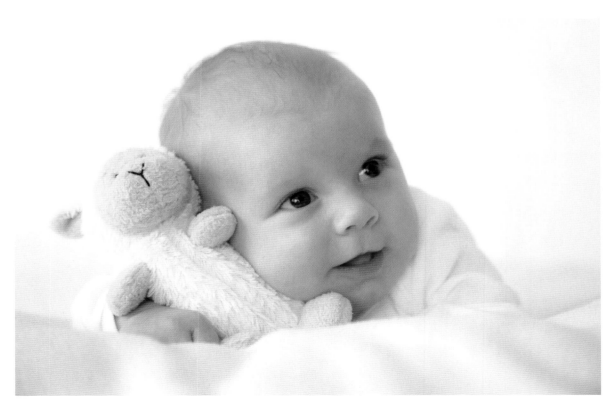

>>> 孕17周 <<<

胎儿发育

17周的胎儿看上去像个大洋葱，身长大约有13厘米，体重为150~200克，在今后3周内，他将经历一个飞速生长的过程，重量和身长都将增加2倍以上。胎儿此时的骨骼还都是软骨，可以保护骨骼的"卵磷脂"开始慢慢地覆盖在骨髓上。他的循环系统和尿道完全进入正常的工作状态。

胎儿现在与出生后的婴儿一样可爱，变得非常顽皮，胎动也非常活跃。他能够活动关节以及骨架，他特别喜欢用手拉或抓住脐带，脐带此时长得更粗、更强壮了。

准妈妈身体变化

你可能会常有心慌、气短的感觉，有时还会有便秘现象，偶尔，你还会感到腹部一侧有轻微的触痛，那是因为子宫在迅速增大，子宫两边的韧带和骨盆也在生长变化造成的。但是如果持续几天一直疼痛的话，请找医生咨询。

子宫在不断地长大，子宫内环绕在胎儿周围的羊水也不断增加，以保护好胎儿。

你的妇产科大夫可能已经告诉过你了，从本周开始，不要再仰睡了，同时调整好枕头的高度，以便更好地保持好睡姿。

随着子宫的不断增大，你可能越来越感到行动有些不方便，所以要注意衣服的舒适和随意，鞋要尽量选择软底平跟的。

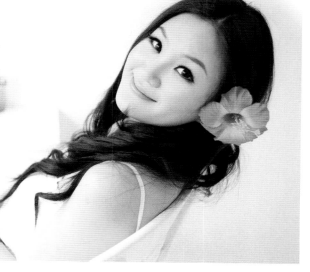

饮食营养必读

准妈妈可以吃冷饮吗

炎炎夏日,来上一杯冷饮或者一根冰激凌,是再美不过的事情了。可是,对于有着孕育责任的准妈妈来说,不管你多么爱吃这些东西,也要忍痛戒掉。

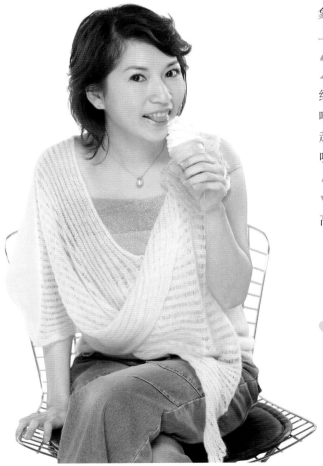

❀ 准妈妈多吃冷饮的危害

1 准妈妈在怀孕期,胃肠对冷热的刺激非常敏感,多吃冷饮会使胃肠血管突然收缩,胃液分泌减少,消化功能降低,从而引起食欲缺乏、消化不良、腹泻,甚至引起胃部痉挛,出现剧烈的腹痛现象。影响准妈妈对营养的吸收,从而导致营养跟不上,影响胎儿的生长发育。

2 准妈妈的鼻、咽、气管等呼吸道黏膜往往充血并有水肿,如果贪食冷饮,充血的血管突然收缩,血流减少,可致局部抵抗力降低,使潜伏在咽喉、气管、鼻腔、口腔里的细菌与病毒乘虚而入,引起咽喉痛哑、咳嗽、头痛等,严重时还能引起上呼吸道感染或诱发扁桃体炎等。

3 冷饮通常脂肪含量偏高,准妈妈在怀孕期间,激素水平发生改变,代谢异常,再去吃脂肪含量高的冷饮极易引发高血脂、脂肪肝等疾病。

> **贴心小贴士**
>
> 在闷热的季节里,准妈妈可以适当吃一些瓜果,既可以解渴又能解暑,冬瓜、菜瓜、香瓜、黄瓜等均可食用。对于夏季胃口不好的准妈妈来说,不妨将一些水果入菜来增强食欲,除了番茄,菠萝、柠檬、柳橙都适合作为烹煮食物的原料。

爱吃甜食的准妈妈需要注意什么

不少准妈妈喜欢吃甜食，甜食确实有其诱人之处，但准妈妈不宜吃得过多。

准妈妈吃过多甜食的危害

1 增大患妊娠糖尿病的风险

吃进去的糖分，主要靠胰腺中胰岛分泌的胰岛素分解，准妈妈在孕期如果吃进去的糖分过多，分泌的胰岛素不足以分解糖分的话，多余的糖就会积蓄在体内，久而久之就会患糖尿病。所以说，孕期准妈妈若吃了过多的甜食，会增大患妊娠糖尿病的风险。

2 导致准妈妈肥胖和巨大儿

甜食的热量也比较高，过量摄取会造成准妈妈肥胖，还会导致腹中胎儿过于肥大。

3 引起体内血糖浓度增加

甜食中的蔗糖经胃肠道消化分解后，可以引起体内血糖浓度的增加。吃甜食越多，血液中葡萄糖的浓度就越高。血糖超过正常值时，会促进金黄色葡萄球菌等化脓性细菌的生长繁殖，从而诱发疖疮或痈肿，一旦病菌侵入毛囊底部，又成为菌血症之根源，严重威胁胎儿生存的内环境。当糖在身体内分解产热时，会产生大量的丙酮酸、乳酸等酸性代谢废物，使血液从正常的弱碱性变成酸性并且形成酸性体质。这种体质是导致胎儿畸形的原因之一。

准妈妈要少吃甜食

准妈妈不能多吃糖，并不是说就不要吃糖，糖类作为供给能量的最主要来源，对于准妈妈的身体和胎儿的发育都是非常重要的。酷爱吃甜食的准妈妈要适当地减少吃甜食的量和次数，要注意均衡营养分配。

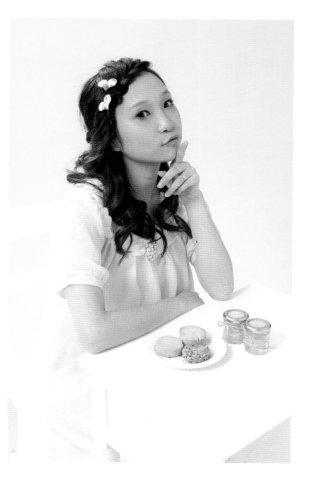

> **贴心小贴士**
>
> 进入孕晚期以后，甜食和糖分比较高的水果也要控制一下，如果血糖比较高，主食包括米饭，面食也要少吃一点，尽量吃营养丰富的蔬菜。

日常保健必读

教您轻松挑选孕妇鞋

随着小宝宝在肚中一天天长大,准妈妈的负担也逐渐增加,虽然妈妈们都会说"这是一个甜蜜的负担",可是妈妈的脚丫子可不一定这么想!孕期体形的变化,让双脚的负担加重,平底鞋对准妈妈不见得完全适合的原因是什么呢? 帮助准妈妈稳固重心的舒适鞋款,又该如何挑选?

❀ 准妈妈如何挑选一双合适的鞋

1 有气垫款式最佳

可以平均分散双脚的压力、减缓胎儿体重增加对脚跟造成的压力。将身体力量平均分散到气垫上,才不会让准妈妈走路感到重心不稳。

在怀孕的过程中,体重增加不要过大,因为体重过重会造成腰、髋、膝、踝关节至脚跟无法负荷。所以过重的准妈妈最好能够控制体重,若不行的话,建议准妈妈尽量选择气垫鞋的款式。

2 尖头、高跟及细跟皆不宜

因为这种鞋会左右摇晃,容易因重心不稳而跌倒。

3 有防滑功能

鞋底要有防滑设计,且具耐磨性。若鞋子本身未具有防滑设计,则可购买防滑鞋垫,视需要而定是否需用。

4 透气性高

因为准妈妈排汗增加,所以选购透气性佳、能帮助排汗的鞋款更显重要。

5 容易穿脱

因为准妈妈挺着肚子,弯腰和抬脚的动作都相当不便,因此选择站着就能轻松套入的鞋款为佳,例如,鞋面是魔鬼粘、松紧带的设计都是不错的选择。

❀ 选鞋不可忽略的技巧

买鞋时可以轻微弯曲鞋底,拉拉鞋面材质(尽量选择柔软上皮),看看弹性如何,看看脚部是否有活动空间,避免鞋头太窄而造成脚跟摩擦、脚趾变形等问题。

鞋子的大小不只是指长度适合,也必须包括鞋子的长、宽以及鞋面外围都要符合脚形,否则可能会因为宽度及外围不符,使脚受到压迫而变形。

❀ 准妈妈可以穿高跟鞋吗

若只是暂时性的因素,准妈妈还是可以穿着高跟鞋的,例如,喝喜酒、做造型……但千万不可以在逛街、休闲时穿着,因为怀孕时体形会改变,胎儿的重量会造成准妈妈的重心向前,为了保持重心平衡,准妈妈会习惯向后挺,造成脊椎前凸;若再加上长时间穿着高跟鞋,便容易导致重心更加前倾,身体机制因为要预防摔倒,脊椎就会更加前凸,如此一来,便会导致准妈妈感到腰酸背痛了。

❀ 腰酸背痛真苦恼

1 腰酸背痛的原因

穿不适合的鞋子时(特别是高跟鞋),上半身会往前倾造成重心改变,也变得容易摔跤。人体为了维持重心不变,腰椎会以前凸的姿势来补偿,从而造成腰部肌肉不当的使用,时间一久就会有腰酸背痛的情形发生。

2 腰酸背痛怎么办

除了穿着适合的鞋子之外，孕妇不宜久坐或久站，即便是躺着休息时，也必须时常改变姿势。

3 腰酸背痛如何改善

仰卧屈膝，然后将背部尽量贴合地板。

坐着或躺着时，把支撑腰部的垫子放在背后，尽量不要让腰椎空悬，加强腰椎支撑力。

❀ 外出不宜穿拖鞋，室内拖鞋要有防滑设计

若准妈妈需要长时间行走，最好避免穿拖鞋。因为准妈妈本身是一个不稳的个体，拖鞋没有包覆脚部，行走时，脚掌便需要花更多的力量来抓住拖鞋，因此容易造成准妈妈行走时分心，增加跌倒的可能性。而长时间用脚抓住拖鞋，也容易引起足底筋膜炎。不过，若平日在家，不需要长时间行走，准妈妈还是可穿着室内拖鞋，但是最好鞋底有加强防滑设计，能帮助准妈妈稳固重心，去浴室或上下楼梯时，避免因重心不稳而滑倒。

❀ 克服恼人的孕期水肿、抽筋及脚底角质增厚

孕期水肿

1 准妈妈水肿的原因

由于怀孕周数增加，子宫逐渐变大而压迫下腔静脉，增加血液回流的阻力，造成血液循环不良，因而就产生水肿的情形了。

2 如何舒缓准妈妈的水肿

平常只要有机会能坐下时就尽量把脚垫高，睡觉时也可以把脚垫高，如此一来可以减缓地心引力，让血液回流较顺畅，让水肿的不舒服感减少。

孕期抽筋

1 准妈妈抽筋的原因

① 平常很少动或是不动；　② 平常很少动，一下子运动太激烈，使肌肉瞬间紧绷，造成抽筋。

2 如何避免准妈妈抽筋

平常很少动的准妈妈不要一下子运动太多，适量即可；平时可以把脚抬高做小腿的按摩及热敷，让肌肉得到适当放松。

脚底角质增厚

1 准妈妈脚底角质增厚的原因

脚底角质变厚，是同一个着力点反复摩擦所引

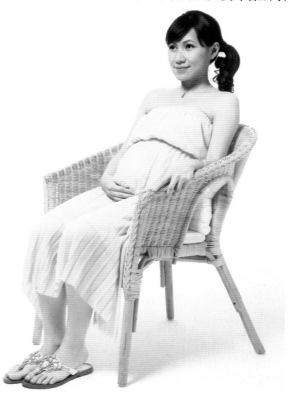

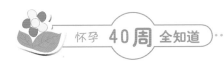
起的。孕妇的体重增加，导致着力点承受的压力变大，摩擦也加大，因此准妈妈的角质才会变得比没怀孕时厚。

2 如何改善准妈妈脚底角质增厚的情形

除了穿着宽松的鞋子及避免尖头、过紧的鞋子外，让双脚浸泡在温水中5~10分钟，再抹上乳液，也能获得不错的效果。

❀ 平底鞋不适合准妈妈行走

许多准妈妈认为平底鞋是最佳选择，其实不然。穿平底鞋走路时，一般是脚跟先着地而脚心后着地，反而让足弓吸收震荡，更易引起肌肉和韧带的疲劳及损伤。此外，鞋底完全平坦的鞋子也会让人往后仰，加上准妈妈的体形和一般人不同，平底鞋无法有效支撑准妈妈的重心，因此，选择高度为2~2.5厘米的粗跟鞋或对足弓有特别设计的运动鞋，会比平底鞋更适合孕期穿着。

❀ 足底筋膜炎

1 造成足底筋膜炎的原因

造成的因素有：足底不正常的受力，造成足底筋膜过度疲劳，或使足底脂肪垫变薄。站立太久、慢跑、走太多路或经常走健康步道，在不平的石子路面走太久，这些都会使足底筋膜受伤，进一步造成急性或慢性发炎。

2 足底筋膜炎的症状

起床着地时，脚跟忽然传来一阵刺痛：初期症状可能只有早晨起床，刚下地起步时，脚后跟会剧烈疼痛，或久坐要站立行走时也有相同的症状，但在多走几步或几分钟后，疼痛会渐渐减轻；如果继续站立或行走，疼痛又会加剧。

3 谁是足底筋膜炎的高危人群

足底筋膜炎的发生率，女性是男性的2倍，好发在需要经常步行、站立、负重的人，所以像老师、喜好爬山、过度步行或走路姿势不正确的人(穿皮鞋、拖鞋或穿高于5厘米的高跟鞋行走、跳舞等)，都是足底筋膜炎的高危人群。

此外，足底筋膜炎也会引起腰际和足踝的疼痛，因为当炎症发生时，如果脚跟得不到恰当的休息与治疗，疼痛的症状就会加剧，又因行走时为了避免压到疼痛点，姿势、着力点又会跟着不正确，这时候就有可能引起其他如腰、髋、膝、踝等关节的疼痛并发症。

❀ 足底筋膜炎的预防及治疗

1 预防

早上起床时，让双脚泡在40℃的热水中10分钟，并在水中动一动，泡好后就立即做脚板伸展运动。

站弓箭步，手扶在墙壁或橱柜上，以身体重量轻压脚后跟，维持15秒，再休息5秒，接着进行第二次，持续10分钟，再换另一脚做10分钟。

2 治疗

超声波或微波热疗(因药物对胎儿会产生不好的影响，所以应以物理治疗为主)。

❀ 扁平足准妈妈如何选鞋

正常人走路的着力点是在外侧，而扁平足的人行走时的着力点在内侧，当准妈妈体重持续增加，行走时便会影响腰部、膝盖及脚底的内侧关节，因此，扁平足妈妈可以选择内侧有足弓垫的鞋子，或是定做特殊鞋垫，放在鞋子里，帮助身体重心的着力点移到外侧，便可以降低足底筋膜炎发生的机会。

需要进行唐氏儿筛查吗

　　唐氏儿筛查是一种通过抽取准妈妈的血清，检测母体血清中甲型胎儿蛋白和人绒毛膜促性腺激素的浓度，并结合准妈妈的预产期、年龄、体重和采血时的孕周等，计算生出唐氏儿的危险系数的检测方法。

✿ 唐氏综合征的表现

　　患有此症的宝宝俗称"痴呆儿"。通常表现为智力低下、发育迟缓。患儿眼距增宽、眼裂狭小，双眼外侧往上斜，鼻梁扁平，外耳及头围比正常儿童小，运动和语言能力的发育明显落后，很晚才学会坐、站、走和讲话等。

✿ 唐氏儿筛查意义重大

　　随着环境污染及不良生活习惯的影响，即使没有任何异常家族史的正常孕妇仍有可能生出唐氏儿。据统计，按目前的出生率，我国平均每20分钟就有一例唐氏儿出生，这种疾病目前仍缺乏有效的治疗手段，这无疑给家庭和社会造成了沉重的负担。因此，重视产前筛查的意义重大。

✿ 哪些夫妻生育"唐氏儿"的潜在危险高

1　准妈妈妊娠前患过流感、风疹或服用致畸药物等。

2　受孕时夫妻一方染色体异常，或一方长期在放射性、污染性的环境下工作。

3　准妈妈有习惯性流产史，以及出现过早产或死胎现象。

✿ 把握检查时间

　　唐氏综合征检查时间控制非常严格，一般是在孕期的16~18周之间，无论是提前或是错后，都会影响检查结果的准确性。如果错过了时间段，无法再补检，只能进行羊膜穿刺检查了。

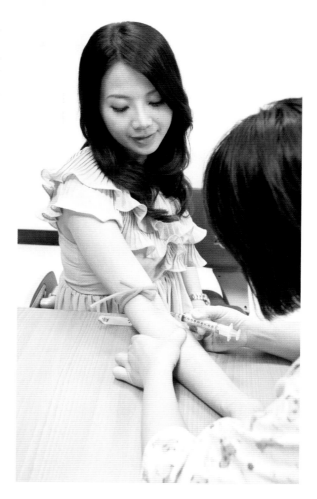

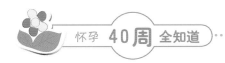

准妈妈眼睛干涩时怎么办

怀孕期间，准妈妈的泪液分泌会减少，同时泪液中的黏液成分增多，这些变化会让准妈妈经常性地感觉到眼睛干干的，不舒服。

感到眼睛干涩的时候，准妈妈可用适量的舒润型眼药水，缓解这些症状。但在眼药水的选择上要谨慎。

❀ 准妈妈如何选择眼药水

1 不要选含氯霉素的眼药水，因为氯霉素具有严重的骨髓抑制作用，使用后可能导致新生儿发生严重的不良反应。

2 不要选含四环素的眼药水，四环素也容易导致胎儿牙齿畸形。

3 可以在医生的指导下选择红霉素类眼药水，这类眼药水相对来说比较安全。

❀ 缓解眼睛干涩的其他方法

1 注意保护眼睛，避免用眼过度引起眼睛疲劳，避免强光、高温刺激，眼疲劳者要注意饮食和营养的平衡，平时多吃些粗粮、杂粮、红绿蔬菜、薯类、豆类、水果等含有维生素、蛋白质和纤维素的食物；不要长时间用眼，看书、电视或电脑屏幕不可时间过长。

2 多吃一些含维生素A丰富的食物，如胡萝卜及绿色或黄色蔬菜、红枣等，这是预防眼干的食补良方。

3 B族维生素是视觉神经的营养来源之一，维生素B_1不足，眼睛容易疲劳；维生素B_2不足，容易引起角膜炎。可以多吃些芝麻、大豆、鲜奶、小麦胚芽等食物。

孕期视力不稳定，如何保护眼睛

怀孕期间准妈妈的眼球出现以下变化：角膜厚度增加，越到怀孕末期，角膜厚度增加越明显；角膜敏感度降低，会影响角膜反射及保护眼球的功能。如果准妈妈在孕期注意保护眼睛，这种现象在产后6~8周就可以恢复，否则就有可能造成不可逆的视力下降。

❀ 准妈妈注意科学用眼

1 连续近距离用眼时间不能太长，看书或者看电视、看电脑40~50分钟后，要停下来闭目休息或看远处3~5分钟，防止眼肌过度疲劳。

2 近视的准妈妈要定期到专业的眼镜公司去检查视力，一旦发现视力减退要及时更换眼镜，防止近视的进一步加深。但是不能佩戴隐形眼镜，孕妇由于内分泌系统发生改变，角膜组织会出现轻度水肿，使得角膜的厚度增加。而隐形眼镜会阻隔角膜与空气的接触，使得角膜缺氧，敏感度降低，会导致视力减退和无故流泪等。

3 室内灯光不能太强，也不能太弱，尽量减少对眼睛的刺激。

❀ 按摩缓解眼疲劳

1 先将手指放在眼睛上方，从眼角向眼尾慢慢移动。

2 用大拇指的指腹轻轻按摩太阳穴，同时做深呼吸。之后，把中指放在眼尾处，朝眼角处轻轻地提拉。

3 把手指放在眼睛下方，从眼尾处向眼角缓缓移动，用食指和中指的指腹轻压眼睑。

胎教时间

抚摸胎教，和胎宝宝玩踢肚游戏

胎宝宝在母体内有很强的感知能力，与胎宝宝做游戏不但可以增强胎宝宝活动的积极性，而且有利于他智力的发育。

踢肚游戏是特别适合这个时期胎宝宝的胎教法，即用手掌轻轻拍击胎宝宝，以引诱他用手推或用脚踢的回击，通过这种游戏达到胎教的目的。

做踢肚游戏的好处

据专家测定，经过踢肚游戏胎教法训练的胎宝宝出生后，学习站立和走路都会快些，动作也较灵敏，而且不爱啼哭，相比未经过这种胎教训练的宝宝更活泼可爱。

做这种游戏前通常需要经过一段时间的抚摸训练。

踢肚游戏怎么玩

1 当感觉到胎宝宝踢你的肚子时，轻轻拍打被踢的部位，然后等待第2次踢肚。

2 通常1~2分钟后胎宝宝会再踢，这时候再轻拍几下，接着停下来。

3 待宝宝再次踢肚的时候，你可以更换拍打的部位，胎宝宝会向你改变的地方去踢，但应注意改变的位置不要离胎宝宝一开始踢的地方太远。

4 这个游戏可每天进行2次，每次几分钟，最好在每晚临睡前进行，因为这时胎宝宝的活动最多，但要记得时间不要太长，以免使得胎宝宝过于兴奋，这样你会无法安然入睡。

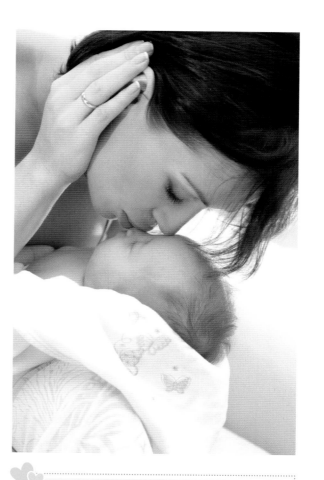

贴心小贴士

如果觉得眩晕，不妨慢慢地坐下来并低头，或者躺下来把腿抬高，眩晕的感觉可以渐渐消失，然后再慢慢地站起来。

>>> 孕**18**周 <<<

胎儿发育

18周的胎儿身长有13~15厘米，重为160~198克。胎儿的指尖和脚趾上的肉垫已经形成，薄薄的皮肤下的血管清晰可见，耳朵已长到正常的位置。胎儿的躯干、肢体都发育得比较完善了，看上去越来越具有人类的形状，同时下肢比上肢长，下肢各部分也成比例。

这周胎儿的活动越来越频繁，经常戳、踢、扭动和翻转，准妈妈会越来越多地感受到胎儿的这些动作。他的小胸脯不时地鼓起来、凹下去，这是呼吸的表现，但这时的胎儿吸入呼出的不是空气而是羊水。

本周，胎儿的骨已含钙质，股骨长度和头径都已经能够测量，测量头径可以用来进一步核实预产期。

准妈妈身体变化

子宫底慢慢上升到肚脐下面两横指的位置。你可能已经发现，你的体温稍高于正常人。这是正常的，一般情况下，孕妇腋下的温度可达36.8℃。

由于体形的变化及身体负荷的增加，你变得容易疲倦，偶然还会出现身体失去平衡的情况。这时候一定要注意保护好自己。最好穿防滑性好的透气平底鞋，避免出现滑倒的危险状况。

你的心脏和血管正在适应这一阶段的孕期变化，可能会有低血压的感觉，所以，你要注意站立或躺下时动作要慢，尽量减少不必要的眩晕。

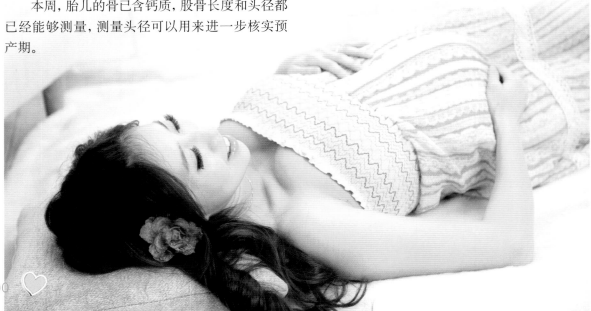

饮食营养必读

准妈妈最适合吃哪些坚果

坚果中富含蛋白质、脂肪、碳水化合物以及维生素、各种矿物质等营养成分。吃坚果对改善脑部营养很有益处，对胎儿也能起到补脑作用，特别适合准妈妈食用。

❀ 最适合准妈妈吃的坚果

1 花生

花生富含蛋白质，而且易被人体吸收。花生仁的红皮还有补血的功效。花生可以与红枣、莲子等一起做成粥或甜汤，也可以做成菜肴，比如宫保鸡丁。为了补血，不要把花生仁的红色种皮剥掉。

2 核桃

补脑、健脑是核桃的第一大功效，另外，其含有的磷脂具有增长细胞活力的作用，能增强机体抵抗力，并可促进造血和伤口愈合。另外，核桃仁还有镇咳平喘的作用。尤其是经历冬季的准妈妈，可以把核桃作为首选的零食。

3 杏仁

杏仁有降气、止咳、平喘、润肠通便的功效。对于预防孕期便秘很有好处。但是杏仁有小毒，一次不宜多食。

4 瓜子

准妈妈多吃南瓜子可以防治肾结石病，多吃西瓜子润肠、健胃，而多吃葵花子能起到降低胆固醇的作用。

5 松子

松子含有丰富的维生素A和维生素E，以及人体所必需的脂肪酸、油酸、亚油酸和亚麻酸，还含有其他植物所没有的皮诺敛酸。它不但具有益寿养颜、祛病强身之功效，还具有防癌、抗癌之作用。准妈妈可以直接生吃，或者做成美味的松仁玉米来吃。

❤ 贴心小贴士

坚果对准妈妈和胎儿虽然有诸多好处，但凡事要有个度，过犹不及。由于坚果类食物油性大，准妈妈消化功能在孕期会减弱，如果食用过多的坚果，就会"败胃"，引起消化不良，甚至出现"脂肪泻"，反而不利于健康。因此，准妈妈每天吃坚果达到50克就可以了，不要吃得太多。

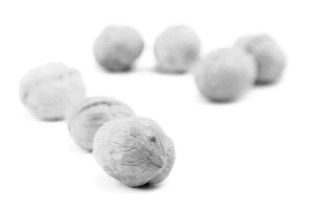

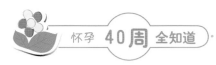
准妈妈如何选择牛奶

牛奶是准妈妈孕期最重要的营养食品之一。牛奶本身含钙丰富，且容易被机体吸收，因此，准妈妈最好每天喝250~500毫升牛奶，以满足孕期对钙的需求。但牛奶制品种类繁多，准妈妈应该选择适合的奶制品。

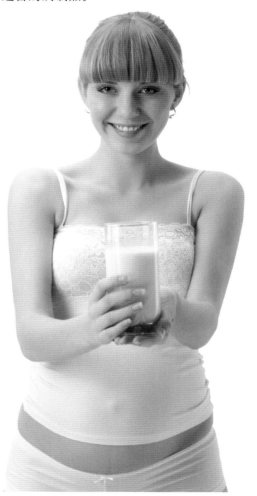

❀ 鲜奶

鲜奶不仅新鲜、营养丰富，而且保留了牛奶中的一些微量生理活性成分，营养成分破坏很少，故营养价值较高。

❀ 酸奶

酸奶是在鲜牛奶中加入乳酸杆菌发酵而成的，含有大量有益于人体健康的乳酸菌，有助于人体的吸收。

❀ 孕妇奶粉

富含孕期所需要的合理成分与合理的量，目前，市场上出现的孕妇配方奶粉是根据特定人群的营养需求而加工的，蛋白质、矿物质和大部分维生素都能够保留，还添加了促进胎儿大脑和视网膜发育的DHA。喝孕妇奶粉可以补充很多丢失的营养元素。而且与多维片和鲜牛奶比起来，孕妇奶粉更容易饮用，对消化道的负担更小。对于准妈妈来说，其营养价值是比较高的。不过，需要提醒的是，孕吐很严重的准妈妈最好选择一款口味清淡的孕妇奶粉。

> **贴心小贴士**
>
> 乳酸菌饮料是在酸奶的基础上加水稀释而成的，乳酸饮料则是由不足20%的牛奶在滴入乳酸的同时快速搅拌，形成细微的蛋白质凝块而制成的。两种都添加了糖、柠檬酸、香料、防腐剂，营养价值完全不能和酸奶相提并论。但由于口感较好，易饮用过量，非但得不到足够的营养，而且容易影响正常的膳食，同时还易因糖分摄入过多而导致孕妇肥胖或血糖增高。因此，广大孕妇和家属在购买和食用奶制品时，一定要看清产品的类别，是"奶"还是"饮料"，以便做出正确的选择。

日常保健必读

孕期怎样护理乳房

准妈妈从妊娠中期开始，就应注意乳房护理，为产后哺喂婴儿做准备。孕期做好乳房护理是保证母乳喂养的关键。

❀ 清洁乳房

1 选择适当的胸罩，从怀孕到分娩，大部分准妈妈的胸部可能会晋升2~3个罩杯，尺寸可能会增加15~20厘米，所以，胸罩要随着胸部的改变适时地更换。要能完全包住乳房、不挤压乳头，过于压迫乳头会妨碍乳腺的发育。

2 有乳汁溢出者，可于胸罩内垫个棉垫，并于洗澡时以温水轻轻地清洗乳头。

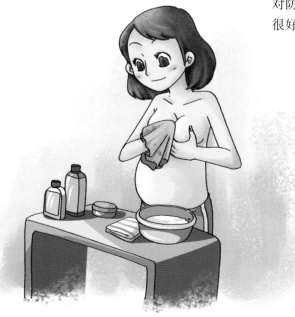

3 每天坚持用温皂水和清水清洗乳头和乳晕、除去乳痂，每次清洗后在乳头和乳晕表面涂上一层油脂，或经常用干毛巾擦洗乳头，增加皮肤表皮的坚韧性，使娇嫩的乳头经得起宝宝的吸吮。

❀ 孕9月后按摩乳房

由于刺激乳头可能会引起宫缩，因此一般在怀孕9个月以后进行乳房按摩会比较安全。按摩过程中可以软化乳房，使乳腺管畅通，有利于乳汁分泌。另外，刺激乳头和乳晕，还可使乳头的皮肤变得强韧，将来宝宝也比较容易吸吮。准妈妈可以用手掌侧面轻按乳房，露出乳头，并围绕乳房均匀按摩。

准妈妈每天睡前都坚持进行2~3分钟的按摩，对防止胸部下垂、促进产后乳汁分泌与恢复，都有很好的效果。

 贴心小贴士

按摩的力度以不感觉疼痛为宜，在按摩的过程中，如果子宫出现频繁收缩，要马上停止按摩。一旦出现异常症状，应及时就诊。

准妈妈口腔异味重，如何消除

怀孕后，内分泌会发生很大的变化，孕激素水平升高，加上准妈妈体温偏高，这就导致口腔容易产生比较浓重的特殊气味，不太好闻。这虽然对身体丝毫无害，却会影响准妈妈的心情，如何祛除口腔异味呢? 准妈妈可以试试以下方法。

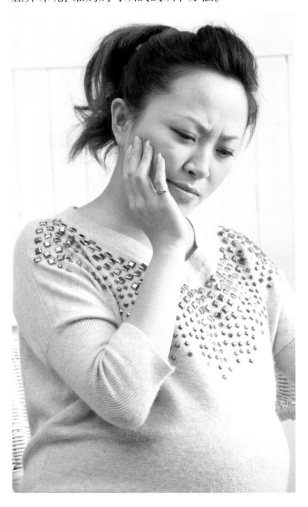

❀ 时常漱口、喝水

准妈妈可以时常漱口，将口中的坏气味祛除，也可以准备一些降火的饮料，或茶水、果汁等，以除去口腔中的异味，并且同时注意饮食前后的口腔卫生。

❀ 清洁舌苔

当口腔出现怪味时，在刷牙后可以顺便清洁一下舌苔，并彻底清除残留在舌头上的食物，这样有助于消除口腔内的异味，并可恢复舌头味蕾对于味道的正确感觉，而不至于对食物口味越吃越重。

❀ 定期检查牙齿

当准妈妈有牙龈出血、发炎的症状时，再加上少量多餐的关系，很容易造成牙周炎或龋齿。这些存在于牙齿与牙龈表面的细菌，会释放出某些不好闻的气味，引起口臭。而被卡在牙齿之间或舌头四周的食物腐败之后，有时也会引起一些不好闻的气味。因此，准妈妈要定期检查牙齿，消除牙齿病变。

> **贴心小贴士**
>
> 很多疾病也会引发味觉改变或口臭，如上呼吸道、喉咙、鼻孔、支气管、肺部发生感染的时候都会有此现象，而患有糖尿病、肝或肾有问题的准妈妈，也会有口味改变的问题。如果准妈妈有特殊疾病史，或发生口气及味觉显著改变的情形，应由医生诊治以做诊断鉴别。

哪些准妈妈需要做羊膜腔穿刺

羊膜腔穿刺是在腹部超声波的导引下，利用特殊长针，经过准妈妈腹部进入羊膜腔，抽取少量的羊水来作为检查标本，进行羊水细胞和生物化学方面的检查。

羊膜腔穿刺可以确诊胎儿是否有染色体异常、神经管缺陷以及某些能在羊水中反映出来的遗传性代谢疾病。

❀ 哪些准妈妈需做羊膜腔穿刺

1 准妈妈年龄在35岁以上。

2 唐氏儿筛查高危的准妈妈。

3 曾生育过先天性缺陷儿尤其是生育过染色体异常患儿的准妈妈。

4 准父母一方是染色体异常者或平衡异位的携带者。

5 孕期血清甲胎蛋白值明显高于正常妊娠者的准妈妈。

❀ 做羊膜腔穿刺注意事项

1 掌握时机。怀孕16~18周是羊水抽取的最好时机。

2 做完羊膜腔穿刺后，应避免从事粗重或会增加腹压的活动。

3 约有2%~3%的准妈妈在穿刺后会出现轻微的子宫收缩及阴道流血，通常不需要特别治疗，对于怀孕过程没有不良的影响，在经过休息或安胎治疗后可以得到缓解。

产检可以检查出所有异常吗

尽管血液分析、超声波以及抽取羊水可以检查胎儿是否有异常，但检测率却不可能达到100%。超声波有其局限，而医生的技术与经验也会影响诊断结果，再者，超声波只能检查出器官构造上的异常；而血液检查则是检测最有可能发生或是重大的疾病，不可能检查出每一种疾病，因为这样会导致检查成本太高。即便胎儿的染色体均正常，也不代表宝宝出生后就一切正常，例如，患有自闭症、部分心智障碍等疾病的胎儿染色体都是正常的；也有很多疾病必须等到宝宝出生后才会发现，如器官功能的异常、新生儿溶血性贫血、不明显的心脏异常、生殖器异常等疾病。不过，孕妇也不必为此过于担心，因为在重重的检验之下，通常都能检测出重大的胎儿异常，而有些细微的异常状况也不需要终止妊娠。

感染风险与预防方式：若是孕妇患有乙型肝炎、梅毒与乙型链球菌，有可能在孕期、生产时传染给宝宝，导致宝宝出生后产生轻重不一的并发症，严重者则可能死亡。因此通常会在宝宝出生之后为其注射相关的预防疫苗。上述疾病为必做的传染病筛检项目，假使孕妇另有危及自身或胎儿的传染疾病，通常会在产检中经由各种检查发现，例如胎儿有成长迟缓现象，届时则会再找出病因并做适当的处置。

怀孕初期，一般不适合施打流行性感冒疫苗，孕妇可在怀孕中期与后期再注射疫苗。

胎教时间

看电影《放牛班的春天》

《放牛班的春天》是一部温暖人心的电影，孩子们窃取了马修的皮包，也偷窥了他的心灵世界，一个个跳跃的音符，一行行温暖的字迹，引得孩子们无限遐想与猜测。音乐，一个被学校完全忽视了的名词，一种贴近人类心灵节奏的律动，再次春暖花开！他们彼此都获得了一种近于爱的理解。

整部电影的情感在平淡中积蓄，在最末处升华，在落幕后令你久久回味。看这部电影会让你有一股暖流久久回荡在心间，你和胎宝宝定会被那些关于爱与宽容的故事所感动。

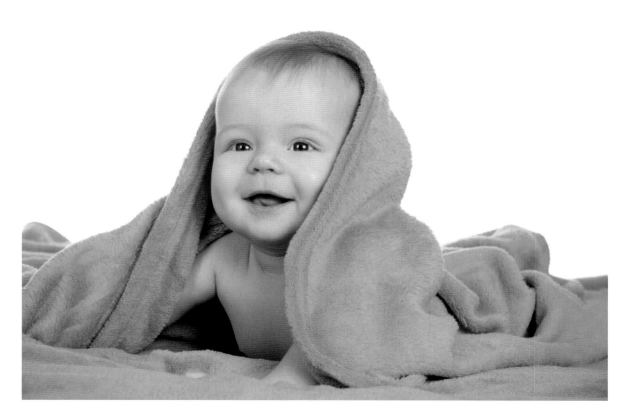

孕 **19** 周

胎儿发育

19周的胎儿身长大约有15厘米，体重为200~250克。此周胎儿最大的变化就是感觉器官开始按照区域迅速地发展，味觉、嗅觉、触觉、视觉、听觉从现在开始在大脑中专门的区域里发育，此时神经元的数量减少，神经元之间的连通开始增加。

本周，胎儿的世界迎来一个新的阶段，他可以听到周围的声音了，最先听到的声音主要是血液流过血管的声音、胃部消化的杂音、心脏跳动的声音，以及准妈妈声带发出的声音。有关研究显示，准妈妈说话时，胎儿的心跳会减慢，说明他放松下来了。

准妈妈身体变化

最近一个阶段，一般子宫底每周会升高1厘米左右。乳晕和乳头的颜色加深了，乳房也越来越大。如果你已经准备好了漂亮的孕妇装，那就美美地穿上，无声地向外人展示你怀孕的幸福滋味吧。

敏感的你也许已经可以明显地感觉到胎动。细细品味那种奇妙的感觉吧，胎动会让你更加体会到宝宝在你子宫内与你互动的甜蜜幸福感。

如果你仰躺因为低血压而发生头昏眼花的现象，应改成侧躺姿势来减轻眩晕。起床时也要慢，以免快速起床加剧眩晕。

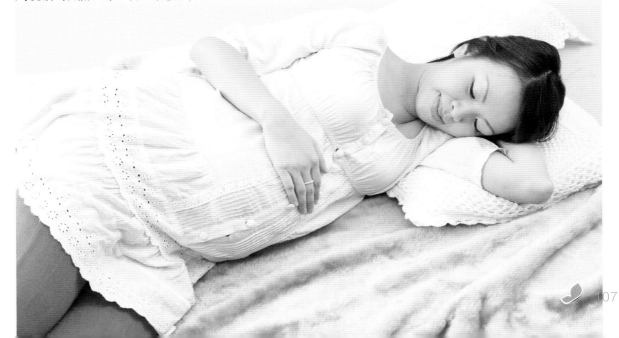

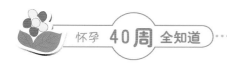

饮食营养必读

孕期可以吃辣味食物吗

虽然目前还没有科学的依据证明吃辣味食物对准妈妈及胎儿有不良的影响，但这并不是说准妈妈就可以肆无忌惮地吃辣味食物了，准妈妈吃过多的辣味食物是有害而无益的。

❀ **准妈妈吃太多辣味食物的危害**

1 辣椒素可以促进血液循环，但是对于准妈妈而言容易造成心跳加速、血压升高，对胎儿的发育和自身健康不利。

2 辣椒过量容易加重便秘和痔疮，准妈妈本来就容易患便秘和痔疮。

3 一些辣制品含有高盐分，盐分摄取过多容易造成准妈妈水肿。

4 过辣的食物容易破坏胃肠黏膜，引起腹痛、腹泻等，造成消化功能紊乱，影响正常的孕期营养吸收。

❀ **准妈妈吃辣味食物要注意的问题**

1 肠胃不好的准妈妈不宜吃过多辣椒。如果准妈妈吃辣有肠胃不适的现象，要尽量避免吃辣味食物。

2 有流产或早产病史的准妈妈，则整个孕期都不建议食用过辣食物。

3 准妈妈如果有高血压、便秘、痔疮、流产等症状，就最好不要吃辣。

4 最好少吃辣椒酱，因为辣椒酱中含盐量很高，不利于健康，制作过程中也可能添加防腐剂等成分。

职场孕妈妈怎样吃得更营养

职场孕妈妈可能不得不吃工作餐，难免会在营养方面有欠缺，甚至还有一些不太健康、容易导致发胖的饮食。孕妈妈要想吃得更营养，一定要善于"去粗取精"，注意选择，以下建议可能会给孕妈妈一些帮助。

1 **不要选择味重刺激的食物**
孕妈妈应少吃太咸的食物，以防止体内水钠潴留，引起血压上升或双足水肿；其他辛辣、调味重的食物也应该明智地拒绝。

2 **尽量避免油炸食物**
外面餐馆的油炸类食物，在制作过程中使用的食用油一般都是被重复使用过很多次的回锅油。这种油反复沸腾，有很多有害物质，孕妈妈最好不要食用工作餐里的油炸食物。

3 **慎重挑选饮料**
对于孕妈妈来说，健康饮料包括矿泉水和纯果汁，其他饮料最好不要选择，尤其是含咖啡因或酒精的饮料。

4 **自带袋装牛奶和新鲜水果**
为了弥补吃新鲜蔬菜的不足，孕妈妈应在午饭前30分钟吃个水果，以补充维生素缺乏，可以自带。此外，还可带牛奶，以补充钙质。

 贴心小贴士

容易饥饿的孕妈妈要记得带些全麦饼干或者面包之类的食物，以备饿的时候需要。

日常保健必读

准妈妈乘坐公交、地铁要注意什么

即使怀孕了也免不了要出门，尤其是职场准妈妈，更要每天跟公交、地铁打交道。但是公交、地铁拥挤，而准妈妈身体又特殊，乘坐公交、地铁要注意哪些问题呢？

1 避开上下班高峰期。早晨和下午是上下班的高峰时段，车上人多拥挤，路况也不好。准妈妈如果要出门，最好能够避开这两段时间。如果是职场准妈妈，必须按时上下班，那么早晨可以提前20分钟时间出门乘车上班，下班时可以往后拖延20分钟再回家。这样就能避开高峰期，相对来说会比较安全一点。

2 宜选择汽车靠前的位置，这样能减少颠簸，以免有意外发生。准妈妈可以大方地亮出自己的准妈妈身份，请求别人给自己让个座位；也可以让售票员帮助找个座位。

3 车进站或者到站后，准妈妈一定要等车完全停稳后再上下车。

4 在高峰期公交车上会比较拥挤，准妈妈在车上要注意，不要挤到腹部，也不要站在车门口。

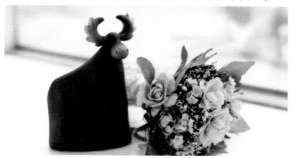

准妈妈乳头内陷怎么办

准妈妈乳头凹陷入乳晕皮面之下，不凸出于乳晕平面，致局部呈大小口状时，称为乳头内陷。对于准妈妈来说，乳头内陷妨碍哺乳功能，且局部难以清洗，下陷的部位易藏污纳垢，常引起局部感染，乳腺导管又与凹陷处相通，炎症可向乳腺内扩散而引起乳腺炎，所以准妈妈应该予以纠正。

❀ 如何纠正乳头内陷

1 **牵拉法**
用一手托住乳房，另一手的拇指和中指、食指抓住乳头向外牵拉，每日2次，每次重复10~20次。经常牵拉乳头，可以使双乳突出、周围皮肤支撑力增大，起到定型作用。

2 **挤压法**
将两拇指相对地放在乳头左、右两侧，缓缓下压并由乳头向两侧拉开，牵拉乳晕皮肤及皮下组织，使乳头向外突出，重复多次。随后将两拇指分别在乳头上下侧，由乳头向上下纵形拉开。每日2次，每次5分钟。

3 **负压吸引法**
每日应用吸奶器吸引乳头数次，利用其负压促使乳头膨出。

❀ 乳头内陷的准妈妈要注意哪些问题

1 内衣、乳罩应适当，不可过紧，特别是对于乳房较大的准妈妈，以免加重乳头内陷的程度。

2 贴身内衣应为棉织品，并经常换洗、接受日光照射。乳头如有发红、裂口的迹象时，应及时就医。

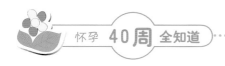
胎教时间

学习插花，陶冶情操

插花对准妈妈镇静心绪、培养情操很有作用。

手工材料：

废弃纸筒一个（茶叶筒、饼干筒等均可），试管数支（可用玻璃杯代替），小菊花数枝，龟背叶两片（可用栀子花叶代替）。

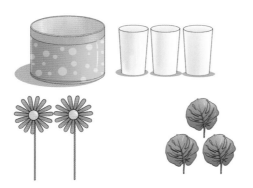

手工步骤：

1 将装好水的试管一一放进纸筒里，装满纸筒为止。

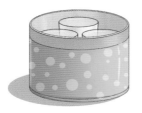

2 将修剪好的小菊花一一插入试管中，摆出自己喜欢的造型。

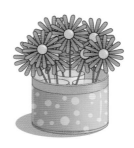

3 将龟背叶插放到小菊花枝叶间，遮住纸筒口，调整到看不到试管。

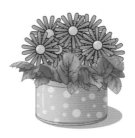

贴心小贴士

插花是一门与插花人的喜好和欣赏风格很有关系的艺术，因此你完全可以根据自己的风格来插出属于自己风格的作品。

孕 **20** 周 >>> <<<

胎儿发育

20周的胎儿生长发育趋于平稳，皮肤开始增厚，发育成4层，身长为16~25厘米，体重为250~300克。胎儿的头上长出了头发，牙齿也正在发育，神经和肌肉之间的联系也已经建立，当肌肉受到刺激收缩和松弛时，胎儿的肢体就可以围绕关节运动，多数准妈妈会初次感受到胎儿像鱼一样在轻轻地游动。

胎儿的腺体开始分泌出一种黏稠的白色油脂状物质，这就是胎脂，胎脂具有保护胎儿皮肤的作用。此外，胎儿已能获取准妈妈身体里的免疫抗体，帮助他在出生后的最初一段时间里抵抗疾病。

准妈妈身体变化

一般情况下，你已经可以清楚地感受到宝宝在子宫内不停地运动了。在经历过最初体会到胎动的惊喜与幸福之后，你可能会为宝宝的惊人活力而烦恼：宝宝的生物钟和你可能不是一样的，所以，如果夜间胎动太剧烈，会让你晚上睡不好觉。在以后的10周里胎儿的运动将会非常频繁，直到孕后期把你的子宫撑满为止。

如果你是第一次怀孕，那么到本周一般已经可以感受到胎儿的第一次胎动了。如果到本周为止还没有感觉到胎动，请不必惊慌，我们建议你去妇产科咨询大夫，必要的时候还可以做相应的检查。

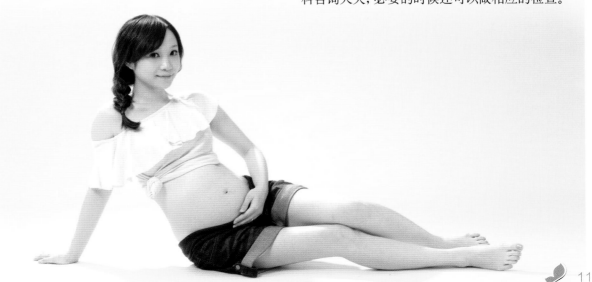

饮食营养必读

体重增加过快的准妈妈怎样控制饮食

孕中、晚期需要大量的营养来满足日渐长大的胎儿所需,还要为分娩及产后哺乳的消耗做准备。但并不是营养摄入越多,胎儿的发育越好。这个阶段控制体重在正常范围增长是非常重要的。

如果吃过多高能量的食物,会导致剩余的热量转化为脂肪堆积在体内,造成准妈妈肥胖、胎儿体重过大。所以,如果准妈妈体重增加过快,就要学会控制饮食。

❀ 准妈妈体重增长正常值

1 怀孕的前3个月
体重每月增加0.5千克左右。

2 怀孕4~7个月
体重每月增加1.5~1.8千克。

3 怀孕8~10个月
体重每周增加0.5千克以内,应该是逐渐稳步增加,而不是突然猛增。

❀ 体重增长过快这样控制饮食

1 多吃一些蔬菜
蔬菜的主要成分是维生素和膳食纤维,能量很低,多吃蔬菜可以让准妈妈产生饱足感,而且还不会发胖。

2 少吃高脂肪、高热量的食品
体重增加过快的准妈妈要尽量少吃高脂肪、高热量的食物。

3 注意食物合理搭配,提高营养价值及蛋白质的利用率。

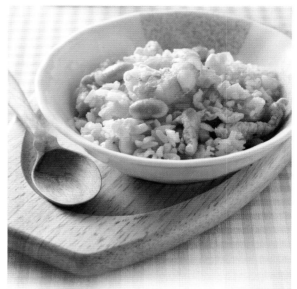

如燕麦和牛奶搭配,蛋白质的利用率就会明显提高。

4 主食不但吃细粮,还要搭配粗粮
如玉米、小米、紫米、燕麦等,这些食物能量低,常吃不但能预防肥胖,还有通便的效果,对孕期准妈妈常发生的便秘很有帮助。

5 进餐规律
没有规律的进餐习惯会导致肥胖和免疫力下降,而且还会造成准妈妈体内血糖水平不稳定。

贴心小贴士

有些准妈妈产检时胎儿并不大,本身也不太胖,可是一段时间内体重骤增,还感觉穿鞋越来越紧,早晨起来双手胀得不能握拳,晚上下肢沉重,这可能是发生了妊娠水肿,也就是过多的液体潴留在体内造成的,应该及时就医。

如何吃能帮准妈妈消除妊娠水肿

准妈妈在妊娠中、晚期常会出现下肢水肿,用手指按压下肢皮肤时可出现凹陷。轻度的下肢水肿多属于生理性妊娠水肿。如果准妈妈注意饮食,就有助于水肿消除。

❀ **妊娠水肿不宜吃的食物**

1 过咸的食物

发生水肿时要吃清淡的食物,不要吃过咸的食物,尤其是咸菜。

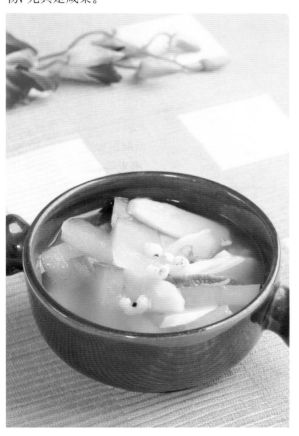

2 难消化和易胀气的食物

吃油炸的糯米糕、洋葱、土豆等难消化和易胀气的食物,会引起腹胀,使血液回流不畅,加重水肿。

❀ **妊娠水肿宜多吃的食物**

1 含蛋白质高的食物

增加饮食中蛋白质的摄入,可以提高血浆中白蛋白的含量,改变机体渗透压,能将组织里的水分带回到血液中。准妈妈每天一定要保证食入肉、鱼、蛋、奶等食物,特别是鲤鱼和鲫鱼,准妈妈可以多吃,不但消除水肿效果好,还有利于宝宝大脑的发育。

2 水果

水果中含有人体必需的多种维生素和微量元素,它们可以提高机体的抵抗力,促进新陈代谢,还具有解毒、利尿等作用。

3 冬瓜

冬瓜具有清热泻火、利水渗湿、清热解暑的功效,可提供丰富的营养素和无机盐,既可养胎排毒,又可利水消肿,准妈妈可以常吃。

> **贴心小贴士**
>
> 准妈妈如果单纯只是脚部轻度水肿,没有高血压、蛋白尿等其他不适现象,可不必做特殊治疗,一般在宝宝出生后水肿会自行消失。但是,准妈妈如果除四肢和面部水肿,还出现少气懒言、食欲缺乏、腰痛、大便溏薄、舌质淡、苔白等症状,多为病态水肿,需要及时治疗。

日常保健必读

准妈妈外出散步需要注意什么

散步是准妈妈最适宜的运动，因为散步可以提高神经系统和心肺的功能，促进新陈代谢。有节律的平静的步行，不仅可加强肌肉锻炼，也是陶冶性情、调节身心疲劳的有效手段，对母胎都有利。为提高散步的效果，准妈妈散步时要注意以下几个方面。

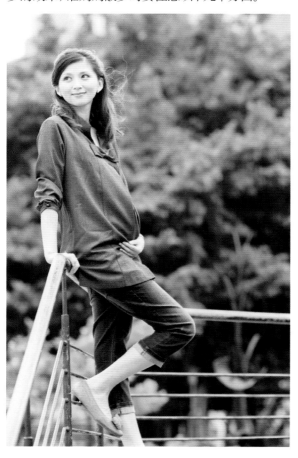

❀ 选择环境好的地方

住在乡村的准妈妈，可以选择绿树成荫的乡间小路；住在城镇的准妈妈，则可选择一些较为清洁、僻静的公园、街道。这些地方空气清新、尘土少、噪声小、污染轻，置身于这样宁静恬淡的环境中散步，是一次良好的身心调节。

❀ 注意散步的时间

散步时间以每天早上起床后和晚饭后为最佳，城市里下午16~19点空气污染相对严重，不适宜散步。准妈妈每天散步时间总共1~2小时比较好。当然，准妈妈也可根据自己的感觉来调整，以不疲劳为宜。

❀ 散步最好有家人陪同

散步时最好由准爸爸或者家人陪同。观看大自然的景色、聊天、谈心，对准妈妈无疑是一种美的精神享受。愉悦的情绪可促使大脑皮层兴奋，使准妈妈的血压、脉搏、呼吸、消化液的分泌均处于相互平稳、相互协调的状态，有利于准妈妈的身心健康，同时还可改善胎盘供血量，促进胎儿健康发育。

❀ 散步速度以不感觉累为宜

散步的速度、距离和时间因人而异，准妈妈可根据体力以不感觉劳累为宜。

贴心小贴士

散步一定要避开空气污浊的地方，如闹市区、集市以及交通要道，因为在这种地方散步，不仅起不到应有的作用，反而对准妈妈和胎儿的健康有害。

胎动有怎样的规律

胎动是胎儿正常的生理活动，妊娠16~20周的准妈妈便可以感知胎儿的胎动。

✿ 不同孕期胎动的规律

孕期	胎动位置	胎动感觉
16~20周	下腹中央，比较靠近肚脐眼	孕16~20周是刚刚开始能够感到胎动的时期。这个时候的宝宝运动量不是很大，动作也不激烈，准妈妈通常觉得这个时候的胎动像鱼在游泳，或是"咕噜咕噜"吐泡泡，跟胀气、肠胃蠕动或饿肚子的感觉有点儿像，没有经验的准妈妈常常会分不清
20~35周	靠近胃部，向两侧扩大	这个时候的宝宝正处于活泼的时期，而且因为长得还不是很大，子宫内可供活动的空间比较大，所以这是宝宝胎动最激烈的一段时间。准妈妈可以感觉到宝宝拳打脚踢、翻滚等各种大动作，甚至还可以看到肚皮上突出小手、小脚
临近分娩	遍布整个腹部	临近分娩，宝宝几乎撑满整个子宫，所以宫内可供活动的空间越来越少，施展不开，而且胎头下降，准妈妈会感觉胎动减少了一些，没有以前那么频繁、激烈

✿ 不同时间及状况的胎动规律

每个胎儿都有自己的"生物钟"，昼夜之间胎动次数也不尽相同，一般早晨活动最少，中午以后逐渐增加，晚18点到22点胎动活跃。大多数胎儿是在妈妈吃完饭后胎动比较频繁，因为那时妈妈体内血糖含量增加，宝宝也"吃饱喝足"有力气了，于是就开始伸展拳脚了。

而当准妈妈饿了的时候，体内血糖含量下降，宝宝没劲儿了，也就比较老实，这也是胎儿的一种自我保护行为。

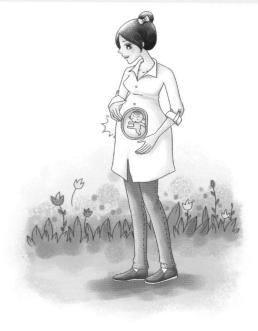

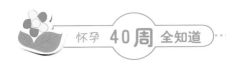

准妈妈如何在家监测胎动

胎动反映了胎儿在妈妈子宫内的安危状态。如果胎动出现异常，则很可能是出现胎儿宫内缺氧。因此，依靠妈妈的自我监控，每天掌握胎动变化的情况，可以随时了解胎儿在子宫内是否安然无恙。

❀ 监测胎动的方法

每个胎儿的活动量不同，有的好动，有的喜静。不同的准妈妈可能自觉胎动数和时间会有所不同。细心的准妈妈经过一段时间，就会掌握胎儿的运动规律，然后根据胎儿的胎动规律来监测胎动。

1 每日测量胎动次数

准妈妈自怀孕的第28周起，每天可以监测胎动，选择宝宝胎动最频繁的时间段，采用左侧卧姿势，记录10次胎动所需的时间，若小于 120 分钟，表示胎动次数没有异常。但如果没有感觉到胎动，或10次胎动的所需时间大于2小时，就应该尽快找医师做进一步的检查。

2 计算平均时间内的胎动次数

准妈妈每天分别在早上、中午、晚上各利用1小时的时间测量胎动。然后将3小时的胎动次数相加乘以4，即为12小时胎动次数。如果12小时胎动次数少于10次，则属于胎动减少，就应该仔细查找原因，必要时到医院进行胎心监测。

发现胎动异常怎么办

❀ 几种胎动异常的原因及处理办法

异常现象	可能原因	处理办法
胎动减少	准妈妈血糖过低、发烧	1. 注意休息，注意随气温变化增减衣物，避免感冒 2. 尽量避免到人多的地方去 3. 经常开窗通风，保持室内的空气流通，适当进行锻炼 4. 多喝水、多吃新鲜的蔬菜和水果
胎动突然加剧，随后慢慢减少	缺氧、受到外界刺激、高血压、受到外界撞击，以及外界噪声的刺激	1. 有妊高征的准妈妈，应该定时到医院做检查，并注意休息，不要过度劳累 2. 无论是走路还是乘公共汽车，尽量和他人保持距离，不到嘈杂的环境中去，防止外力冲撞和刺激 3. 保持良好的心态，放松心情，控制情绪
急促胎动后，突然停止	脐带绕颈	1. 一旦出现异常胎动的情况，要立即就诊 2. 坚持每天数胎动，有不良感觉时，马上去医院检查
胎动突然加快	准妈妈受剧烈的外伤所致	准妈妈应少去人多的地方，以免被撞到，还要减少大运动量的活动

胎教时间

读好书《夏洛的网》

夏洛和威尔伯之间奇特而温馨的友情感染了无数的人，相信你和胎宝宝也会被这种纯真的友谊所感动的。当有感于朋友间无私的关爱与生命中纯粹的友善时，说不定会让你羡慕威尔伯有个夏洛，夏洛有个威尔伯呢。

🌸 图书内容简介

《夏洛的网》是一个诞生于50多年前的经典童话，作者E.B.怀特(1899—1985)生于纽约蒙特弗农，毕业于康奈尔大学。多年来他为《纽约人》杂志担任专职撰稿人。怀特是一位颇有造诣的散文家、幽默作家、诗人和讽刺作家。

在朱克曼家的谷仓里，住着一群小动物，其中有一只蜘蛛名叫夏洛，还有一头名叫威尔伯的猪，正是在这个谷仓里，这只蜘蛛和这头猪建立了真挚的友情。

然而，威尔伯未来的命运却是成为熏肉火腿，作为一头猪，他只能悲痛绝望地接受这种命运。好朋友夏洛却坚信她能救小猪，她吐出一根根丝在猪栏上织出了被人类视为奇迹的网上文字，这让威尔伯在集市上赢得了特别奖和一个安享天年的未来。小猪得救了，但夏洛的生命却走到了尽头。

没有威尔伯，夏洛的网就不会那么独一无二的完美；没有夏洛，威尔伯永远也不会闪光。友谊的意义及价值也就在这里。

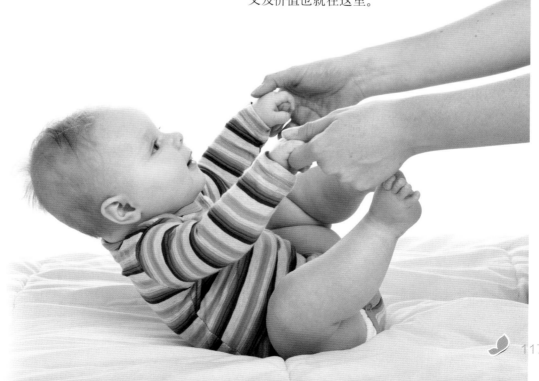

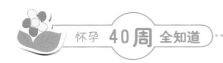

>>> 孕**21**周 <<<

胎儿发育

本周胎儿的身长为16~18厘米，体重为300~350克，在这个时候的胎儿体重开始大幅度增加。现在胎儿的身体比较匀称，虽然整体看上去头仍旧显得稍大，但是腿、手臂和躯干并不会显得太短。胎儿的眉毛和眼睑清晰可见，手指和脚趾也开始长出指（趾）甲。

胎儿现在看上去变得滑溜溜的，胎脂覆盖了他的全身，它可以保护胎儿的皮肤，不少宝宝在出生时身上还残留着这些白色的胎脂。此时，细细的胎毛也已经布满全身。

现在的胎儿非常爱动，平均1小时可以动50次左右，夜深人静的时候，准妈妈可以强烈地感觉到。此时期胎儿的听力达到了一定的水平，对外界的声音会更加敏感和好奇。

准妈妈身体变化

到本周，你的体重比孕前将增加4~6 千克，隆起的腹部让周围的人一看就知道你怀孕了。你的子宫将上升到肚脐上方，把手放在肚脐上1.3厘米的地方，就可以摸到子宫。

由于孕期激素的影响，你的小腿可能会有点儿水肿。上班时不妨搬个小凳子垫脚，对减轻水肿有好处。同时要注意有规律地交替坐姿与站立，避免长时间久坐或久站，这样可以减轻你的身体负担，保证血流畅通，避免水肿。

由于子宫直接压迫膀胱，你在这一阶段容易得尿道感染，严重的可发展为肾炎。我们建议你通过以下方式来改变以上情形：每天喝7~8杯水；小便后由前往后擦净；性交后小便；避免穿紧身的内裤，使用纯棉内衣裤。

饮食营养必读

控制好饮食，避免营养过剩

人们总是说孕期的饮食是"一人吃，两人补"，准妈妈如果真按照这个原则进补，肯定是会营养过剩的。孕期吃得太好，大量进补，除了会导致胎宝宝巨大、准妈妈肥胖，引起妊娠高血压、妊娠糖尿病等常见的妊娠合并症，还容易诱发或加重胰腺炎。

从饮食结构上讲，避免孕期营养过剩要注意两点：一是避免脂肪摄入过量。含脂肪多的食物要少吃，尤其是动物脂肪，像猪肥肉、油脂最好不吃，还有一些增加食物风味的奶油、黄油等也不能经常吃，摄入的脂肪尽量是植物性的。肉类食物尽量吃脂肪含量少的，如鸡肉、鱼肉等。如果已经肥胖，喝鸡汤、骨头汤等时还需要将上面的油汤撇除；二是避免糖摄入过量，过量糖进入身体消耗不完仍然会转化为脂肪存留在体内，导致准妈妈或胎宝宝肥胖，因此精制糖和含糖丰富的主食类食物要控制摄入，甜食如冰激凌、蛋糕、果酱要少吃，主食每天摄入400~500克即可。

从饮食方式上讲，避免营养过剩也有一点需要注意：零食不能无节制地吃，饿了吃，不饿千万不要为了口腹之欲而随心所欲地吃。

夏季，准妈妈如何吃西瓜

❀ 准妈妈不要吃"冰西瓜"

在冰箱内冷藏的西瓜由于温度过低，吃了可能会引起肠胃疾病，严重的甚至会引发宫缩，导致早产。

❀ 饭前或饭后别吃西瓜

西瓜中大量的水分会冲淡胃液，在饭前及饭后吃都会影响食物的消化吸收，而且饭前吃大量的西瓜又会占据胃的容积，使就餐中摄入的多种营养素大打折扣。

❀ 糖尿病患者少吃西瓜

患有感冒或肾病尤其是糖尿病的准妈妈最好少吃西瓜，因为这样会加重病情。尤其是患糖尿病的准妈妈，吃西瓜一定要在医生的指导下进行，切不可随心所欲，以免病情加重，影响准妈妈及胎儿的身体健康。

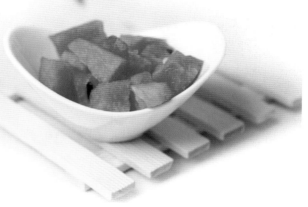

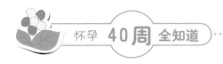

日常保健必读

准妈妈如何避免二手烟的危害

二手烟对于准妈妈、胎儿及其各个成长阶段的健康产生的负面影响是医学界所公认的。被动地吸二手烟可以增加准妈妈患病的概率；可以引起子宫动脉收缩，使母体不能顺利地给胎儿供氧，从而导致胎儿氧气不足、营养不良，甚至引起胎儿畸形、流产。

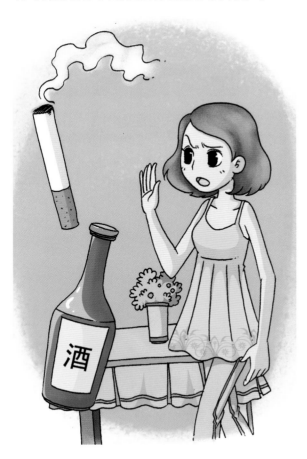

尤其是在孕早期的准妈妈，为了自身及胎儿的安全，一定要做好预防。

1 如果在单位，可以请吸烟的同事理解你的处境，尽量不要与你在同一个空间吸烟。

2 尽量不要去公共场所。公共场所里有人吸烟是无法避免的，所以尽量避免去公共场所。实在没有办法避免有人吸烟的场合，就要待在空气流通的地方，尽量让自己呼吸到新鲜的空气。或者准妈妈可以随身带一个活性炭的口罩，遇到这种情况就戴上口罩。

3 请家人坚决不要在家吸烟，来家串门的客人也不要吸烟。

4 在家庭或办公室、会议室等经常性的吸烟环境中最好能主动采取消除或减轻空气污染的措施，可摆放一些绿色植物，如吊兰、常青藤等，或使用空气净化设备。

5 搭乘地铁或公交车上班的准妈妈，尽量坐在车头或车尾位置，不但空气流通而且可尽量避免被人撞伤。

 贴心小贴士

有人在房间吸烟之后，清理房间的时候必须确保不吸二手烟，同时为了避免把地面的烟灰扬到空中造成三手烟，应使用拖把拖地而不是扫地，某些地方可能不适用拖把，但也应在洒水之后再清扫。

调整日常姿势，减轻身体负担

随着怀孕周数的增加，准妈妈的肚子逐渐向前突出，身体重心发生变化。准妈妈必须保持正确的姿势，充分注意日常的动作，才能充分保证自己与宝宝的安全。

❀ 站立的姿势

准妈妈站立时，应两腿平行，两脚稍微分开，把重心压在脚心附近，这样不容易疲劳。

❀ 行走的姿势

抬头，伸直脖子，挺直后背，绷紧臀部，使身体重心稍微前移，使较大的腹部抬起来，保持全身平衡行走。

❀ 坐姿

保持背挺直，背紧贴靠背，椅子的靠背可以支撑腰背部，也可以放一个小靠垫在腰背部，双腿不要交叉，将两脚放在小凳子上，这样有利于血液循环。

❀ 上、下楼梯的姿势

准妈妈上、下楼梯时，不要猫腰或是过于挺胸腆肚，只要伸直背就行。要手扶楼梯栏杆，不要被隆起的大肚子遮住视线，要使眼睛看清楚楼梯台阶，将脚全部放在楼梯台阶上，一步一步地慢慢上、下，不要用脚尖踩楼梯台阶，这样容易摔跤。

❀ 下蹲拿放东西的姿势

将放在地上的东西拿起时，注意不要压迫肚子，不要采取不弯膝盖只倾上身的姿势，那样容易造成腰疼。应该采用屈膝、安全下蹲、单腿跪下的姿势，把要拿的东西紧紧靠住身体，伸直双膝拿起。拿棉被等大件物品时，要蹲下身体压在一条腿上，然后再站起来。

❀ 睡姿

在妊娠中期以后，由于肚子一天天地大起来，采取仰卧的姿势就会感到有点儿不舒服，这时候，侧卧位比较舒服。当腿脚疲劳或水肿，有静脉曲张时，把叠成两折的坐垫放在腿下，把腿垫高，这样的睡眠效果会更好。

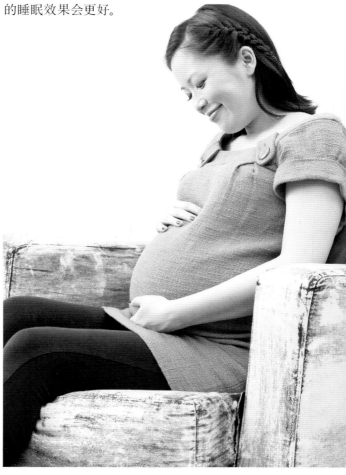

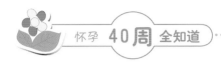

准妈妈如何测量宫高

妊娠子宫的增大有一定的规律性，表现为宫底升高、腹围增加。因此，从宫高的增长情况也可以推断妊娠期限和胎儿的发育情况。

❀ 测量宫高的方法

准妈妈排尿后，平卧于床上，用软尺测量耻骨联合上缘中点至宫底的距离。一般从怀孕20周开始，每4周测量1次；怀孕28~35周每2周测量1次；怀孕36周后每周测量1次。将测量结果画在妊娠图上，以观察胎儿的发育与孕周是否相符。

❀ 宫高正常值表

妊娠周数	手测宫高	尺测宫高
满 20 周	子宫底与脐平	18（15.3~21.4）厘米
满 24 周	脐上四横指	24（22.0~25.1）厘米
满 28 周	脐上六横指	26（22.4~29.0）厘米
满 32 周	脐和剑突之间	29（25.3~32.0）厘米
满 36 周	宫底最高，在剑突下二横指	32（29.8~34.5）厘米
满 40 周	剑脐之间，胎头下降入骨盆，宫底下降回复到32周末的水平	33 厘米

❀ 宫高值偏高的可能原因

1 怀过孕的准妈妈，腹部肌肉可能会比大多数女性更松弛，会使宫高值偏高。

2 患子宫平滑肌瘤。

3 双胞胎或多胞胎。

4 羊水过多。

5 宝宝的位置比较高，在准妈妈的骨盆上方，这可能是由于臀位宝宝或者是前置胎盘造成的。

6 宝宝比一般的孩子大。

❀ 宫高值偏低的可能原因

1 如果准妈妈的个子偏小或是有很健美的腹肌，那么最初的宫高测量值可能会偏低些。

2 宝宝个头比较小，但是非常健康。

3 宝宝发育不良。

 贴心小贴士

如果准妈妈的宫高比相应怀孕周数的平均值大或者是小2厘米以上，就需要进行一次超声波检查找出原因。

胎教时间

给胎宝宝讲故事的5点注意

1 为了让准爸爸妈妈的感觉与思考能和胎宝宝达到最充分的交流，最好是保持平静的心境并保持注意力的集中。

2 如果时间不是很充裕，只能匆匆地念故事给胎宝宝听，至少也要选择一页图画仔细地告诉胎宝宝，尽量将书画上的内容"视觉化"地传达给胎宝宝。

3 在选择胎教书籍时，先入为主的观念要不得，不要自以为胎宝宝会喜欢哪些书籍，尽量广泛阅读各类书籍。

4 在念故事前，最好先将故事的内容在脑海中形成影像，以便传达给胎宝宝生动形象的故事。

5 讲故事的方式可以根据准爸爸妈妈的具体情况而定。内容可以任意发挥，讲随意编就的故事，也可以读故事书，都可以的。还可以给胎宝宝朗读一些轻快活泼的儿歌、诗歌、散文等。

手工胎教：家庭插花

插花可以协调和舒缓准妈妈的情绪、感觉和心境，借此来愉悦准妈妈的身心，促进胎宝宝健康成长。这里来介绍一种十分好看的插花：当玫瑰遇上海芋。

准备花材：海芋5 枝，玫瑰5朵，白色小菊花数枝，海芋叶 3 片。

❀ 插法

1 取黑色方形花瓶1个。

2 按从长到短的顺序依次取海芋，最高的1枝海芋插在左后方，第2枝较短的插在附近较前位置。

3 第3枝插在中央部位，第4枝插在最左边的角落，第5枝插在最前方，向前倾。

4 取1朵玫瑰花蕾插在右方，左方也插上1枝。

5 将最大的1朵玫瑰插在前方，右后方插1枝半开的玫瑰，最后1朵插在中间部位。

6 将白色的小菊花插在空着的空间里。

7 插上3片海芋叶作为点缀。

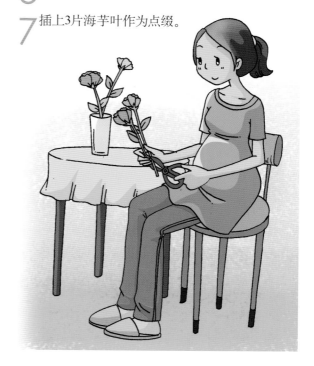

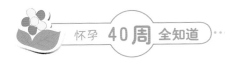

>>> 孕22周 <<<

胎儿发育

本周胎儿的身长有19~22厘米，体重为350~400克，胎儿的眼睛也已发育，但是虹膜(眼中的有色部分)仍缺乏颜色，眉毛和眼睑已经清晰可辨。胎儿的嘴唇越来越清晰，小牙尖也出现在牙龈内，显露出长牙的最初迹象。胎儿的胰腺(产生激素的重要器官)正在稳步发育。

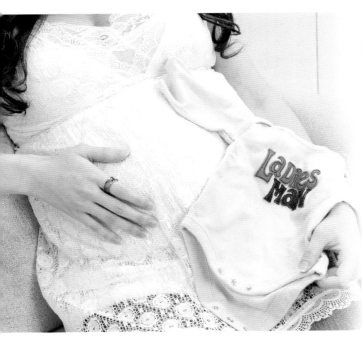

现在胎儿的外貌和举止已经很像个小宝宝了，由于胎儿体重依然偏小的缘故，这时候的皮肤依然可以看见皮肤下的骨头、器官和血管，是皱的、红红的，要等胎儿体重增加到一定程度才能把皮肤撑起来，当然这皱褶也是为皮下脂肪的生长留有余地。

准妈妈身体变化

随着子宫的增大，你身体的重心发生了变化，突出的腹部使重心前移，为了保持平衡，你不得不挺起肚子走路。越来越重的身体，以及子宫日益增高压迫到肺部，会让你在上楼时感到吃力以及呼吸相对困难。

你现在可以察觉到腹部有挤压感，这是子宫在规律地收缩，为以后的分娩做准备。此外，由于孕激素的作用，你的手指、脚趾和全身关节韧带变得松弛，这也会使你觉得有些不舒服。

在这一阶段，你的子宫会发生规律的收缩，这很正常，这是子宫在为以后的分娩做准备。但如果收缩变得紧张、不规律、有痛感，我们建议你及时去医院就诊，这可能是早产的信号。

从现在开始，你大约以每周增加250克的速度在迅速增重。平时要注意多关注自己的体重增加，避免增长过快。

饮食营养必读

准妈妈如何健康食用动物肝脏

准妈妈的饮食中最好包括动物肝脏，因肝脏含有丰富的维生素和微量元素，是孕妇食谱中必不可少的食品。但是，食用动物肝脏要有讲究，否则也会导致不良反应。

❀ 准妈妈食用动物肝脏要适量

由于现在饲料中过多地添加催肥剂，造成维生素A在动物肝脏中大量蓄积，过多食用动物肝脏，容易造成孕妇体内维生素A超标。维生素A虽然对孕妇很重要，但超标的危害同样很大，可能会危及胎儿的生长发育，严重的会使胎儿致畸。因此，准妈妈食用动物肝脏一般一周最好不要超过一次，一次不宜过多，不要超过50克，仅仅将其作为一个配菜为宜。

❀ 要选择健康的肝脏

准妈妈在选择猪肝时要注意观其颜色、闻其气味。正常猪肝应新鲜清洁、无异味，呈红褐色或淡棕色，无胆汁，无水泡，表面光洁润滑，略带血腥味。

❀ 烹调时要煮熟炒透

烹调时切忌"快炒急渗"，更不可为求鲜嫩而"下锅即起"。要做到煮熟炒透(使猪肝完全变成灰褐色，看不到血丝才好)，以确保食用安全。

❀ 注意食物搭配

动物肝脏内含有丰富的锌、锰、铜等微量元素，若与维生素C片同食，会发生化学反应，导致维生素C被氧化生成脱氢抗坏血酸而失去正常功效。吃动物肝脏特别是猪肝时，应少吃含饱和脂肪酸高的其他食物，如荤油、肥肉、奶油、黄油、全脂奶等，以避免这些食物中的饱和脂肪酸促进人体对猪肝中胆固醇的吸收。

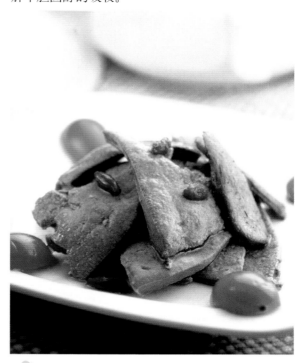

 贴心小贴士

　　动物肝脏切成片以后，要放在清水中浸泡，反复换水。也可以切开后，在开水里焯一下，然后再烹饪。

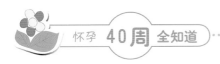

不能混着吃的食物有哪些

准妈妈在丰富餐桌的同时，还要了解某些食物搭配的禁忌，以免食用后引起不舒服。下面就为准妈妈列举一些不能混着吃的食物。

1 虾、蟹类和维生素C

虾、蟹等食物中含有五价砷化合物，如果与含有维生素 C 的生果同食，会使砷发生变化，转化成三价砷，也就是剧毒的"砒霜"，危害甚大。长期食用，会导致人体中毒，免疫力下降。

2 菠菜和豆腐

菠菜中的草酸会和豆腐中的钙结合形成难以

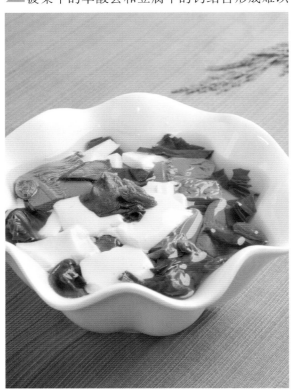

被人体吸收的草酸钙，容易引起结石。

3 鸡蛋和豆浆

鸡蛋和豆浆同吃，会降低蛋白质在人体中的吸收率。

4 白萝卜和胡萝卜

胡萝卜中所含分解酵素会破坏白萝卜中的维生素C。

5 牛肉和栗子

牛肉和栗子混着吃不易消化，而且还会降低栗子的营养价值。

6 白萝卜和橘子

这两种食物混着吃容易诱发甲状腺肿大。

7 西瓜和羊肉

两者同吃会使脾胃功能失调，伤元气。

8 甘薯和柿子

二者同食会形成难溶性的硬块，即胃柿石，引起胃胀、腹痛、呕吐，严重时可导致胃出血等，甚至可危及生命。甘薯还不宜与香蕉同食。

9 韭菜和菠菜

二者同食有滑肠作用，易引起腹泻。不可与蜂蜜同食。

 贴心小贴士

鲜牛奶在煮沸时不要加糖，牛奶中含有的赖氨酸在加热条件下能与果糖反应，生成有毒的果糖基赖氨酸，有害于身体。所以，应该煮好牛奶后等稍凉再加糖。

日常保健必读

准妈妈如何防治小腿抽筋

很多准妈妈都会有小腿抽筋的现象，据统计，大概有50%的准妈妈偶尔会突然出现小腿抽筋。

准妈妈小腿抽筋一般都是由于孕期缺钙导致的。整个孕期，准妈妈对钙的需求量增加，并且会随着胎儿的生长发育不断增加，因此，不少准妈妈在孕早期，小腿抽筋通常不明显，可到了孕中期和孕晚期，则会不断地加重。

此外，如果准妈妈受寒了或者休息不好，也会出现小腿抽筋的现象。

❀ 防治小腿抽筋的方法

1 在饮食上多吃含钙质的食物，如牛奶、孕妇奶粉、鱼骨。五谷、果蔬、奶类、肉类食物都要吃，并合理搭配。适当地进行户外活动，接受日光照射。必要时可在医生的指导下加服钙剂和维生素D。

2 若天气较冷则要注意腿部的保暖，临睡前可以用温水泡脚，睡觉时可以用热水袋来暖被褥，将腿部垫高可以防止抽筋的发生。

3 避免长时间站立和走路，每走或者站一会儿要坐下休息一下，以减轻双脚的负担，避免双脚过度劳累。平时走路可以有意识地让脚后跟先着地，小腿伸直时脚趾弯曲些不往前伸，能够减少发作。

♥ **贴心小贴士**

一旦抽筋发生，准妈妈应该立即站在地面上蹬直患肢；或是坐着，将患肢蹬在地上，蹬直；或请身边亲友将患肢拉直。总之，使小腿蹬直、肌肉绷紧，再加上局部按摩小腿肌肉，即可以缓解疼痛甚至使疼痛立即消失。

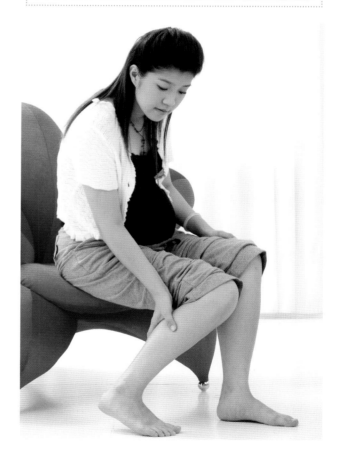

准妈妈肥胖对母子有何不利影响

不少人认为，准妈妈是应该肥胖的，因为"一人吃，两人补"，准妈妈越胖胎儿就会长得越好。这种传统观念是错误的，准妈妈肥胖不仅会影响自己的健康，也对胎儿不利。

❀ 准妈妈肥胖带来的危害

1 肥胖使准妈妈并发妊娠高血压综合征的可能性大大增加，严重的妊娠高血压综合征可能会导致妊娠中止。

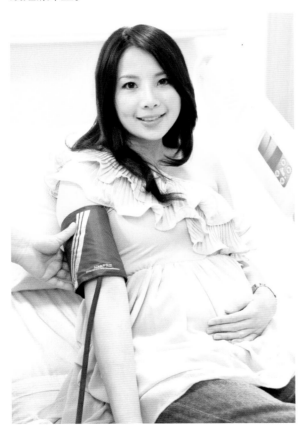

2 肥胖的准妈妈患妊娠期糖尿病的概率比一般孕妇增加4倍。妊娠期糖尿病可增加产褥感染、产后出血、早产、巨大儿、胎儿畸形的发生率，死胎及新生儿死亡率亦较高，约有30%的患者于5~10年后转为真性糖尿病。另外，巨大儿通过阴道分娩时可出现胎儿臂丛神经损伤、锁骨骨折、颅内出血等，而产妇则会有严重的产道撕裂伤甚至骨折等。

3 肥胖使准妈妈发生流产、难产和死胎的可能性大大增加，新生儿的死亡率也明显高于正常体重的新生儿。

4 肥胖会造成腹肌无力，容易引起孕妇宫缩无力、分娩困难，准妈妈常常需要施行剖宫产。肥胖同样给剖宫产手术带来许多不便，增加了准妈妈承担手术意外、麻醉意外所带来的风险。

❀ 准妈妈要控制饮食

准妈妈是因为暴饮暴食或运动不足等导致的体重增加，这只是准妈妈自己的皮下脂肪增多而已，与胎儿体重的增加并没有直接的关系。所以，准妈妈要学会控制饮食，在食物的选择方面，应尽量选择健康、天然的食品，如蛋、新鲜蔬菜、鲜奶、鱼、瘦肉等，而不是选择一些热量高的垃圾食品。此外，还要坚持做些适当的运动。

> **贴心小贴士**
>
> 已经肥胖的孕妇，不能通过药物来减肥，可在医生的指导下，通过调节饮食来减轻肥胖。另外，肥胖孕妇要定期产前检查。为避免分娩时意外情况的发生，要定期做产前检查，及时发现和治疗并发症，加强产前监护。

准妈妈容易鼻出血正常吗

准妈妈在孕期休息不好、营养不均衡，体内雌激素水平升高，致使血管扩张充血，鼻子内部的血管很丰富，血管壁也较薄，很容易出现鼻出血。

✿ 鼻出血时的处理方法

当鼻子出血时，准妈妈不要太紧张，要镇定，因为大部分情况下鼻出血都可以自行处理，及时止血。

对于鼻出血，最好的办法是压迫止血。因为鼻出血的部位大部分是在鼻中隔的前下方，用手指将鼻翼向中隔处挤压，可使出血部位受到压迫。如果一侧鼻孔出血，就用手指按压另一侧鼻孔的前部，也就是软鼻子处，按压5~10分钟之后再放手。若是两边都在出血，就用两个指头捏住两侧鼻翼，用嘴呼吸。也可以将鼻腔喷液喷到棉球上，将棉球塞入鼻孔帮助止血。

鼻出血时无须仰卧，因为仰卧时血会从咽后壁流入食道及胃，这样就掩盖了鼻出血的真相，误认为已不出血，实际上并未真正止血。

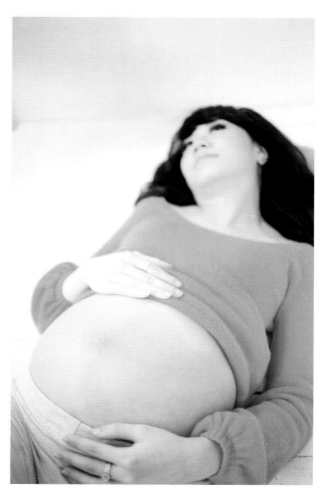

✿ 如何预防鼻出血

1 不要养成挖鼻孔的习惯，以免导致鼻黏膜血管受损而出血。

2 如果天气干燥，准妈妈应多吃苹果、梨、西瓜等滋阴的水果，少食辛辣食物，保持大便通畅。

3 对内热较大的鼻出血准妈妈，可在咨询中医师后，适当用些清热凉血的中药，如栀子、金银花、菊花、黄芩，泡水喝或煎煮饮用。

贴心小贴士

不要过度使用含有药物的鼻腔喷雾或帮助鼻子通气的产品，它们会使鼻腔干燥，加剧对鼻子的刺激。

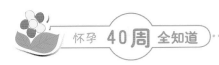
在办公室睡午觉要注意什么

准妈妈比正常人更容易疲劳。疲劳对准妈妈本身的健康和胎儿都不利,特别是上班工作或者体力劳动的准妈妈。如果在上午工作后休息一下,既能缓解劳累,又能增加睡眠时间,即便在没有工作或者正常轻微的劳动时,也要适当午休。

❀ 午睡时间以休息好为准

午睡时间的长短可因人而异,因时而异,半小时到一小时,甚至再长一点儿均可,总之以休息好为主。平常劳累时,也可以躺下休息一会儿。有的准妈妈醒来后会感到很不舒服,如果遇到这种情况,起来后适当地活动一下,或用冷水洗脸,再喝上一杯水,不适感会很快消失。

❀ 睡姿要放松

午睡时,要脱下鞋子,把双脚架在一个坐垫上,抬高双腿,然后全身放松。特别是感到消化不良或血液循环不好时,可以任意选择睡姿,不要害怕压坏或影响胎儿。

❀ 不可随遇而安乱午睡

准妈妈午睡不能随便在走廊下、树荫下、草地上坐着或者靠着就睡,也不要在穿堂风或风口处午睡。因为人在睡眠中体温调节中枢功能减退,重者会受凉感冒,轻者醒后会感觉身体不适。

> **贴心小贴士**
>
> 准妈妈的睡眠时间应比平时多一些,如平时习惯睡8小时,妊娠期睡到9小时左右为好。增加的这1小时的睡眠时间最好加在午睡上,就是在春、秋、冬季也需要午睡。

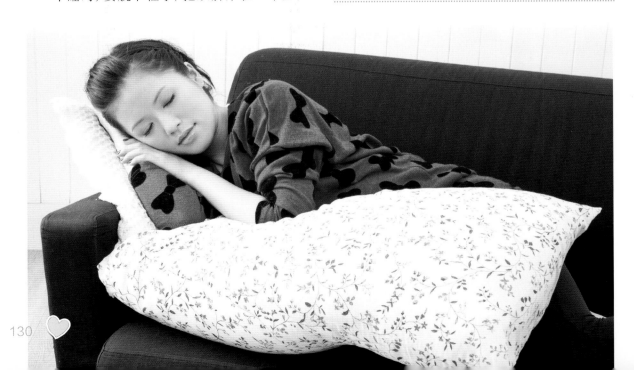

胎教时间

用英语和胎宝宝交流

此时教英语单词基本上没什么效果，英语胎教应该集中在培养英语语感上，可以在日常跟胎宝宝说一些简单的英语对话。

"It is a nice day,let us go to the park."

"Good, better, best,Never let it rest.Until good is better,And better is best."

看电视时，准妈妈也可以适当看一些英语类的节目和电影、电视剧，跟着它们来熟悉英语的语言环境。

准爸爸要多和胎宝宝说话

当你为即将做爸爸而欣喜的时候，切莫忘了胎教的责任。有关研究表明，胎宝宝在子宫内最适宜听男性中、低频调的说话声音，如果准爸爸坚持每天对宫内的胎宝宝讲话，能唤起胎宝宝最积极的反应，对胎宝宝出生后的智力及情绪的稳定大有裨益。

跟胎宝宝说话的时候，要注意准确地给他传达事物信息，比如关于颜色、形状、天气等，详细的信息更有利于引起胎宝宝的兴趣，提升胎教效果。

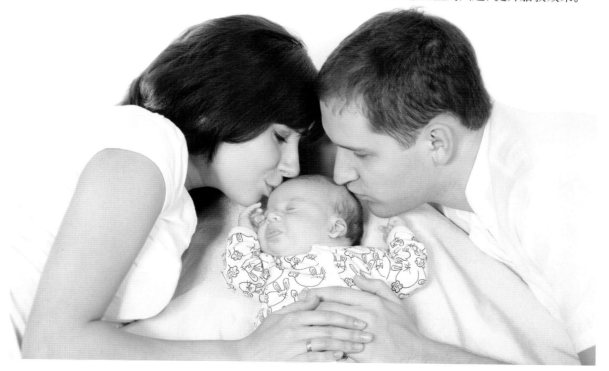

>>> 孕**23**周 <<<

胎儿发育

本周胎儿的身长为19~22厘米，体重在400克左右，骨骼和肌肉已经长成了，身材也比较匀称，可以说，他现在已经很健壮。胎儿肺中的血管已经形成，呼吸系统正在快速地建立，他不断地吞咽，但是要等到出生后才能完成真正的呼吸和排便动作。现在，胎儿的皮肤还是红红的、皱皱的，透过皮肤显露出的血管是皮肤变红的原因。

胎儿的嘴唇、眉毛和眼睫毛已各就各位，清晰可见，视网膜也已形成，因此，他现在具备了微弱的视觉，能模糊地看见东西了。并且听力基本形成，已经能够辨认准妈妈的说话声、心跳声和肠胃的蠕动声，不过，外界突如其来的大声响还是会惊吓到他。

准妈妈身体变化

随着子宫的增大，你的肚脐可能会凸出。同时，子宫扩展到了肚脐上方约3.6厘米处，刚好在膀胱上，所以你可能会发觉有液体渗漏到内裤，有时很难分辨究竟是羊水还是尿液。如果漏液没有味道，要怀疑羊水的可能，请及时去医院就诊。

到目前为止，你的体重估计已经增加5~7千克了，此后，你的体重还会保持每周0.5千克左右的增长速度。

请注意保证充足的休息时间。为了有利于血液顺利到达胎盘，我们建议你选择侧卧的睡眠姿势。如果你觉得这样不舒服，可以买个松软的枕头垫在两膝之间，以减轻侧卧的压力。

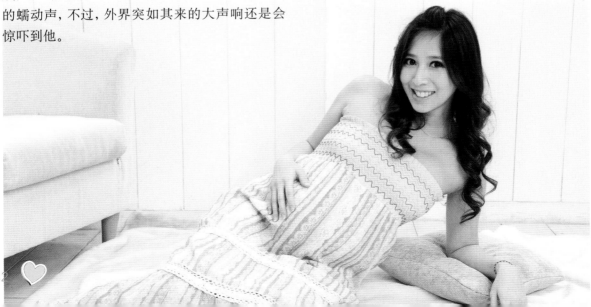

饮食营养必读

准妈妈能不能吃火锅

火锅作为一种大众菜深受人们的青睐，特别是在寒冷的冬天，一家人围坐在一起，边吃边交流，热气腾腾，其乐融融。但是，如果准妈妈也想加入其中的话，那就要讲究吃火锅的方法了。

❀ 最好在自己家吃

准妈妈喜爱吃火锅，最好自己在家准备，汤料可以按自己的口味调配，食物卫生营养更有保证。

❀ 食物要充分煮熟后再吃

火锅原料多是羊肉、牛肉、猪肉等，还有海鲜、鱼类。这些生肉片中都可能含有弓形虫的幼虫以及畜禽的寄生虫。它们虫体极小，寄生在畜禽的细胞中，肉眼是看不见的。而吃火锅时，人们习惯把肉片放到煮开的汤料中烫一下即吃，这短暂的加热不能杀死幼虫，进食后可能会造成感染。孕妇受感染后可能会累及胎儿，严重者发生流产、死胎、脑积水、无脑儿等。因此，准妈妈吃火锅，一定要把肉煮透后才能吃。

❀ 避免吃烫食

人的口腔、食管和胃黏膜比较柔嫩，一般只能耐受50℃~60℃的温度，超过这一温度时容易引起黏膜烫伤，而火锅的温度一般接近于100℃，刚从火锅取出的鲜烫食物，容易造成消化道黏膜的烫伤，准妈妈要注意避免。

❀ 火锅太远勿强伸手

假如火锅的位置距自己太远，不要勉强伸手够食物，以免加重腰背的压力，导致腰背疲倦及酸痛，最好请丈夫或朋友代劳。

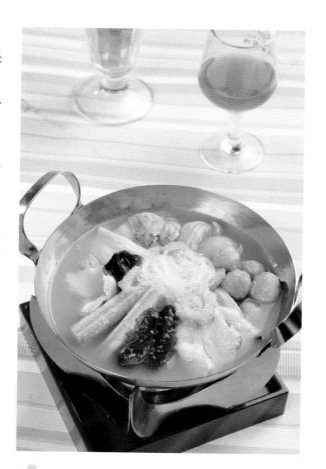

贴心小贴士

吃火锅时避免用同一双筷子取生食物及进食，这样容易将生食上沾染的细菌带进肚里，而造成泻肚及其他疾病。

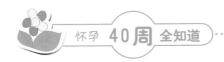

节假日准妈妈应注意哪些饮食问题

准妈妈在节假日里不能像其他人那样狂欢，在饮食上尤其要多加注意。

🌸 不要暴饮暴食

人们日常的作息规律常被打乱，有时候起床晚了连早餐也不吃了。睡醒后，处于十几小时的空腹状态，紧接着就是集中在午餐吃，甚至暴饮暴食，这样会增加肠胃的负担。过饱可导致急性胃肠炎、急性胰腺炎、胆囊炎等多种消化系统疾病的发生。

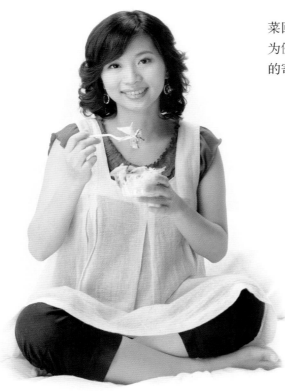

节假日的时候食物往往有油腻、过咸或不易消化的特点。平时患有糖尿病、高血压、消化不良等病症的准妈妈，在节假日期间应保持平时之忌口。

🌸 储存食物防变质

节前，不少家庭往往会大量采购食物，准妈妈一定要考虑冰箱的大小、就餐人数和室外气温的变化，谨防食物变质。任何在室温下保存2小时以上的食物或长时间暴露在空气中的食物，食用前一定要慎重。如果怀疑生鲜水果和蔬菜农药洗不干净，一定要坚持煮食、烹调或者削皮后食用。

节假日期间家里食品的量会比较多，剩下的饭菜回锅时未能煮透，也容易引起食物中毒。以肉类为例，如果烹调温度达不到100℃，就不能杀死其中的寄生虫和病菌。

贴心小贴士

如果在饭店就餐，将剩余菜品带回家时也要注意生、熟食品分开存放，对生鲜食品鱼类、肉类应和其他加工过的熟食分开包装。回家后，食品应包装或妥善盖好后储存，不要将热食物放入冰箱，这样会使冰箱耗电量增高。

日常保健必读

准妈妈做日光浴的注意事项

日光浴可以促进胎儿的发育，但是，日光浴要适度，过多地贪图享受日光浴是会影响准妈妈和胎儿的健康的。

✿ 准妈妈日光浴的好处

1 晒太阳能促使皮肤在日光紫外线的照射下制造维生素D，进而促进钙质的吸收和骨骼的生长。怀孕时准妈妈适当地进行日光浴，有益于对钙的吸收。

2 降低胎儿罹患多发性硬化症的概率。多发性硬化症是一种神经系统疾病，患者自身免疫细胞会错误地攻击神经元髓鞘，造成患者出现视觉障碍、肌肉无力等症状。

✿ 准妈妈如何进行日光浴

准妈妈冬天晒太阳应选择阳光温和的地方，慢慢加长日晒时间，可由十几分钟逐渐增至半小时，每天不要超过半小时，最好晒一会儿就到阴凉处休息片刻，身体感觉暖和了就适可而止。夏天的时候，准妈妈最好选择早晨或者傍晚出来活动活动，晒一晒太阳，并要穿宽松的衣服。阳光强烈的时候不要进行日光浴。

✿ 日光浴过度的危害

1 长斑、患皮肤癌的风险增高。在怀孕时，体内刺激黑色素细胞的激素含量要比平时高，使色素更容易沉着。长期暴露于紫外线辐射中不但会加剧皮肤的老化，还会增加患上一种名为黑色素瘤的皮肤癌的危险。日光浴可使孕妇脸上的色斑点加深或增多，出现妊娠蝴蝶斑或使之加重。假如准妈妈脸上已经出现了黄褐斑，就表示皮肤已经对日晒有了强烈的反应，需要多加注意了。如果此时再进行日光浴，黄褐斑会更多。

2 日光对血管的扩张作用，长时间的日光浴会加重准妈妈的静脉曲张。因此，准妈妈在烈日下外出活动时，还要注意防护，如戴草帽、太阳镜和用伞具等遮挡紫外线。

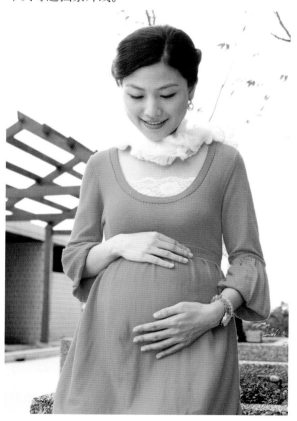

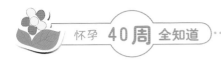

准妈妈怎样锻炼骨盆底肌肉

骨盆底肌肉承载着准妈妈的尿道、膀胱、子宫和直肠。增强骨盆底的肌肉力量，可以减轻压力性尿失禁，缩短第二产程的时间。

骨盆底肌肉练习还能促进准妈妈直肠和阴道区域的血液循环，预防痔疮，加快会阴侧切或会阴撕裂愈合。如果准妈妈在产后经常坚持进行骨盆底肌肉练习，不仅有助于准妈妈对膀胱的控制，而且会增强准妈妈阴道的弹性，让准妈妈产后的性生活更加幸福。

❀ 骨盆底肌肉练习方法

1 平躺，双膝弯曲。练习时，把手放在肚子上，可以帮助确认自己的腹部保持放松状态。

2 收缩臀部的肌肉向上提肛。

3 保持骨盆底肌肉收缩5秒钟，然后慢慢地放松，5~10秒后，重复收缩。

4 每天做3次，每次练习3~4组，每组10次。

❀ 骨盆底肌肉练习注意事项

1 在开始锻炼之前，要排空尿液。如果有必要的话，可以垫上护垫接住遗漏的尿液。

2 运动的全程，照常呼吸，保持身体其他部位的放松。

3 准妈妈可以将洗干净的一个手指放入阴道，如果在练习的过程中，手指能感觉到受挤压的话，就表明锻炼的方法正确。

4 随着骨盆底肌肉的不断增强，准妈妈可以逐渐增加每天练习的次数，并适当延长每次收紧骨盆底肌肉的时间。

贴心小贴士

准妈妈最好在刚怀孕时，就开始做盆底肌肉运动，产后也应该继续进行。如果准妈妈还没有开始做骨盆底肌肉练习，建议从现在就开始进行，并且要一直坚持下去，成为伴随准妈妈一生的好习惯。

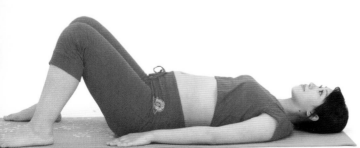

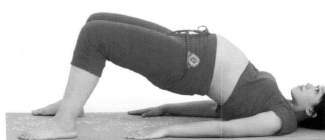

胎儿宫内发育迟缓的原因与诊断

胎儿宫内发育迟缓,是指孕37周后,胎儿出生体重小于2500克,或低于同孕平均体重的两个标准差。胎儿宫内发育迟缓不仅影响胎儿的正常发育,还影响儿童期及青春期的体能与智能发育。

❀ 胎儿宫内发育迟缓的主要原因

1 遗传因素
40%的胎儿宫内发育迟缓来自双亲的遗传因素,尤以母亲的遗传影响较大。

2 妊娠并发症
严重贫血、多胎妊娠、严重心脏病、产前出血等并发症状可导致胎儿宫内发育迟缓。

3 准妈妈孕期接触有害化学物质、X线照射、生活及工作周围环境污染等,也有一定的影响。

4 慢性血管疾病
如妊高征,可影响子宫胎盘血流及其功能,胎儿因长期缺血和营养不良,造成宫内发育迟缓。

5 营养因素
准妈妈营养不良,尤其是蛋白质和能量不足,或缺乏微量元素等。

6 胎盘因素
如胎盘发育不良、胎盘功能下降、脐带过长或扭转打结等。

❀ 胎儿宫内发育迟缓的诊断检查

1 产前检查。在孕28周后每周测量宫高,连续2次小于正常的第10百分位数,或准妈妈体重连续3次不增长者,应怀疑胎儿宫内生长迟缓。

2 B超检测胎儿的双顶径、胸围、腹围、股骨长度等指标,小于正常值则应该怀疑胎儿宫内生长发育迟缓。

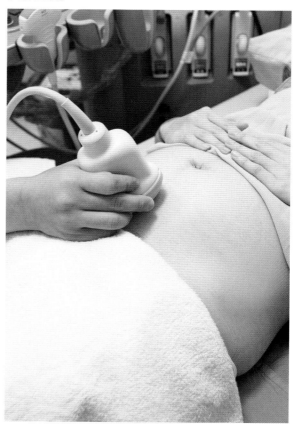

贴心小贴士

孕期有营养不良,合并有妊高征、多胎、羊水过多、孕期出血、肾病、心肺疾病、糖尿病或感染等,过去有先天畸形或胎儿宫内生长迟缓分娩史的准妈妈,发现异常就应该及早去医院检查。

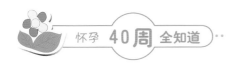
胎教时间

用闪光卡片和胎宝宝交流

闪光卡片就是写有彩色胎教信息的卡片,包括图形、英文字母、汉字、数字、算式等。这样的卡片是与胎宝宝交流时的好道具,能帮助准妈妈和胎宝宝进行想象。

拿起准备好的卡片,集中注意力凝视其形状和颜色,给胎宝宝描绘由此联想起来的事物,如:

1像"竖起来的铅笔""一根电线杆""食指"。

在一个苹果旁边再放一个苹果,就变成两个苹果,用算式表示就得出"1+1=2"这个式子,同时讲:"这里有一个苹果,我再从筐子里拿一个摆在这儿,现在变成几个了?"

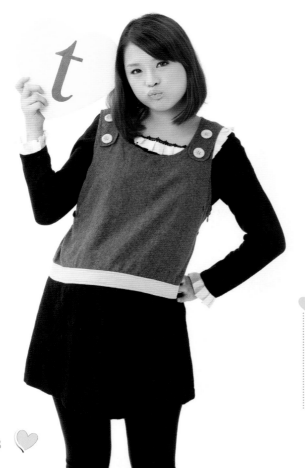

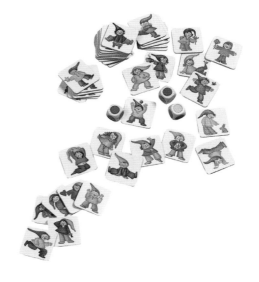

贴心小贴士

在进行胎教时,准妈妈的注意力要集中在眼前的事情上,和胎儿一起思考,代替胎儿回答问题,这样才能真正地起到胎教效果。

孕**24**周

胎儿发育

本周胎儿的身长为25~30厘米,体重为500~550克。胎儿此时在准妈妈的子宫中开始充满整个空间,所以他的活动会受到一些限制,最喜欢的活动仍然是抓住脐带,触摸四周。虽然体重增加了不少,但是胎儿还是显得很瘦,不过,他的身体正在协调生长,很快也会增加更多的脂肪。

胎儿的大脑发育得非常快,味蕾现在可能也在发挥作用了。现在棕色的脂肪已经开始沉积在颈部、胸部和大腿两侧,并将一直持续到足月,这种特殊的脂肪组织是为了使身体产生热量,维持体温。汗腺也正在形成。

准妈妈身体变化

照镜子时,你是不是已经发现你的肚脐转到肚子下去了?那是子宫扩张到肚脐以上了。由于乳房的膨胀和腹部的扩张,你的皮肤被进一步拉伸,可能会有发痒的感觉。脸上和腹部的妊娠斑更加明显并且增大。

如果这会儿正好是烈日炎炎的夏天,你还需要注意避免脱水,因为脱水可引发早产。一旦发现有胎动多于5次/小时,阴道分泌物有鲜血,面部、手水肿、尿痛、胃痛、下腰背疼等迹象,我们建议你及时去医院就诊。

饮食营养必读

准妈妈吃调味品有什么讲究

有的准妈妈在孕期食欲不佳，靠多食一些调味品如糖精、味精、食盐、香料等来提高食欲，不少调味品吃多了对准妈妈和胎儿的健康是不利的，准妈妈在选择调味料的时候一定要慎重。

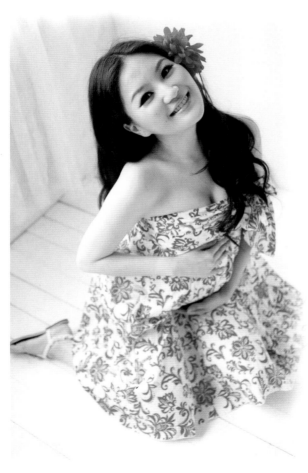

❀ 这些调味品不宜吃

怀孕后吃小茴香、大茴香、花椒、桂皮、辣椒、五香粉等热性香料，以及油炸、炒等热性食品，容易消耗肠道水分，使胃肠腺体分泌减少，造成便秘。发生便秘后，孕妇用力排便，令腹压增大，压迫子宫内胎儿，易造成胎动不安、胎儿发育畸形、羊水早破、自然流产、早产等不良后果。

❀ 这些调味品不宜多吃

1 食盐
食盐摄入量与高血压发病率有一定的关系，食盐摄入越多，发病率越高。孕期若过度摄入咸食，容易并发妊娠高血压综合征，严重者可伴有头痛、眼花、胸闷、眩晕等症状。准妈妈每日摄入食盐最多不能超过6克，酱油中含有18%的盐，准妈妈在计算盐的摄入量时要把酱油计算在内。

2 味精
味精的主要成分是谷氨酸钠，血液中的锌与其结合后便从尿中排出，味精摄入过多会消耗大量的锌，不利于胎儿神经系统的发育。

3 酱油
酱油中含有防腐剂，准妈妈不必忌食酱油，但饮食还是以清淡为好。

4 醋
过多食用醋和酸性食物是导致畸胎的元凶之一。尤其是怀孕最初半个月左右，准妈妈若大量摄入酸性食物，可使体内碱度下降，从而引起疲乏、无力。而长时间的酸性体质，不仅使母体罹患某些疾病，最重要的是会影响胎儿正常的生长发育，甚至可导致胎儿畸形。

准妈妈吃姜、蒜有哪些讲究

鲜生姜中的姜辣素能够刺激胃肠黏膜，令人开胃，使消化液分泌增多，有利于食物的消化和吸收。姜辣素对心脏和血管都有刺激作用，能使心跳及血液循环加快，汗毛孔张开，有利于体内的废物随汗液排泄。

大蒜含有蛋白质、脂肪、糖以及多种矿物质和维生素。准妈妈吃大蒜能促进血液循环，还能促进胎儿的智力发育。大蒜对多种病毒、细菌有杀灭作用，还有抗真菌、抗原虫的作用，有利于准妈妈对抗感冒。

虽然姜、蒜的好处颇多，但均属于刺激性食品。准妈妈在整个妊娠期间不宜过多吃刺激性食品，所以对姜、蒜的吃法也有一定的讲究。

✿ 准妈妈吃姜要注意什么

1 食量适度
生姜辛温，属于热性食物，多吃容易使准妈妈口干烦渴。

2 准妈妈如生痱子、疖疮、痔疮、肾炎、咽炎或者上呼吸道有感染时，不宜长时间食用，或应禁食生姜，以防病情加重。

3 生姜红糖水只适用于风寒感冒或淋雨后的畏寒发热，不能用于暑热感冒或风热感冒。

4 不要食用已经腐烂的生姜
腐烂的生姜会产生一种毒性很强的有机物——黄樟素，能损害肝细胞。

✿ 准妈妈吃蒜要注意什么

1 吃大蒜不能过量
每天吃生蒜2~3瓣，或熟蒜4~5瓣即可，吃过多可能使肠道变硬，造成便秘。空腹最好不吃，否则可能引起急性胃炎。

2 把大蒜捣碎吃最有价值
在大蒜的鳞茎中含有蒜氨酸和蒜酸，这两种成分在鳞茎中各自存在、互不相干。只有把鳞茎捣碎使两者接触，蒜氨酸才能在蒜酸的作用下分解，生成有挥发性的大蒜辣素。

3 阴虚火旺的准妈妈不宜食用
经常有面红、午后低热、口干便秘、烦热等表现的准妈妈不要吃太多的大蒜，因为大蒜会让阴虚的症状加剧。

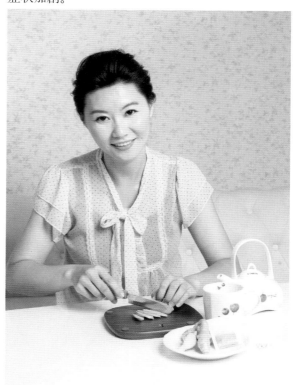

日常保健必读

如何打造有利于睡眠的卧室环境

随着胎儿一天天长大，准妈妈的身体也变得越来越沉重，休息好对准妈妈来说也越来越重要，这时候，重新打造一个有利于准妈妈睡眠的卧室环境是很有必要的。

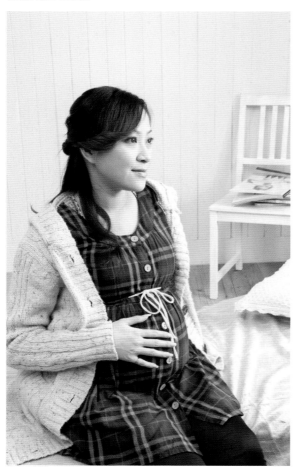

❀ 温度

居室中最好保持一定的温度，即20℃~22℃。温度太高，使人头昏脑涨或烦躁不安；温度太低，则容易感冒。

❀ 湿度

居室中最好保持一定的湿度。湿度太低，使人口干舌燥，鼻干流血；湿度太高，使被褥发潮，人体关节酸痛。所以，室内太干时，可在暖气上放水盆，在炉上放水壶或洒水；室内太湿，可以放置去除潮湿的木炭或打开门窗通风。

❀ 声音

噪声不利于准妈妈的健康和胎儿的发育，它会使准妈妈心烦意乱，会使胎儿不安，甚至脑功能发育受挫。但是，过于寂静会使准妈妈感到孤独、寂寞，使胎儿失去听觉刺激，所以，二者均不可取。家中可以经常播放一些有益的胎教音乐。

❀ 灯光

灯光应以柔和为原则。为了出入方便而又不影响睡觉气氛，床头最好安一盏起夜灯，这样既能满足照明的需要，又不会过于亮眼，刺激视觉，影响睡眠。

❀ 颜色

卧室的色调要以宁静、和谐为主旋律。色彩宜淡雅一些，太浓的色彩也难以取得满意的效果，如果房间偏暗、光线不足，最好选用浅暖色调。

准妈妈容易发生昏厥怎么办

不少准妈妈在睡醒、久坐、久蹲之后要起身站立时，会突然一阵眩晕，状况轻微者可能只会短暂地晕个几秒钟就恢复了，但严重者则可能会严重眩晕而失去知觉，导致摔倒，可能会造成脑部或身体受伤！

❀ 准妈妈容易发生昏厥的原因和应对办法

准妈妈容易发生昏厥的原因	表现症状	应对办法
供血不足，血压偏低。准妈妈常常会发生供血不足、大脑缺血的情况，妊娠的早、中期，由于胎盘形成，血压会有一定程度的下降。血压下降，流至大脑的血流量就会减少，造成脑供血不足，使脑缺血、缺氧，从而引起头晕	一般在突然站立或乘坐电梯时会晕倒	准妈妈要避免久蹲久坐后突然站立。这种一时性的脑供血不足，一般在孕7月时即可恢复正常
进食过少，血糖偏低，运输到脑组织的糖就相对减少，而脑组织不能进行无氧糖酵解，随之发生缺血反应。导致脑活动受影响，出现低血糖昏厥	有时发作性头晕，伴有心悸、乏力、冷汗，一般多在进食少的情况下发生	早餐应多吃牛奶、鸡蛋等食物，随身带些奶糖，一旦头晕发作，马上吃糖，可使头晕得以缓解
体位不妥，压迫血管。这类准妈妈的头晕属于仰卧综合征，是孕晚期由于子宫增大压迫下腔静脉导致心脑供血减少引起的	一般在仰卧或躺坐于沙发中看电视时容易头晕昏厥	避免仰卧或半躺坐位，即可防止头晕的发生。如发生头晕，应马上侧卧

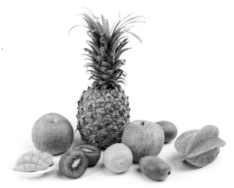

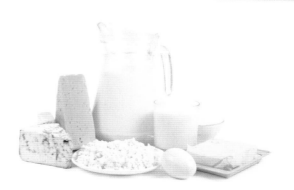

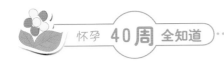
可以帮助准妈妈消除腿部水肿的小窍门

据统计，约有75%的准妈妈在怀孕期间会发生水肿现象，并且越接近生产日越严重，如果又碰上天热，则会更加明显。水肿不会对胎儿产生不良的影响，产后会自愈，但孕期会给准妈妈带来一些不便，准妈妈在起居上可以多加防范。

❀ 保持侧卧睡眠姿势，并保证充分的休息

这可以最大限度地减轻早晨的水肿，建议准妈妈在睡前(或午休时)把双腿抬高15~20分钟，加速血液回流、减轻静脉内压，缓解孕期水肿。

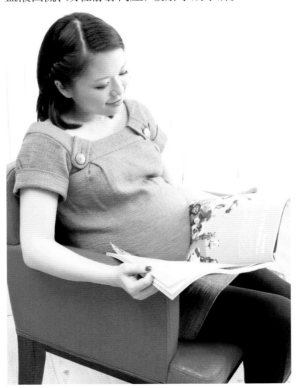

❀ 注意保暖，不要穿过紧的衣服

当患有水肿时，必须保证血液循环畅通、气息顺畅，所以不能穿过紧的衣服。

❀ 避免久坐久站，经常改换坐立姿势

准妈妈步行时间不要太久；坐着时应放个小凳子搁脚，以促进腿部的血液循环通畅，每隔半小时就要站起来走一走；站立一段时间之后就应适当坐下休息。

❀ 适当运动

散步、游泳等都有利于小腿肌肉的收缩，使静脉血顺利地返回心脏，减轻水肿。平时可以做简单的腿部运动：晚上仰卧于床上，双腿高高竖起，靠在墙上，保持5~10分钟，这样可以消除紧张过度，促进血液循环。

❀ 选择一双合脚的鞋

腿部水肿时可能会辐射到脚部，平时的鞋会变得不合脚，准妈妈穿着太小的鞋会加重水肿，因此，如果发生水肿，应考虑再去选一双合脚的鞋。

贴心小贴士

孕期水肿一般属于生理性正常现象，但也有一些疾病，如妊娠高血压综合征、肾脏病或其他肝脏方面的疾病也会引起水肿，这属于病理性水肿。准妈妈一旦出现心悸、气短、四肢无力、尿少等并发症时，一定要尽快去医院检查。

胎教时间

美食胎教——红豆燕麦紫米粥

原料 （1人份）红豆50克，燕麦30克，紫米1杯约100克。

调料 红糖、冰糖。

做法

① 红豆洗净后，以清水浸泡约1小时，沥干备用。

② 燕麦以清水洗净备用。

③ 紫米洗净后，以清水浸泡约30分钟，沥干备用。

④ 取一汤锅，将所有材料倒入锅内煮沸后，转中小火煮约30分钟，焖约20分钟即可开锅食用。

功效

红豆的铁质含量相当丰富，能利水、清热解毒，且具有很好的补血功能；燕麦所含丰富的纤维素有润肠通便的作用；紫米含有丰富的B族维生素，有助新陈代谢，还有补血、益脾胃等功效。

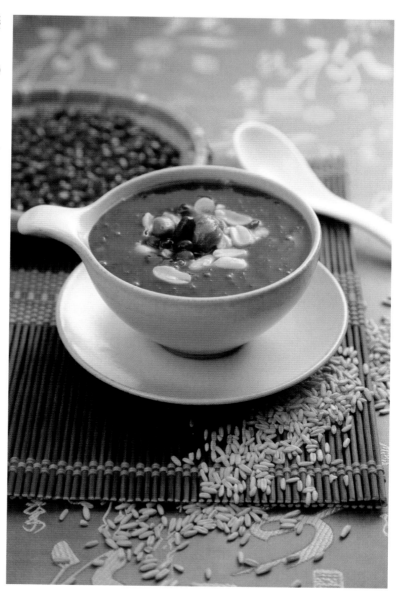

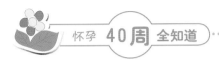
>>> 孕 **25** 周 <<<

胎儿发育

　　25周的胎儿身长约30厘米，体重在600~700克。胎儿这时候在准妈妈的子宫中占据了相当大的空间，他的身体比例很匀称，不过，皮肤仍然很薄，而且有很多的小皱纹，几乎没有皮下脂肪，但看起来较上周饱满了些。本周胎儿舌头上的味蕾正在形成，所以胎儿现在已经可以品尝到食物的味道了。

　　这一周，胎儿的大脑细胞迅速增殖分化，体积增大，他的脑波图像和那些足月出生的宝宝相像，大脑处理视觉和听觉信息的部分正在活动，同时大脑半球的划分仍在继续。准妈妈在此时可以多吃些健脑的食品，如核桃、芝麻、花生等。

准妈妈身体变化

　　你的子宫已经发展到足球般大小了！感觉到子宫的顶部在肚脐至胸骨的中间了吗？腹部愈加沉重的你，腰腿疼痛更加明显，肚子、乳房上的妊娠纹也逐渐增多。

　　由于黄体酮分泌的变化，以及子宫压迫胃部，你的胃排空减慢，同时幽门肌肉松弛导致酸逆，所以，现在的你最好少量多餐，同时避免油腻、辛辣之物。

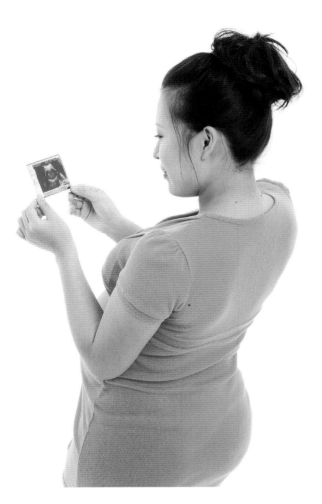

饮食营养必读

妊娠中期如何补铁

进入本月之后，随着胎儿的不断生长发育，以及准妈妈自身血容量的不断增加，对矿物质铁的需求量日渐增加。为了避免出现缺铁性贫血，准妈妈应注意及时补充铁质。

❀ 多吃富铁食物

适当多吃瘦肉、家禽、动物肝脏及血(鸭血、猪血)、蛋类等富铁食物。豆制品含铁量也较多，肠道的吸收率也较高，要注意摄取。主食多吃面食，面食较大米含铁多，肠道吸收也比大米好。

❀ 多吃有助于铁吸收的食物

水果和蔬菜不仅能够补铁，所含的维生素C还可以促进铁在肠道内的吸收。因此，在吃富铁食物的同时，准妈妈最好一同多吃一些水果和蔬菜，也有很好的补铁作用。

❀ 用铁炊具烹调饭菜

做菜时尽量使用铁锅、铁铲，这些传统的炊具在烹制食物时会形成可溶性铁盐，有利于肠道吸收。

贴心小贴士

铁剂一般在十二指肠被吸收。当机体不缺铁时，铁的吸收停止，过多的铁会从肠道排出，所以，口服铁剂一般不会引起过量中毒。注射铁剂时则要注意用量。

失眠的准妈妈可以吃哪些助眠食物

不少准妈妈都会出现失眠的症状，要多加注意饮食的调理。有些食物能缓和紧绷的肌肉，平稳紧张的情绪，让人获得平静，准妈妈常吃这些食物有助于提高睡眠质量，摆脱失眠困扰。

❀ 多吃富含松果体素的食物

人的睡眠质量与大脑中一种叫松果体素的物质密切相关。夜晚，黑暗会刺激人体合成和分泌松果体素，它会经血液循环而作用于睡眠中枢使人体产生浓浓的睡意。天亮时，松果体素受光线刺激就会减少，使人从睡眠状态中醒来。因此，准妈妈多吃燕麦、甜玉米、番茄、香蕉等食物将有助于睡眠。

❀ 多吃含铜食物

矿物质铜和人体神经系统的正常活动有密切的关系。当人体缺少铜时，会使神经系统的抑制过程失调，致使内分泌系统处于兴奋状态，从而导致失眠。含铜较多的食物有乌贼、鱿鱼、蛤蜊、蚶子、虾、动物肝肾、蚕豆、豌豆和玉米等。

❀ 多吃葵花子

葵花子含多种氨基酸和维生素，可调节脑细胞的新陈代谢，改善脑细胞的抑制机能。睡前吃些葵花子，可促进消化液的分泌，有利于消食化滞、镇静安神、促进睡眠。

❀ 睡前喝一杯牛奶

牛奶中含有两种催眠物质，其中一种是能够促进睡眠的以血清素合成的色氨酸，另外一种则是具有类似麻醉镇静作用的天然物质。睡前喝一杯加糖的牛奶可以让准妈妈睡得更熟。

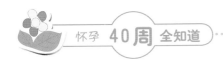
日常保健必读

准妈妈皮肤过敏怎么办

孕期准妈妈身体容易燥热，免疫系统也产生了变化，这会使得准妈妈的皮肤容易出现过敏现象。另外，受胎儿的分泌物、排泄物的影响，服用过多的补品、吃过敏食物也会引起皮肤过敏。所以，准妈妈在怀孕期间不要补得太多，以前如果吃某种食物会过敏，怀孕的时候就要禁止吃。如果在吃某种食物时出现全身发痒或者气喘、心慌的症状，要立刻停止食用。

❀ 皮肤过敏不要乱用药

皮肤过敏本身不会对胎儿造成不良的影响，可是如果乱用药物的话，某些药物就有可能进入胎盘，妨碍胎儿的生长发育，导致胎儿出现畸形或罹患疾病。所以，准妈妈一旦出现皮肤过敏，不要私自买药，要立即去医院就诊。

准妈妈皮肤过敏了，建议不妨用绿豆煮成汤，煮到绿豆壳稍稍开裂即可熄火，不加任何调料，只喝汤。但绿豆偏寒，体质原本就虚寒的准妈妈要少吃。

❀ 如何预防皮肤过敏

1 保持个人卫生和环境卫生，每天用温水清洗脸部和身体，穿着透气的纯棉衣裤，千万不要随便抓挠皮肤，这样会加重症状。

2 定期清洗床上用品，室内保持清洁、透气。

3 避免大吃大喝，少吃油腻食物、甜食以及刺激性食物，多吃蔬菜和水果。尤其是花椰菜和柑橘，是很好的抗过敏食物。

准妈妈采取什么样的睡姿更健康

随着准妈妈的肚子越来越大，这个时候，需要巧妙调整睡姿来缓解睡眠不适。

❀ 左侧卧位是最佳睡眠姿势

由于子宫是一个右旋的器官，会压迫右侧输尿管，怀孕后子宫增大，这种情况会更为严重，可能导致出现尿液逆流现象，可致肾盂积水。左侧卧位可减轻妊娠子宫对下腔静脉的压迫，增加回到心脏的血流量，可使肾脏血流量增多，尿量增加；另外，子宫大多向右旋转，左侧卧位可改善子宫血管的扭曲，改善胎儿的脑组织的血液供给，有利于胎儿的生长发育。准妈妈睡觉时上面的腿向前弯曲接触到床，这样腹部也能贴到床面，感觉稳定、舒适。不过，准妈妈若是一直坚持左侧睡，时间长了容易压迫左腿，左腿发麻并疼痛难忍，无法入睡，可偶尔变换一下睡姿，选择右侧卧位，这样准妈妈可以舒服些，避免外力的直接作用。

❀ 准妈妈不宜仰睡

仰卧时，增大的子宫会压迫位于脊柱前的下腔静脉，阻碍下半身的血液回流到心脏，而出现低血压，准妈妈会感觉有头晕、心慌、恶心、憋气等症状，且面色苍白、四肢无力、出冷汗等，供应子宫、胎盘的血流量也相应减少。仰卧时增大的子宫还会压迫骨盆入口处的输尿管，影响排尿量，使准妈妈下肢水肿加剧，加重痔疮症状。

准妈妈应如何预防尿路感染

由于女性特殊的生理特点和怀孕期间的身体变化,孕期很容易发生尿路感染,发生率高达7%~10%。严重的尿路感染对准妈妈和胎儿的危害很大,准妈妈要注意预防尿路感染。

✿ 预防尿路感染的方法

1 准妈妈要养成多饮水的习惯,饮水多、排尿多,尿液可以不断冲刷尿道,使细菌不易生长繁殖。

2 要特别注意外阴部的清洁,每次排尿后必须吸干外阴部残留的尿液,否则细菌很容易繁殖。

3 饮食宜清淡,可吃冬瓜、西瓜、青菜等清热利湿的食物,也可用莲子肉、赤豆、绿豆等煮汤喝,既有利于减少尿路感染的发生,还可以保胎、养胎。

4 裤子要宽松,太紧的裤子会束压外阴部,使得细菌容易侵入尿道。最好每天换一次内裤,内裤要用纯棉织品,煮沸消毒,并经日晒最好。

5 保持大便通畅,以减少对输尿管的压迫。

5 无论大、小便,都要用流动水(最好是温开水)从前向后冲洗阴部,然后用煮沸过的干净毛巾从前向后擦干净。

6 睡觉时应采取侧卧位,以减轻对输尿管的压迫,使尿流通畅。

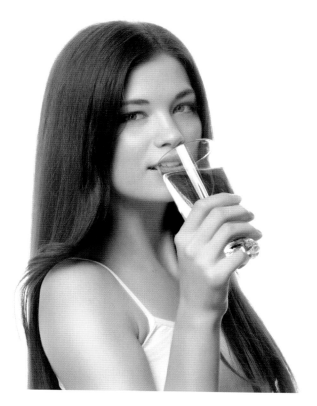

贴心小贴士

准妈妈最好每月都去医院做一次尿液检查,如果确诊患了尿路感染,一定要尽量在早期彻底治愈,不要任病情继续发展。治疗时准妈妈一定要跟医生说明怀孕的情况,以便医生选择对胎儿无害的药物。

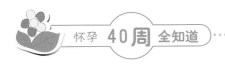

胎教时间

准妈妈多动脑，做些动脑小游戏

准妈妈的思想活动对胎宝宝大脑发育的影响非常大，准妈妈旺盛的求知欲可以使胎宝宝不断接受刺激，有利于他大脑神经和细胞的发育，准妈妈勤于动脑，胎宝宝会更聪明。

平缓不刺激的动脑游戏都适合准妈妈玩，如拼图、拼板、魔方、九连环、积木、数独、猜谜、脑筋急转弯等，当然，也可以动员准爸爸一起玩，另外，还可以跟准爸爸玩跳棋、五子棋等。

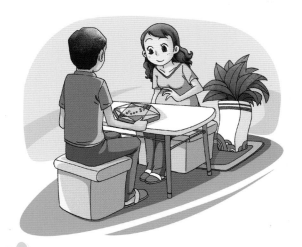

贴心小贴士

在职准妈妈，平时工作消耗脑力较多，胎宝宝也可同步得到锻炼，业余训练可以少一些。而专心在家养胎的准妈妈则一定要多做脑力练习，别让胎宝宝养成懒得动脑的习惯。

简笔画：各式各样的车

简笔画不仅可以提升你的想象力、创造力，对胎宝宝的大脑发育也有促进作用。今天，再来画画各式各样的车子吧。

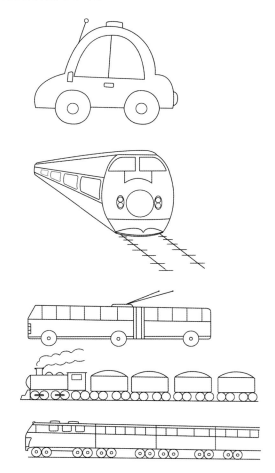

孕 26 周

胎儿发育

本周胎儿的坐高（顶臀长）约23厘米，从头到脚长约35厘米，重约900克。这一周，胎儿的听觉器官发育成熟，此时耳朵的结构基本上和出生时相同，他的传音系统完成，对声音的反应更灵敏，由声音引起的反应也更强烈。

胎儿在这时候已经可以睁开眼睛了，如果这时候准妈妈用手电筒照自己的腹部，胎儿会自动把头转向光亮的地方，这说明胎儿视觉神经的功能已经开始起作用了。

胎儿的皮下脂肪已经开始出现，但这时候的胎儿依然很瘦，全身覆盖着细细的绒毛，从现在到出生，胎儿的脂肪迅速累积，他的体重会增长3倍以上。胎儿需要脂肪来帮助他适应离开子宫后外界更低的温度，并提供出生后头几天的能量和热量。

准妈妈身体变化

一般情况下，目前你体重大概会比孕前增加7~10千克。而子宫的顶部也已经上升到了肚脐以上6.25厘米的地方。用手抚摸的时候，你可以感觉到子宫位置的变化。

最近的你可能会觉得心神不安、睡眠不好，这是很正常的，一方面是由于日渐增大的腹部让你不再那么舒适，另一方面可能来自于对日益临近的分娩的恐惧。不过，你还是应该为了胎儿的健康发育保持足够的睡眠休息时间，白天有机会就打几个盹儿补补觉吧，记得心情也要保持良好。

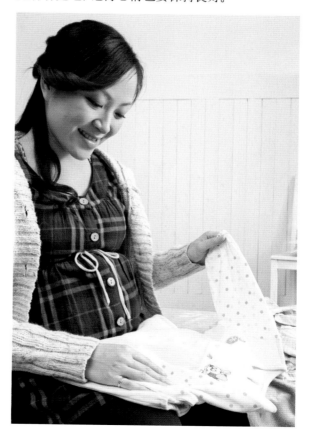

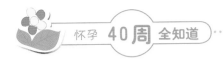

饮食营养必读

哪些食物可以防治便秘

进入孕中期之后，准妈妈由于体内的激素水平发生变化，黄体酮分泌增加，使肠道的蠕动减慢；同时，随着子宫的逐渐增大，会慢慢压迫到排便肌肉，这些都会造成准妈妈容易出现便秘的现象。

要想改善孕期便秘的症状，准妈妈可以多吃以下食物。

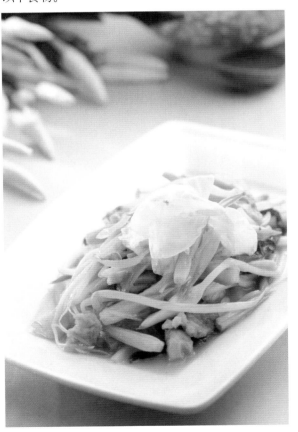

1 含粗纤维较多的食物

粗纤维经过肠道的消化和吸收，仍有较大部分留存于肠道内。这些纤维一方面可以增加粪便的容量，另一方面刺激肠壁，促进肠蠕动，有利于粪便的排出。这类食物主要有各种粗粮、蔬菜、水果等，如番薯、小麦、玉米、大豆、竹笋、青菜、菠菜、芹菜、茭白等。

2 含有丰富脂肪的食物

脂肪丰富的食物有显著的润肠通便的作用，主要有核桃仁、黑芝麻、花生仁、芝麻油等。

3 含蛋白质的食物

充足的蛋白质能给胃肠以动力，使胃肠蠕动有力量。准妈妈可以适当摄入优质高蛋白质的食物（牛肉、猪瘦肉、蛋白粉、酸奶等），尤其是富含双歧杆菌等益生菌的酸奶，可改善胃肠内菌群，抑制腐败细菌的繁殖，使肠内环境干净。

4 含有大量水分的食物

黄瓜、番茄、鸭梨这些食物可补充肠道内的水分，提高粪便的含水量，增加其柔软程度，有利于粪便的顺利排出。

> **贴心小贴士**
>
> 有便秘问题的准妈妈要养成定时排便的习惯，保证每天排便一次。每天早上和每次进餐后最容易有便意，肠蠕动较快，一有便意就要及时如厕。千万不要随便用泻药、蓖麻油、番泻叶等有刺激性的药物，这些药物可能会引起腹部绞痛，容易引起子宫收缩，严重时甚至可导致流产。

哪些食物能让准妈妈吃出好心情

有些食物会通过改变脑细胞的活动方式，影响神经传送的功能，从而打开通往脑细胞的大门，而那些影响心情的化学物质便得以进入，于是为我们制造出健康愉悦的情绪。所以，准妈妈想要拥有好心情，可以从不同的食物着手。

营养素	营养功效	含此营养素的食物
色氨酸	色氨酸被人体吸收后，能合成神经介质 5- 羟色胺，使心情变得平静、愉快	鱼肉、鸡肉、蛋类、奶酪、燕麦、香蕉、豆类及其制品等
酪氨酸	酪氨酸是维持脑部功能所需的物质，在体内转化成肾上腺素，能提升积极的心态	乳制品、柑橘等
维生素 B_6	维生素 B_6 在体内累积到一定程度后，会产生一种"抗抑郁剂"，起到缓解抑郁情绪的作用	大豆、燕麦、核桃、花生、动物肝脏等
维生素 E	维生素 E 能帮助脑细胞最大限度地获取血液中的氧，使脑细胞活跃起来	麦芽、大豆、坚果、植物油和绿叶蔬菜
叶酸	叶酸能提高大脑 5- 羟色胺水平，有效抗击抑郁情绪	绿叶蔬菜、菜花、动物肝脏等

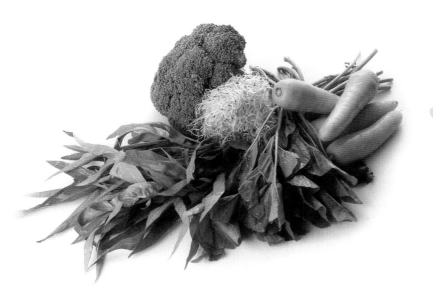

♥ 贴心小贴士

含色氨酸丰富的食物与糖类含量多的食物，如蔬菜、水果、米、面等一起食用；含叶酸丰富的食物与含维生素C丰富的菜花、柑橘类食物同食，可以增加营养的吸收率。

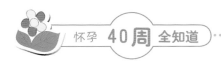

日常保健必读

孕期如何防蚊虫叮咬

准妈妈呼气量比非妊娠妇女大21%，呼出的潮湿气体与二氧化碳对蚊子具有相当的吸引力。另外，准妈妈腹部温度相对于非妊娠妇女高，皮肤表面所散发的挥发性物质就多，这种由皮肤细菌产生的化学信号很容易被吸血蚊子嗅到而成为叮咬的目标。而怀孕之前准妈妈可以直接用药水灭蚊，现在不能使用灭蚊药了，那准妈妈该怎么灭蚊、防止蚊虫叮咬呢？

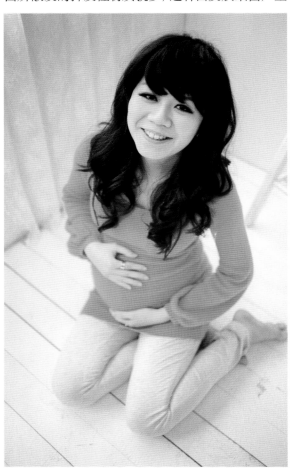

❀ 适合准妈妈的防蚊虫方法

1 挂蚊帐
在准妈妈的卧室里用蚊帐是最安全保险的方法，既能避蚊又防风，还可吸附飘落的尘埃，过滤空气。

2 电蚊拍
通过电能在网面上形成一层电网，击中蚊子后电流通过蚊子的身体，将蚊子烧死。

3 捕蚊灯
捕蚊灯是利用蚊子的趋光性及对特殊波长的敏感性，诱使蚊子接触网面，通过高压电瞬间将蚊子烧焦。捕蚊灯最好摆放在高于膝盖的地方，且离地面不要超过180厘米。使用捕蚊灯时，其他室内光源要统统关掉，以免影响捕蚊效果。

4 彩色灯泡除蚊法
在室内安装橘红色灯泡，蚊子害怕橘红色的光线，用色彩达到驱蚊效果。

5 人工捕杀法
每天天黑之前以及早晨起床后，蚊子喜欢停在纱门与纱窗上，利用这一机会可以有效捕杀蚊子。

❀ 蚊虫叮咬伤处理方法

1 用大蒜或薄荷叶挤出汁擦在被咬处，这些天然的东西不会给准妈妈带来伤害。

2 用肥皂水或盐水涂抹在蚊子叮咬后的地方，可以有效地治疗蚊子叮咬后带来的痒痛。

怎样减轻耻骨联合疼痛

骨盆前端中央的部分就叫作"耻骨"。耻骨是两片骨头，中间有空隙而非紧靠在一起，两片骨头间靠几个韧带构成的纤维软骨性的组织连接起来，这个区域就叫"耻骨联合"。

❀ 耻骨联合疼痛的原因

在怀孕的时候，弛缓素和黄体素这两种激素可以帮助韧带松弛，使得骨盆的伸缩性变大，以给予胎儿更多的生长空间，并有利于分娩的进行。因此，耻骨联合分离几乎会发生在所有准妈妈身上。

一位未怀孕的女性，其两片耻骨间的正常距离为4~5毫米，一旦怀孕，在激素的作用下，两者间的距离至少会增加2~3毫米，因此，若耻骨间宽度在9毫米以下，在妊娠的情况下是属于正常的范围，通常没有症状，即便有疼痛也不太明显；一旦两者之间的距离超过9毫米，则属于耻骨联合过度分离，就会引起较严重的疼痛。

❀ 耻骨联合疼痛的症状

疼痛自臀部或髋部开始，向下沿大腿外侧、小腿至足背外侧，呈放射性疼痛或持续性钝痛，严重者下肢肌肉痉挛，活动受限，甚至连走路都受影响。

❀ 如何减轻耻骨联合疼痛

1 适当休息、少活动，必要时可用托腹带托起增大的子宫，减少腰肌的受力。

2 采用坐姿时在背后放置腰枕，让腰部有一个着力点，避免双腿张开地跨坐。

3 睡觉时将一个枕头放置于两腿间。

胎儿脐带绕颈要紧吗

脐带的一端连于胎儿的腹壁脐轮处，另一端附着于胎盘。在空间并不大的子宫内，胎儿借助脐带悬浮于羊水中，胎儿会翻滚打转，经常活动，动作幅度较大时有可能发生脐带缠绕。

❀ 脐带绕颈的危害

脐带绕颈的发生率比较高，如脐带绕颈松弛，准妈妈不必担心，其实，胎儿是非常聪明的，当他感到不适时，会采取主动方式摆脱窘境。当脐带缠绕较紧时，他就会向别的方向运动，寻找舒适的位置，左动动、右动动，当他转回来时，脐带缠绕就自然解除了。

当然，如果脐带绕颈圈数较多，胎儿自己运动出来的机会就会少一些。如果脐带绕颈过紧，可使脐血管受压，致血循环受阻或胎儿颈静脉受压，使胎儿脑组织缺血、缺氧，造成宫内窘迫甚至死胎、死产或新生儿窒息。

❀ 如何照顾脐带绕颈的胎儿

1 坚持数胎动，发现胎动过多或过少时，及时去医院检查。因为若脐带缠绕过紧，会导致胎儿缺氧，而胎儿缺氧最早期的表现是胎动异常，即胎动会明显减少或异常增加。

2 坚持做好产前检查，及时发现并处理胎儿可能出现的危险状况。

3 要注意的就是减少震动，保持睡眠左侧卧位。

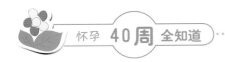
胎教时间

变幻无穷的七巧板游戏

七巧板是一种拼图游戏，简简单单的七块板，竟能拼出千变万化的图形，是启发智力，锻炼观察力、想象力的好道具，准妈妈玩七巧板也有助于开发胎宝宝的智力。

怎样更有趣地玩七巧板：

1 拼几何图形，如三角形、平行四边形、不规则的多角形等。

2 拼各种人物形象或者动物，如猫、狗、猪、马等，或桥、房子、塔，或是中、英文字符号。

3 说故事，将数十幅七巧板图片连成一幅幅连贯的图画，再根据图画内容说给胎宝宝听，如先拼出数款猫、几款狗、一间屋，再以猫和狗为主角给胎宝宝讲述一个动人的故事。

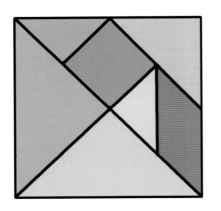

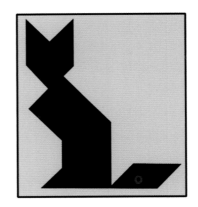

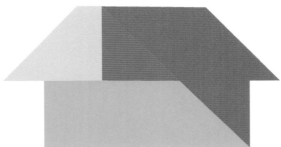

孕27周

胎儿发育

27周的胎儿身长大约38厘米，体重约900克。此时，胎儿大脑已经发育到了一定的水平，大脑皮层表面开始出现特有的沟回，脑组织快速地增长，大脑开始可以发出命令来控制全身机能的运作和身体的活动。胎儿在子宫内也已经形成嗅觉，掌握了寻找母乳的本领。

胎儿这时候眼睛已经可以睁开和闭合了，同时有了睡眠周期，能通过准妈妈大脑的激素来区别昼夜。由于开始有了原始的睡眠周期，所以胎儿可能会做梦了。

准妈妈身体变化

你的体重增长幅度在加大。子宫接近了肋缘，因此，你有时候会感觉气短。你会感觉到胎儿胎动的次数增多了，这是正常的。

在注意控制体重增长幅度的同时，一定要注意饮食的质量。同时，还可以适当地看些关于分娩的录像，参加些分娩的课程，这可以帮助你减轻生产前的精神负担。

胎儿基本上形成了自己的作息时间，但可能和你的生物钟不一致。所以你睡觉的时候，胎儿可能正动得欢呢，闹得你不得安宁。如果你觉得胎儿活动的次数比平常少，则要及时咨询产科医生。

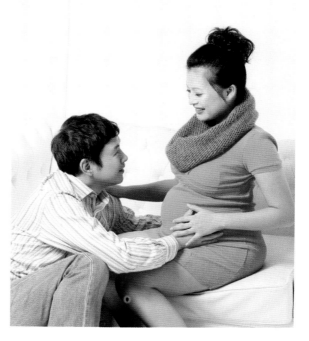

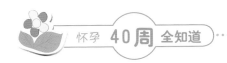
饮食营养必读

准妈妈宜多吃的植物健脑食品有哪些

准妈妈的饮食与胎儿的健脑关系极大。它直接影响胎儿的生长发育，特别是脑的发育。大脑的发育在胎儿期共有2次高峰，第一次在妊娠三四个月内，第二次在妊娠7个月到足月。准妈妈可不能错过。

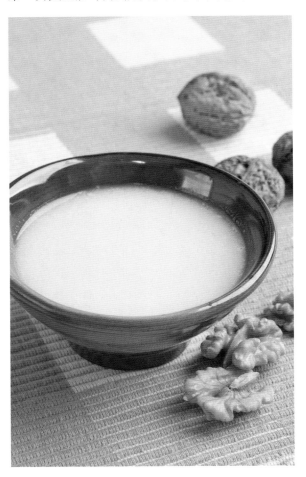

❀ 准妈妈宜多吃植物健脑食品

大脑质量的50%~60%是脂肪，而且绝大部分是不饱和脂肪。不饱和脂肪主要来源于植物类食物。不少植物健脑食品都含有亚油酸甘油酯，这种油脂是胎儿大脑和视觉功能发育所必需的营养成分，如果准妈妈没有足够的供给，胎儿就无法形成健康的大脑。而且神经系统一旦形成，就再也无法修补，将导致宝宝成人以后，注意力缺陷、多动性障碍、冲动、焦虑、发脾气、睡眠不好、记忆力差等症，精神失调的概率是常人的6倍。

❀ 适合准妈妈食用的植物健脑食品

1 核桃
核桃的营养丰富， 500克核桃相当于2.5千克鸡蛋或4.75千克牛奶的营养价值，对大脑神经细胞特别有益。

2 小米和玉米
小米和玉米中蛋白质、脂肪、钙、胡萝卜素、维生素的含量是非常丰富的，是健脑和补脑的有益主食。

3 海产品
海产品可为人体提供易被吸收利用的钙、碘、磷、铁等无机盐和微量元素，对于大脑的生长发育有着极高的效用。

4 芝麻
芝麻，特别是黑芝麻，含有丰富的钙、磷、铁，同时含有19.7%的优质蛋白质和近10种重要的氨基酸，这些氨基酸都是构成脑神经细胞的主要成分。

妊娠糖尿病患者的饮食有哪些要求

妊娠期糖尿病的饮食管理对糖尿病的控制至关重要。调整准妈妈的饮食结构，将体内的血糖水平控制在正常的范围，对母体和胎儿就基本上不会产生影响。

❀ 少食多餐

为维持血糖值平稳及避免酮血症的发生，餐次的分配非常重要。因为一次进食大量食物会造成血糖快速上升，且母体空腹太久时，容易产生酮体。准妈妈每天吃4~6顿比较好。

❀ 增加膳食纤维的摄入量

膳食纤维具有很好的降血糖作用，蔬菜、水果、海藻和豆类富含膳食纤维。水果中的草莓、菠萝和猕猴桃等因可溶性纤维、维生素和矿物质含量高，应优先选用。绿叶蔬菜因能提供大量的维生素、矿物质和粗纤维，既能调节孕妇的口味，适应孕妇的饮食习惯，又因含糖量低，可多进食。

❀ 增加蛋白质的摄入量

患糖尿病时，蛋白质分解增加，氮丢失增多，而蛋白质不仅是维持子宫和胎盘正常发育的重要营养物质，而且对胎儿的正常发育也非常重要。因此，蛋白质供给量应较正常准妈妈多，每日以100~110克为宜。食物中蛋白质的最好来源是牛奶、乳制品、禽蛋、鱼和豆制品。准妈妈每天至少喝2杯牛奶，但千万不可以喝得太多，以免血糖过高。

❀ 供给充足的维生素、无机盐和微量元素

维生素在糖代谢中起重要作用，燕麦片、小米、玉米、奶类、肉类、蔬菜水果中含丰富的维生素。糖尿病准妈妈因排尿过多，易使钾、钠、钙、磷等无机盐丢失而影响体液酸碱平衡。微量元素中的锌等参与体内胰岛素的生物合成和体内能量代谢。肉类、海产品含锌高，而牡蛎、蛋黄、含铁丰富，准妈妈可以适当多食用。

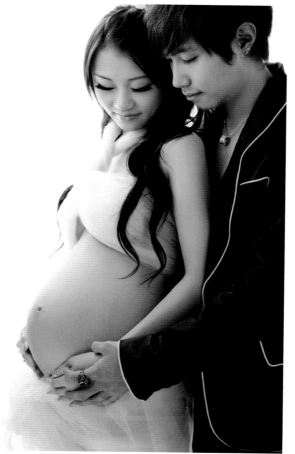

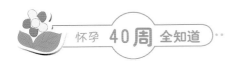

日常保健必读

如何自我辨别妊娠糖尿病

妊娠糖尿病是临时形成的糖尿病，是怀孕期间体内不能产生足够水平的胰岛素而使血糖升高的现象。妊娠糖尿病一般容易发生在孕期的第28周左右，因为此时胚胎开始生长，大量激素可以抵抗胰岛素的分泌。这种形式的糖尿病在大龄准妈妈中更普遍，大多数在分娩后就消失。

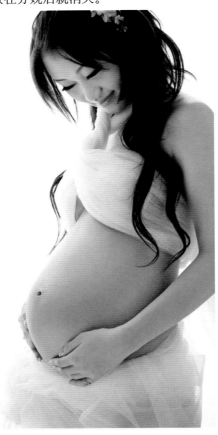

✿ 自我辨别妊娠糖尿病

妊娠糖尿病最明显的症状是"三多一少"，即吃多、喝多、尿多，但体重减轻，还伴有呕吐。这种呕吐可能出现剧吐，即严重的恶心、呕吐加重，甚至会引起脱水及电解质紊乱。

妊娠糖尿病的另一个常见的症状是疲乏无力。这是因为摄入的葡萄糖不能被充分利用，而分解代谢又增快，体力得不到补充的缘故。

此外，患妊娠糖尿病的准妈妈在妊娠期间还可能出现外阴瘙痒及外阴念珠菌感染，症状重时出现酮症酸中毒伴昏迷。

✿ 患妊娠糖尿病，准妈妈不用过于担心

对于高度怀疑糖尿病的孕妇，应该接受糖筛查。确认患上了妊娠糖尿病，准妈妈也不用过于担心，只要在医生的指导下控制好血糖，对于胎儿和母体都是没有危险的。

但如果血糖得不到很好的控制，对准妈妈和胎儿都有很大的危害。主要表现在母体血糖过高，会通过胎盘进入胎儿周围的环境中，对于母体和胎儿均有潜在的危险。对于妊娠糖尿病不进行控制的孕妇，会有生出过大宝宝的风险，也会发展成孕期高血压。

> **贴心小贴士**
>
> 高龄、有家族糖尿病遗传史或者有过不好的生产经验的，如流产、胎死腹中、羊水过多、早产、胎儿先天畸形、产下巨婴等状况的准妈妈，更容易患妊娠糖尿病。

准妈妈如何预防早产

早产是指在满28~37孕周之间（196~258天）的分娩，占分娩数的5%~15%。所以，准妈妈正确预防早产十分重要。

❀ 预防感染

感染是引发早产的第一因素，预防早产，首要是防感染。不管是呼吸系统、肠道等全身性感染，还是阴道炎、宫颈炎等生殖道感染，一旦波及羊膜，很容易引起胎膜早破，导致早产。所以，准妈妈一要少吃生冷食物、隔夜饭或外出就餐，避免急性肠胃炎和腹泻；二要多喝水，防感冒；三要穿棉质、宽松内衣裤，一天一换，每天用温开水清洗外阴。准妈妈一旦出现外阴瘙痒、白带增多等问题，应及早到医院做检查。

❀ 32周后禁止性生活

妊娠中期，健康的准妈妈还是有权享受性爱的，但到达32周后，请切记禁止性生活。这既是为了防止感染妇科炎症，也是避免腹压过大或刺激太强引起宫缩，进而引发早产。

❀ 关注子宫收缩

容易发生早产的准妈妈应该尝试学习以手去感觉下腹部子宫的收缩，如果每小时子宫收缩超过4~5次，表示子宫收缩的次数增加，子宫变得不稳定，有发生早产的可能性，需要卧床休息或进一步处理。若卧床休息无法改善，应尽快与医护人员联络或至医院就诊。

❀ 羊水过多易早产

如果爱吃甜食、不爱活动，就很有可能羊水过多。羊水过多，导致子宫张力过大，容易早产。准妈妈除了定期围产保健外，一旦准妈妈感觉呼吸困难、乏力、心慌，要及早到医院做B超查查羊水多少。一旦准妈妈羊水过多，准妈妈除了积极治疗原发病、多卧床休息以外，必要时可以在妊娠中、晚期采取抽羊水治疗，减少羊水量，以免造成准妈妈长期呼吸不适，甚至引起胎儿宫内缺氧、早产等。

❀ 双胎、多胎、胎位不正易早产

怀双胞胎、多胞胎的准妈妈，都是早产的高危人群。除了注意休息、避免剧烈的活动以外，这类准妈妈即便没有什么不舒服的，也最好提前到妊娠36周入院。

胎位不正的准妈妈也要当心早产，建议无不适症状者妊娠38周入院待产。不过，臀位、横位这两种胎位不正的准妈妈，如果不存在脐带绕颈的问题，妊娠30周左右可以在医生的指导下试试"膝胸卧位"，纠正胎位不正。

❀ 宫颈口松弛易早产

准妈妈如果曾发生过反复流产等，最好在孕前检查时进行常规超声检查或宫颈扩张试验，孕中期溢液特别多的准妈妈也要及时行超声检查，测定宫颈长度及内口宽度，以便及时发现宫颈口松弛，及早治疗。对于宫颈口松弛的准妈妈来说，随着妊娠月份的增加，胎囊重量可能超过宫颈口的承受力，易导致颈管扩张、胎囊破水，这是反复早产甚至自然流产较常见的原因之一。建议准妈妈妊娠14~16周进行宫颈口缝合手术，这样就能解除这一早产、流产的隐患。

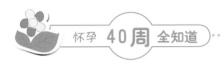

胎教时间

看电影《悬崖上的金鱼姬》

5岁的宗介捡到了一个被海浪冲上岸的废玻璃瓶，里面有条受困的小金鱼，小金鱼名叫波妞，是人鱼女王的女儿。宗介把波妞带回了自己家，养在塑料盆里，他们相处得很愉快。

波妞是一条非常可爱的小金鱼，她喜欢吃火腿，喜欢小男孩宗介，喜欢将宗介曾经养过她的小水桶挎在小胳膊上，喜欢四仰八叉地呼呼大睡。

丽莎是一个带给人温暖的妈妈，她风雨无阻地点起家里的灯，给归航的人们点燃希望，她将孩子们照顾得很好。她风雨无阻地照顾老人们，给他们温暖。

《悬崖上的金鱼姬》是一部能让人回到纯真童年的动画片，看这部电影，能让你和胎宝宝一起回忆那些简单而快乐的童年岁月。

画个手指画，讲个小故事

胎宝宝的成长还在继续，你们的学习每天都在快乐地进行，今天，用你的手在手指上画几个小人儿，给胎宝宝讲个小故事吧。

❀ 幸福的一家

1 在中指上画个准爸爸。

2 在无名指上画上你自己。

3 在小指头上画个宝宝，幸福的一家诞生了。

4 故事可以从自我介绍开始，然后对着胎宝宝打个招呼吧！

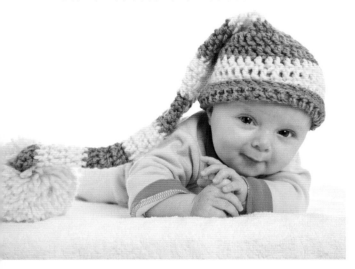

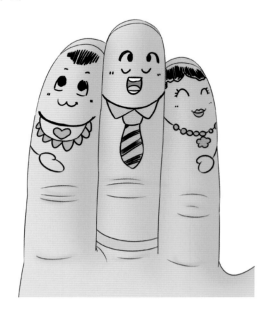

孕28周

胎儿发育

28周的胎儿坐高（顶臀长）约26厘米，身长37厘米左右，体重约1200克。现在，胎儿内脏的形状和机能已经接近成人的状态，4个腔室（左心室、右心室、左心房、右心房）均已分隔形成，肺的横膈膜在规律移动，但实际上此时呼吸的还是羊水。

这周胎儿已经可以睁开眼睛了，他的睫毛也已经完全长出来了，脂肪层在继续积累，为出生后在准妈妈子宫外的生活做准备。此时的胎儿已能感到疼痛，味觉感受敏锐，大脑的思维部分在快速发育。

胎儿的性格在此时已经有所显现了，胎动特别规律的胎儿可能比较文静，胎动频繁且没什么规律的胎儿相对活泼好动，有的甚至还淘气、调皮。这时的胎儿几乎占满了整个子宫，随着空间越来越小，胎动在慢慢减弱。

准妈妈身体变化

你的子宫每一天都在增大，子宫顶部大概超过肚脐7.6厘米或更多了。体重也比孕前增加了8~11千克。偶尔你会觉得肚子一阵阵发硬、发紧，这是假宫缩，不必紧张。同时，由于腹部迅速增大，你会感到很容易疲劳，脚肿、腿肿、痔疮、静脉曲张等都会一一光临。

如果你觉得自己的体重增长与别的孕妇不一样，感觉不放心的话，可以去医院咨询你的产科医生。最近做产检的时候，医生会告诉你此时胎位是否正确。如果你的胎位不正，也不必过于担心，还有2个月的时间来调整胎位呢。

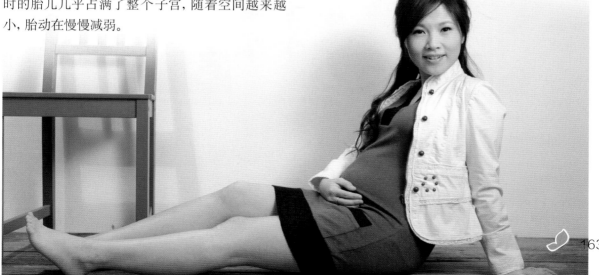

饮食营养必读

哪些食物容易导致早产

到了孕晚期，准妈妈很容易发生羊水过少、胎动不安等反应。这个时候，要特别注意饮食，有些食物吃了就可能导致早产。

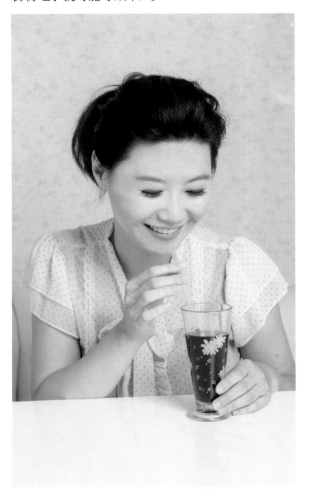

1 山楂
山楂对子宫有一定的兴奋作用，会促使子宫收缩。如果准妈妈大量食用山楂，就可能会导致流产。

2 木瓜
木瓜中含有雌性激素，容易干扰准妈妈体内的激素变化，尤其是青木瓜，准妈妈更应完全戒除。因为它不但对胎儿的稳定度有害，还有可能导致流产。

3 黑木耳
黑木耳具有活血化瘀之功，不利于胚胎的稳固和生长。

4 杏仁
杏仁味酸性大热，且有滑胎作用，准妈妈应该避免食用。

5 薏仁
薏仁对子宫肌有兴奋作用，能促使子宫收缩，因而有诱发早产的可能。

6 马齿苋
马齿苋性寒凉而滑腻，对子宫有明显的兴奋作用，易造成早产。

7 咖啡和可乐型饮料
咖啡和可乐的主要成分为咖啡因、可乐宁等生物碱。咖啡因和可乐宁是一种兴奋中枢神经的药物，会导致早产和胎儿发育不健全。胎儿对咖啡因十分敏感，咖啡因能迅速通过胎盘而作用于胎儿，使胎儿受到不良影响。

多吃清淡食物对准妈妈好处多

在怀孕期间，准妈妈体温相应增高，呈内热型，肠道也比较干燥，多吃清淡食物有利于爽身利口，而且清淡食物比较容易消化吸收。清淡食物多为植物性食物，符合胎儿发育阶段的特点以及所需要的营养。

❀ **适合准妈妈的清淡美食**

绿豆南瓜粥

原料 老南瓜500克，绿豆50克。

做法

①将绿豆用清水洗净，趁水汽未干时加入食盐少许(3克左右)搅拌均匀，腌制几分钟后，用清水冲洗干净。

②将南瓜去皮、瓤，用清水洗净，切成2厘米见方的块，备用。

③在锅内加水2碗，烧开后，先下绿豆煮沸2分钟，淋入少许凉水，再煮沸。

④将南瓜入锅，盖上锅盖，用文火煮沸约30分钟，至绿豆开花，加入少许食盐调味即可。

苹果什锦饭

原料 白米饭1碗(约150克)，苹果1个，火腿3片，番茄1个，青豆、玉米粒各少许，芹菜1根。

做法

①将苹果洗净、切丁，用盐水泡过、捞起，沥干水备用。

②将番茄洗净、切小块；火腿切小块；芹菜去叶、洗净、切小丁，备用。

③起热锅，放1小匙油，将芹菜丁炒香，加入苹果丁、番茄块、火腿块、青豆、玉米粒、调味料翻炒。

④再放进熟米饭，以大火迅速炒匀，即可起锅食用。

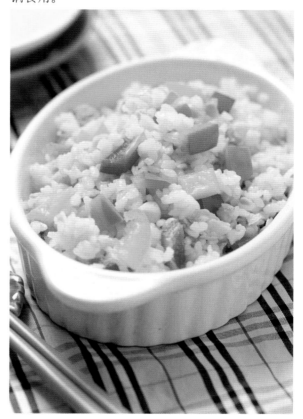

💗 **贴心小贴士**

科学的摄盐量为每人每日6克左右。如果是高血压患者，则不能超过这个界限，略微低一点儿关系不大，但也不能太低。

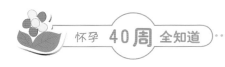
日常保健必读

需要提前准备哪些宝宝用品

离宝宝的预产期越来越近了，准爸爸准妈妈从现在开始就可以为宝宝准备必需品了。宝宝用品比较繁杂，有的东西用一段时间就派不上用场了，最好是找过来人一起去买，下面我们列出一些宝宝必备品，供准妈妈参考。

❀ 衣物

在夏天出生的宝宝，衣物比较简单，只要选择全棉的连衫裤即可，最多再加上一件薄薄的小棉袄；冬天出生的宝宝需要的东西就比较多，最好是质地优良的绒布连衫裤、棉袄、全棉的袜子等。

一般可准备：内衣2~3套；外套、毛衣、棉衣各2件；袜子3双；软帽2顶；尿布20~30块或纸尿裤若干包。

❀ 床和床上用品

婴儿床1张，最好买可移动的、栅栏较高的小床；被子2床，不要太厚，规格为1米×1米；夹被或毛毯1条；毛巾被1条；褥子2床；小棉垫3~5块，规格为30厘米×25厘米。

❀ 盥洗用品

澡盆1个；小盆2个，分别用来洗脸和洗屁屁；大浴巾1条；小毛巾3条；婴儿洗浴用品1套；痱子粉1盒；水温表1支。

❀ 喂养用品

奶锅1个；奶瓶2~3个；奶嘴3个；奶嘴护罩3个；奶瓶刷1个；锅1个，用来煮奶瓶和奶嘴用；水果刀1把；小勺1个；小碗1个。

如何避免发生便秘

怀孕后半期，渐长的胎儿压迫肠胃消化道，造成肠子的蠕动减慢，加上运动量相对减少、体内激素的改变等因素，准妈妈更容易发生便秘。轻度的便秘会让准妈妈腹痛、腹胀，严重的便秘可能导致早产，因此准妈妈应该多加预防。

❀ 适当进行一些活动

适量活动可以促进肠管运动增强，缩短食物通过肠道的时间，并能增加排便量。活动的最佳方式是每天去户外散步，身体健康的妈妈每天可散步半小时到一小时。

特别提示：散步应尽量选择空气新鲜、人流量不多的时间和地点。在一天中，早晨、傍晚和晚上空气污染较严重，其中晚上19点和早晨7点左右为污染高峰时间，这时的空气最不新鲜，不宜散步，上午10点左右和下午15~16点空气最为新鲜，建议准妈妈此时出门散步。

❀ 养成良好的排便习惯

准妈妈要养成每日定时排便1次的习惯，最好在每天早晨起床后就立即排便，一旦有便意要及时如厕。另外，使用坐式马桶更好，可以减轻下腹部血液的瘀滞和痔疮的形成。

❀ 用硬板凳替换柔软的沙发

当人坐在硬板凳上时，臀部由两个坐骨节支撑，这样血液循环受到的阻碍较小，能减少便秘和痔疮的发生。

❀ 尽量取左侧卧位

准妈妈可以在两膝盖之间夹一个枕头，以减轻子宫对直肠的压迫，让大便能顺利下来。

上、下楼梯时的注意事项

✿ 孕晚期准妈妈爬楼梯对膝关节的压力大

爬楼梯时，准妈妈的膝关节要负担体重的3~4倍，身体越重，对膝关节的压力越大。由于爬楼梯时膝关节弯曲度增加，髌骨与股骨之间的压力也相应地增加，会加重膝关节的疼痛。

因此，准妈妈爬楼梯锻炼要结合自己的实际情况，偶尔爬几次楼梯也一定要掌握好速度与持续时间的关系。开始时，应采取慢速，坚持一段时间，可以逐步加快速度或延长时间，但是不能过于剧烈，否则会增加心肺的负担。

✿ 必须爬楼梯时怎么办

如果准妈妈住在没有电梯的楼房，每天必须爬楼梯的话，上、下楼梯要多注意。

上楼梯时一定要注意脚下要踩稳当，不要着急，上、下楼梯都要慢一点儿。上楼梯相对来说要吃力一些，可以手扶楼梯扶手，将身体的一部分重量转嫁给扶手，每上一步都要踏实了再移动另外一条腿。

下楼梯时，为了防止膝关节承受的压力增大，应前脚掌先着地，再过渡到全脚掌着地，以缓冲膝关节的压力。此外，隆起的腹部会遮到视线，所以一定要确定是否踩实，手仍需攀着扶手，但不要过于弯腰或挺胸凸肚，看准阶梯再跨步，看得准自然就走得稳。

贴心小贴士

在日常生活中，如果孕妇提很重的物品上下楼梯，往往会增加腹部压力，很容易发生流产、早产的情况。因此，为了防止孕妇发生意外，在妻子怀孕期间，家庭的一切重活累活，还是由丈夫承担为好。

胎教时间

读《三字经》，品味古人的启蒙智慧

源远流长的中国文化是值得每一个中国人骄傲的，一些民族儿歌和朗朗上口的国学著作都可以让胎宝宝提前感受到做一个中国人的骄傲，《三字经》是其中的精华之一。

《三字经》自南宋以来，已有700多年历史，共1000多字，是家喻户晓、脍炙人口的传统儿童启蒙读物，短小的篇幅蕴含着深刻的道理，是国学中的经典。

✿ 《三字经》节选

> 人之初，性本善。性相近，习相远。苟不教，性乃迁。教之道，贵以专。昔孟母，择邻处。子不学，断机杼。窦燕山，有义方。教五子，名俱扬。养不教，父之过。教不严，师之惰。子不学，非所宜。幼不学，老何为？玉不琢，不成器。人不学，不知义。

给胎宝宝朗诵的时候，准妈妈要在心里感受所朗诵句子讲的是什么道理，一颗共鸣的心可以让胎宝宝更加受用。

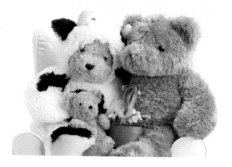

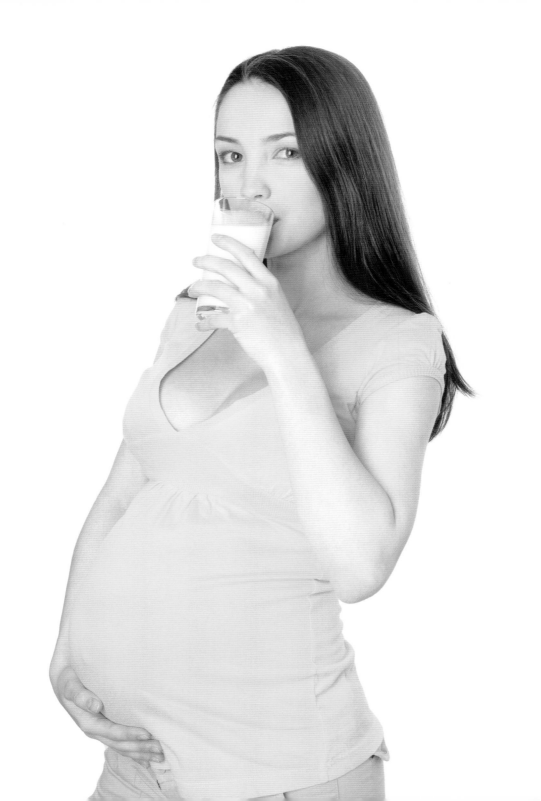

Part 3

孕晚期

>>> 孕**29**周 <<<

胎儿发育

本周胎儿坐高（顶臀长）为26~27厘米，身长约有39厘米，体重有1300多克。

胎儿越长越大，他在母体内的活动空间相对会越来越小，胎动也会逐渐减弱，但现在胎儿还是比较好动的，在准妈妈肚子里不停地变换体位，有时头朝上，有时头朝下，并没有固定的姿势。不过，大多数时候，胎儿都会因头部较重而自然采取头朝下的体位。如果需要纠正的话，产前体检时医生会给予适当指导的。

此时如果有光亮透过准妈妈的子宫壁照射进来，胎儿就会睁开眼睛并把头转向光源，这说明胎儿的视觉发育已相当完善。

胎儿的肌肉和肺正在继续成熟，皮下脂肪也初步形成，手指甲也已经很清晰，看上去显得圆润多了，已经不再像个皱皱巴巴的小老头。

准妈妈身体变化

你的体重比孕前增加了8.5~11.5千克。子宫的顶部大约比肚脐高7.6~10厘米，进一步挤压到你的内脏，便秘、背部不适、腿肿及呼吸困难的状况可能会恶化。

从本周开始，产科医生将安排你每2周做一次产检。

你要特别注意营养的摄取是否充足。同时，建议你每周要测量1~2次体重，把体重控制在正常的增长范围内。为了你和胎儿的健康、安全，这是必要的。

饮食营养必读

妊娠后期的饮食及生活原则

✿ 少量多餐且多吃营养价值高的食物

怀孕后期因为子宫体上升而压迫到胃部，容易造成胃部不适、食欲下降，应避免油腻及油炸食物；另外，用餐时保持心情愉快、气氛轻松，有助于提高用餐意愿。随着胎儿的成长、发育，进食时会感到不容易吞咽，建议少量多餐，吃些营养价值高和容易消化的食物，如瘦肉类、海鲜类、奶类、蛋品、豆腐等。

高价位食物并不代表营养价值就高，只要均衡、适量地选择当季食物，即可取得足够的营养素。

✿ 补充铁质

由于全身血液循环量增加，为避免在生产时大量失血，孕妇要储备足够量的铁质，因为铁质是红细胞中血红蛋白生成的重要成分；此外，补充铁质也可预防缺铁性贫血及避免影响胎儿发育。含铁质丰富的食物包括：动物肝脏、红肉、深绿色蔬菜。

增加铁质吸收率的方法：与含维生素C的食物一同食用。

会影响铁质吸收的食物：含茶碱、咖啡因及单宁酸的食物（如茶品、咖啡、可乐）会影响铁质的吸收，要避免与含铁食物或铁剂一起食用。

✿ 补充钙质

在营养良好的状况下，胎儿对钙质的需求并不会对孕妇造成负面影响。若平时对含钙食物摄取不足，这时候就要选择含钙丰富的食物，必要时可补充钙片。

注意! 钙与铁二者的吸收会相互竞争，所以含铁及含钙食物最好分开吃，尤其是铁剂与钙片。

✿ 补充蛋白质

母体需要蛋白质来生长本身组织、成长胸部、弥补分娩时血液的流失，也可防止全身性水肿；胎儿也需要蛋白质来建造组织，所以蛋白质的量一定要增加。孕妇每天要增加10克蛋白质的吸收量，相当于食用1杯牛奶+30克肉类或蛋、半碗饭+1个蛋、1份豆制品+1盘蔬菜。

✿ 不要摄取过多盐分

为了预防罹患妊娠高血压综合征，含盐分高的食物不能摄取太多，例如腌渍食品、加工食品、罐头制品等，尽量不吃。烹调时，注意选择新鲜食物、清淡烹煮为宜。

✿ 摄取适量水分

饮用过多水分，是造成身体全身性水肿的原因之一。我们一天所需的水分，可依食物摄取热量值做参考，摄取1卡热量就要摄取1毫升水分。也可以计算前一天的尿液量，再加500毫升即为应摄取的水分。一般若有水肿情形发生，可以减少水分摄入到与尿液等量；若已减少但仍无法消除水肿情况，则要请医生查明水肿原因，或询问营养师并调整饮食。

✿ 增加胃酸分泌

情绪不稳定、焦虑或摄取油腻食物，都会影响胃酸的分泌，而蛋白质消化吸收和铁质吸收均需要胃酸的帮助，倘若胃酸分泌不足，将会降低营养素的吸收。可以利用以下食材促进胃酸分泌。

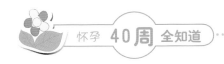

1 香辛料：花椒、肉桂、薰衣草、紫苏。

2 水果入菜：菠萝、番茄、柠檬、橘子、酸梅。

3 调味料：白醋、乌醋、糖醋酱、酸辣酱。

4 酸味强的食材。

❀ **适量摄取奶类**

奶类是钙质与维生素D的最佳食物来源，若每天能摄取2~3杯牛奶或2~3份乳制品，钙质、维生素B族都可以达到健康建议量。目前奶制品中都会添加维生素D，所以不用担心会有维生素D缺乏现象。

营养美味的乳制品包括西式浓汤、巧克力饮品、吉士、奶酪、酸奶等，也可制成各式各样的水果牛奶：木瓜、菠萝、香蕉、苹果等，风味口感都不错。

如果铁及钙质摄取量低于健康建议量，将有10%左右的孕妇会发生贫血病症，因此必须认真对待。除了奶类以外，含钙、铁的食物选择还是很多的。

怀孕是一个漫长的过程，需要您用耐心和细心去灌溉，为了健康活泼又可爱的宝宝，等待是值得的。再过不多久，可爱的宝宝就要出生了！别忘了好好锻炼身体以储存体力。也要提醒准爸爸们，在帮妻子注意饮食的同时，您的体重不要一起增加，要知道减肥是很辛苦的。

妊娠期重要营养素的食物来源

营养素	食物来源	营养素	食物来源
蛋白质	各式肉类、鱼类、黄豆及其制品、蛋类、奶类	维生素 B_{12}	肉类、动物肝脏、鱼类、奶类、蛋、酵母粉
维生素 A	全脂奶、奶酪、鱼肝油、深黄色蔬菜水果	烟碱酸	肉类、鱼类、全谷类、核果、黄豆及其制品
维生素 D	添加维生素 D 的乳品、蛋黄，皮肤经由阳光照射而生成	叶酸	深绿色蔬菜、动物肝脏、瘦肉、黄豆及其制品
维生素 E	动物肝脏、蛋黄、干果、植物性油脂、全谷类、蔬菜	铁	猪血、鸭血、瘦肉、动物肝脏、腰子、蛋黄、深绿色蔬菜、奶类、海藻、贝类、牡蛎、虾米
维生素 C	各类水果，如柑橘类、猕猴桃、番茄、番石榴；新鲜蔬菜	钙	奶类、小鱼干、虾米、豆制品、黄绿色蔬菜、芥蓝、坚果类、花生、豆类（黄豆、绿豆、黑豆、红豆）
维生素 B_1	动物肝脏、奶类、猪肉、全谷类、糙米、黄豆及其制品、干果	镁	全谷类、坚果、奶类、绿色蔬菜
维生素 B_2	奶类、全谷类酵母、绿色蔬菜、奶类	锌	蛋、牡蛎、海鲜类、全谷类
维生素 B_6	全谷类、鱼类、肉类、水果、干果、蔬菜	碘	碘盐、海藻、海带、鱼类、贝类、洋葱

日常保健必读

孕晚期可以进行性生活吗

孕晚期是胎儿发育的最后关键阶段，胎儿生长迅速，子宫增大很明显，对任何外来刺激都非常敏感，而且此时胎膜里的羊水量也日渐增多，张力随之加大，在性生活中稍有不慎，即可导致胎膜早破，致使羊水大量地流出，直接引起胎儿宫内缺氧，引起早产，不利于胎儿的安全。

❀ 孕28~32周期间，性生活次数应减少，强度减弱

此时刚刚进入孕晚期，偶尔性生活也应注意体位，控制性生活的频率及时间，动作不宜粗暴，避免给予机械性的强刺激，最好采用准爸爸从背后抱住准妈妈的后侧位，这样不会压迫腹部，也可使准妈妈的运动量减少。

❀ 孕32周后则应禁止性生活

在孕32周以后，准妈妈的腹部突然膨胀起来，身体懒得动弹，性欲减退，此阶段胎儿生长迅速，对任何外来的刺激都非常敏感，应停止性生活，以免发生意外。临产前4周或前3周必须禁止性生活，此时子宫口逐渐张开，性交会使羊水感染的可能性更大。

💜 贴心小贴士

调查显示，分娩前3天有过性生活的准妈妈，20%发生严重感染，感染不但威胁生产安全，也影响着胎儿的安全，可使胎儿早产，即使不早产，胎儿在子宫内也可以受到准妈妈感染疾病的影响，发育也会受到影响。

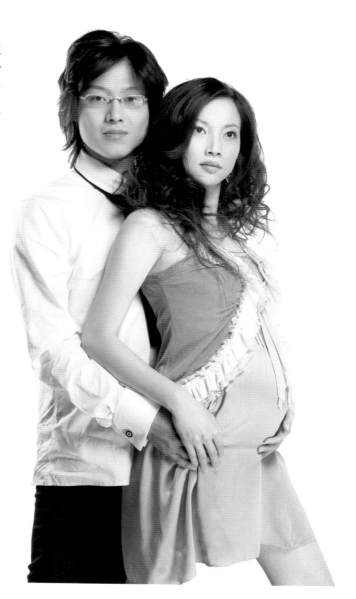

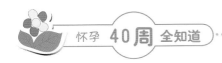
孕晚期运动有哪些原则

准妈妈在孕晚期应坚持适当的运动，这对顺利分娩和身体健康都有好处。不过，鉴于孕晚期身体不便，运动强度和动作幅度都不能太大，准妈妈做运动时要遵循的运动原则有以下几个方面：

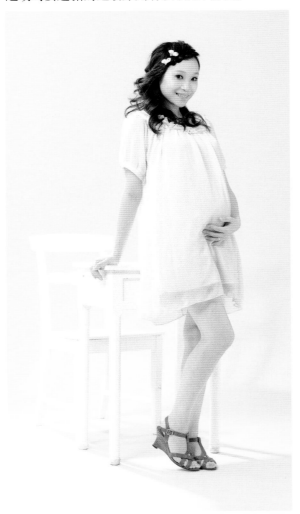

❀ 运动要平稳和缓

这时的运动掌握一个总的原则就是平稳和缓，防止运动伤害。准妈妈肚子逐渐突出，身体的重心向前移，背部及腰部的肌肉常处在紧张的状态，这时进行运动的目的就是舒展和活动筋骨。一定要注意安全，本着对分娩有利的原则，千万不能过于疲劳。

❀ 控制好运动强度

运动时，准妈妈脉搏不要超过140次/分，体温不要超过38℃，时间以30~40分钟为宜。不要久站、久坐或长时间走路。孕晚期子宫及胎儿的重量会给准妈妈的脊椎很大的压力，引起背部疼痛，因此要尽可能地避免须俯身弯腰的运动。

❀ 适合孕晚期准妈妈的运动

体操、孕期瑜伽、棋类是此时最适合的运动项目。

体操可以选一些简单的伸展运动，比如坐在垫子上屈伸双腿，平躺下来轻轻扭动骨盆等简单动作。这些动作虽小，但是作用显著，可以加强骨盆关节和腰部肌肉的柔软性，既能松弛骨盆和腰部关节，还可以使产道出口肌肉柔软，同时还能锻炼下腹部的肌肉，有利于顺产。

孕期瑜伽可不是要去挑战高难度的动作，最主要的是进行呼吸吐纳的练习，这对分娩时调整呼吸很有帮助。

棋类活动身体是静止的，可是思维是非常活跃的，既能锻炼大脑思维，又能够起到安定心神的作用。

留心运动后的不良反应

孕晚期，准妈妈的身体重心改变了，体重增加了，也更容易觉得累了，在运动或略微劳动后，可能会出现更多以前没有过的反应，这与孕晚期子宫增大、器官负荷过重等有很大的关系。因此，准妈妈在运动或做其他需要体力的活动时，要随时关注自己身体的反应，一旦出现不良反应，应注意休息，千万不要勉强自己，准妈妈需要注意的不良反应有：

❀ **恶心**

运动后感到恶心，说明体内积蓄了过多的乳酸，这是肌肉新陈代谢的副产品。

❀ **头晕**

若感到持续的头晕，甚至同时出现视觉模糊、头疼或心跳过快的现象，可能是重度贫血或其他严重疾病的征兆，会影响准妈妈和胎儿的健康。

❀ **体温突然变化**

如果手变得又湿又凉，或者感到一阵阵忽冷忽热，说明身体在调节体温时出现了问题。

❀ **心跳过快**

若锻炼时不能顺畅自如地谈话或出汗太多，说明运动量很可能过大。

❀ **阴道出血**

在孕早期，阴道出血可能是流产的预兆，而在孕中、晚期，阴道出血则可能预示着早产、前置胎盘或胎盘早剥等胎盘并发症。

❀ **视觉模糊**

运动中或运动后视线变得模糊可能是脱水导致的血压骤降，心脏负担过重，这会导致流向胎盘

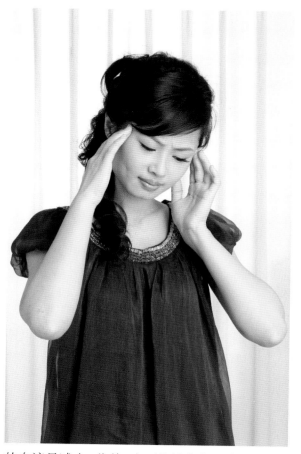

的血液量减少，此外，也可能是先兆子痫（子痫前期）的征兆，要马上去医院检查，若情况紧急应看急诊。

❀ **胸腹部反复出现的尖锐疼痛**

可能仅仅是韧带拉伸引起的，但也可能是发生了宫缩。若这种疼痛出现的间隔差不多长，且反复出现时，更有可能是宫缩。

准妈妈如何应对胃灼热

大约有一半以上的准妈妈会在孕晚期感觉胃灼热，大部分在生产后就可恢复正常。

❀ 胃灼热的症状和原因

孕晚期，随着胎儿不断长大，准妈妈腹部的空间越来越小，胃部会被挤压，胃酸被推回食道，导致胃部返酸，准妈妈会有烧灼的感觉，这就是胃灼热，会随着准妈妈弯腰、坐着或躺卧而加剧。胃灼热的发生率也会随着妊娠周数的增加而增加。

❀ 胃灼热的应对

1 遵从少量多餐的原则，不要让胃部过度膨胀，这样也能减少胃酸的反流。还要注意避免一切能够加剧胃酸反流或会对胃部产生刺激的食物，如油炸食物、咖啡、浓茶、辛辣食物。多吃含维生素C的蔬果，对缓解胃灼热症状有所帮助，如胡萝卜、甘蓝、青椒、猕猴桃等。

2 白天应尽量少食多餐，使胃部不要过度膨胀，即可减少胃酸的反流。睡前2小时不要进食，饭后半小时至一小时内避免卧床。

3 放慢吃饭的速度，细嚼慢咽。不要在吃饭时大量喝水或饮料，以免胃胀。吃东西后嚼块口香糖，可刺激唾液分泌，有助于中和胃酸。

4 睡觉时尽量将头部垫高，防止胃酸发生反流。平时穿着宽松舒服的衣服，不要让过紧的衣服勒着腰和腹部。

5 若准妈妈怀疑自己有溃疡、食道狭窄或出血等并发症，做一次内视镜检查是极为必要的。

6 胃灼热很严重，已经影响到日常的活动和饮食时，可以服用一些中和胃酸的药物来缓解，不过，一定要在医生的指导下使用。

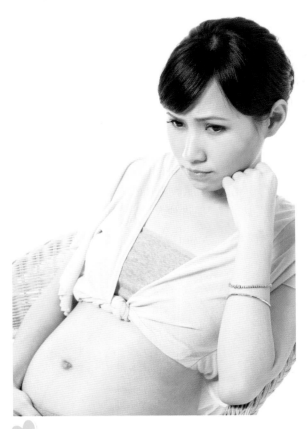

♥ 贴心小贴士

孕妇体重若过重，应减少自身体重的增加，并避免食用高浓度糖分的食物或饮料。

胎教时间

重复以往的胎教内容

此时准妈妈不要总想着多给胎宝宝学习些东西，而是改为多巩固已经学过的内容。

孕晚期的胎宝宝感官能力前所未有的高，尤其是听力，另外还有了初步的记忆能力，所以这时的胎教重在重复，要不断反复地给胎宝宝同一种刺激。如每天的音乐胎教固定在同一内容上，放同一首曲子，哼唱同一首歌；讲故事时，一个故事反复讲，并注意保持每次讲的语调、节奏一样；一些数学、字母等知识的胎教更要不断重复。这样可以强化宝宝的记忆，促进他大脑的发育，让他更熟悉并慢慢记住这些内容，等到出生后他就可以比较轻松地学会这些东西。

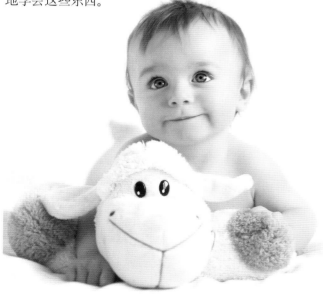

速算《一只青蛙一张嘴》

这个好玩的游戏可以考验准妈妈的速算能力，最初几只青蛙应该是不在话下的，但多了可能就绕不过来了，叫上准爸爸一起参与吧，一定很讨胎儿喜欢。

> **一只青蛙一张嘴**
>
> 一只青蛙一张嘴，
> 两只眼睛四条腿，
> 扑通一声跳下水。
>
> 两只青蛙两张嘴，
> 四只眼睛八条腿，
> 扑通、扑通跳下水。
>
> 三只青蛙三张嘴，
> 六只眼睛十二条腿，
> 扑通、扑通、扑通跳下水。
> ……

贴心小贴士

让全家人都来参与这个游戏，看谁念得最快又不出错，这样趣味性更强。

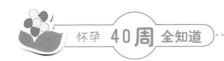
>>> 孕**30**周 <<<

胎儿发育

本周胎儿坐高（顶臀长）约27厘米，身长约40厘米，重量在1300~1400克左右。由于体形的增加，胎儿占据子宫的空间越来越多，羊水也会有所减少，胎动也在逐渐地减少。

胎儿的头部还在增大，而且这时大脑发育非常迅速，大脑和神经系统已经发达到一定的程度，皮下脂肪继续增长。

胎儿能记住来自感官的信息，并且感觉器官正准备处理这些信息，他的眼睛可开闭自如，大概能够看到子宫中的景象。虹膜开始对光线的亮度有所反应，在模糊的光线环境中睁开眼睛，在明亮的光线下闭上眼睛，这就是瞳孔反射。

这时，胎儿的听觉器官已经大致发育完成，经过过去几个月的训练，他应该已经非常熟悉你的声音了。

准妈妈身体变化

你的子宫已上升到横膈膜处，这会让你感到呼吸困难、喘不上气来。你的消化系统也会因激素的变化而运作变慢，尤其是胃部，吃饭后往往容易感觉不适。

现在可以开始考虑以及准备分娩的相关事宜了。多学习点儿减轻分娩痛苦以及让自己更加放松的方法，消除对分娩的恐惧与担忧。

请保持正确的坐、卧、走、站姿势，这些都有助于缓解孕期背痛的状况。

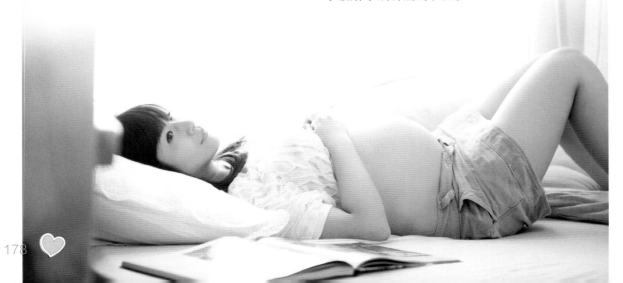

饮食营养必读

怎样补充DHA

脑黄金DHA对胎儿视觉、大脑活动都有极大的影响，直接表现为胎儿出生后反应快、眼睛又黑又亮，不容易患弱视和近视。在孕晚期，是为胎儿补充DHA的良好时机，准妈妈可以抓住这样的机会，储备足够的脑黄金。

✿ DHA对孕晚期胎儿的重要性

孕晚期是胎儿储备足够DHA的重要阶段，如果胎儿没有在足月妊娠后出生，他在智力和视力上都会有不同程度的损害。为保护早产儿视力的正常发育，从出生开始，就应在医生的指导下给早产儿补充DHA，一般情况下，每千克体重每天需补充40毫克，这样至少要补40周，才能使早产儿的视力达到足月婴儿的正常视力水平。

✿ α-亚麻酸是补充DHA的良好来源

α-亚麻酸营养品安全无任何副作用，补充时间最好在孕晚期（孕28周后）至胎儿出生后6个月内。在宝宝出生6个月后，可将亚麻酸油挤入配方奶中摇匀，直接喂给宝宝。

在妊娠最后3个月内，准妈妈应多吃一些核桃等含α-亚麻酸多的坚果，或直接从鱼油类DHA营养品中补充DHA会更可靠。

✿ 如何留住鱼体内丰富的DHA

1 食用深海鱼
深海鱼类含有比较丰富的DHA，而且对大脑的发育以及人类的进化有着积极的作用。

2 吃应季鱼
准妈妈如果想通过吃鱼起到吸收DHA的作用，那么最好食用应季的鱼。应季的鱼味道好，鱼肥肉厚，DHA和EPA的含量也丰富。

3 选对烹调方式
想要最大限度地保留DHA和EPA，最好采用蒸、炖的烹调方式。做鱼的时候不要用玉米油及葵花子油，因为此类食用油中含有亚油酸，会妨碍DHA和EPA的吸收。

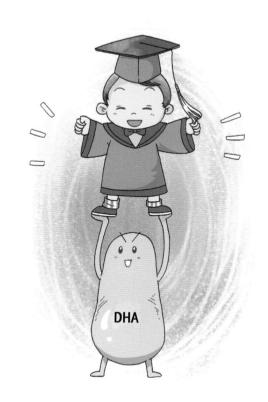

如何控制热量摄入，避免生出巨大儿

一般新生儿正常体重为2.5~4千克，若超过4千克则为巨大儿。

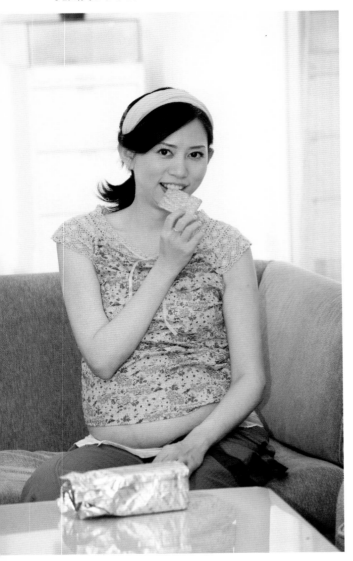

🌸 巨大儿不利于生产和健康

巨大儿会使得准妈妈难产，增加产后出血的发生率。对于新生的宝宝而言，容易发生低血糖、红细胞增多等并发症，日后糖尿病、高血压、高血脂等疾病的患病率也会增加。

🌸 巨大儿与营养过剩关系密切

巨大儿的发生与遗传因素有一定的联系，排除遗传因素后，与孕期营养过剩密切相关，热量过剩或太胖的准妈妈更容易生出巨大儿。

🌸 控制热量，避免巨大儿

对于巨大儿的控制，关键在于将营养和热量控制在合理的范围内。

合理饮食

孕晚期处于胎儿骨骼发育、皮下脂肪积贮、体重增加的阶段，准妈妈除摄取适当的碳水化合物、蛋白质类食物外，还可适当增加脂肪性食物。膳食品种要多样化，尽可能食用天然的食品，少食高盐、高糖及刺激性食物，注意不要过多吃高糖的水果。

此外，还需多食肝、骨头汤和海带、紫菜、虾皮及鱼等海产品，从中摄入一些钙、铁、磷等微量元素。每天最好喝600毫升的牛奶，补充优质的蛋白质和钙，鸡蛋一天最好别超过2个。

食欲过旺的准妈妈可适当选择黄瓜和番茄满足自己的食欲，既饱肚子，又补充水分和维生素，还可帮助腹中的胎儿减肥，保持正常的出生体重。

适度参加活动

准妈妈不要整天坐着或躺着，同时适当补充营养，减少高热量、高脂肪、高糖分食品的摄入，保持自身体重和胎儿体重的匀速增长。

日常保健必读

如何练习拉梅兹呼吸法

怀孕7个月以后，准妈妈可以勤加练习拉梅兹呼吸法，它可以帮助准妈妈分娩更顺利。

❀ 拉梅兹呼吸法的基本姿势

在毯子或在床上练习，室内可以播放一些舒缓的胎教音乐，准妈妈可以选择盘腿而坐，首先让自己的身体完全放松，眼睛注视着同一点。

❀ 阶段一——胸部呼吸法，用于分娩开始（宫颈开3厘米）

鼻子深吸一口气，随着子宫收缩开始吸气、吐气，反复进行，直到阵痛停止才恢复正常呼吸。

❀ 阶段二——嘻嘻轻浅呼吸法，用于胎儿正下来时（宫颈开7厘米以前）

用嘴吸入一小口空气，保持轻浅呼吸，让吸入及吐出的气量相等。完全用嘴呼吸，保持呼吸高位在喉咙，就像发出"嘻嘻"的声音。子宫收缩强烈时，需要加快呼吸，反之就减慢。注意呼出的量需与吸入的量相同。

❀ 阶段三——喘息呼吸法，用于产程最激烈时（子宫开至7~10厘米）

先将空气排出后，深吸一口气，接着快速做4~6次的短呼气，就像在吹气球，比嘻嘻轻浅式呼吸还要浅，也可以根据子宫收缩的程度调解速度。

❀ 阶段四——哈气运动，用于胎儿娩出时（此时不用力）

阵痛开始，准妈妈先深吸一口气，接着短而有力地哈气，浅吐1、2、3、4，接着大大地吐出所有的气，就像在吹一样很费劲儿的东西，直到不想用力为止。

❀ 阶段五——用力推，用于娩出胎儿（宫颈全开）

长长吸一口气，然后憋气，马上用力。下巴前缩，略抬头，用力使肺部的空气压向下腹部，完全放松骨盆肌肉。需要换气时，保持原有姿势，马上把气呼出，同时马上吸满一口气，继续憋气和用力，直到宝宝娩出。

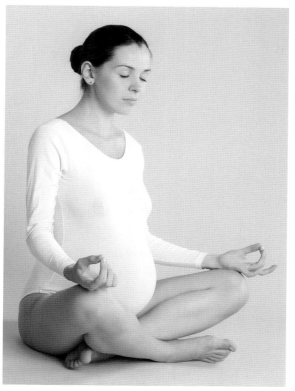

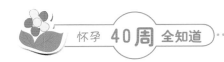

假性宫缩与真宫缩有什么区别

分娩前几个月，宫缩就已经开始了，刚开始时准妈妈几乎没什么感觉，只有用手去摸肚子时，才会感受到腹部一阵阵发硬，没有疼痛的感觉，这一般是假宫缩，临产前会出现真宫缩。

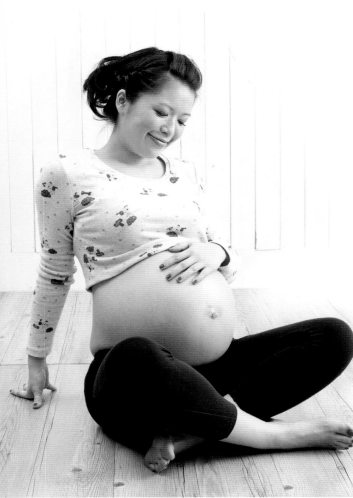

假宫缩和真宫缩的区别

分娩前数周，由于子宫肌肉较敏感，会出现不规则的子宫收缩，这种宫缩无规律性，无周期性，持续时间短、力量弱，也不会有疼痛感，且不能使子宫颈张开，不是临产的表示，这就是假性宫缩。

临产的子宫收缩，是有规则性的，初期间隔时间大约是10分钟一次，准妈妈会感到腹部阵痛，随后阵痛的持续时间逐渐延长，至40~60秒。程度也随之加重，间隔时间缩短，约3~5分钟，当子宫收缩出现腹痛时，会感到下腹部很硬，这就是真宫缩了。

真宫缩是分娩的先兆

只有伴有疼痛的宫缩，才是分娩的先兆，疼痛的强弱也因人而异，有的在腹部，有的在腰部，不强烈的宫缩可以没有感觉或者与来月经时的小腹疼痛一样，准妈妈不必紧张。

当宫缩像浪潮一样涌来，阵阵疼痛向下腹扩散，或腰酸下腹有排便感时是正常分娩的征兆，这种宫缩是为宝宝出生做准备的。

当假宫缩频繁时怎么办

假宫缩一般不会很频繁，但也有的时候假宫缩会越来越频繁，若每小时宫缩次数在10次左右，就可以算作比较频繁了。准妈妈应及时去医院，在医生的指导下服用一些抑制宫缩的药物，以预防早产的发生。

另外，准妈妈要注意休息，尤其不能刺激腹部，若宫缩伴有较强烈的腹痛，甚至痛到坐立不安、工作和生活受到影响时，那就需要去医院接受治疗了。

如何防止外力导致的异常宫缩

孕8月准妈妈一般不会出现真宫缩,假宫缩也不多,但容易受外力的影响而出现异常宫缩,异常宫缩会对分娩造成影响,准妈妈要尽量避免,为防止发生外力引起的异常宫缩,准妈妈需要在日常生活中多加注意。

1 避免外力撞击腹部。准妈妈跌倒或腹部不慎受到撞击时,不但会压迫到子宫内的胎儿,也会因疼痛、惊吓导致子宫内血液供给变少,引起宫缩。严重的撞击甚至还会造成胎盘早期剥离,危及准妈妈与胎儿的生命,这时应及时就医。

2 不要提重物。在孕晚期,提搬重物或拿重物时,会在腰及下腹部用力,引起腹部的压迫及子宫的充血,引起宫缩。这时,准妈妈要及时停下来。疲倦时躺下休息,保持安静,会很有效。

3 避免过于疲劳。身体处于长期的摇晃状态、从事激烈的运动,常会不自觉出现宫缩,疲倦时躺下休息,保持安静,会很有效。

4 放松心情。准妈妈长期处于过度紧张与疲劳的环境下也较容易出现频繁的宫缩,压力积攒后也容易出现腹部变硬,最好能做到不积存压力、放松身心。

5 谨慎性生活。剧烈的性交动作及射精容易引发子宫收缩,男上女下的体位也会压迫腹中的胎儿,一定要注意,出现异常要及时停下来。

6 防止着凉。空调使下肢和腰部过于寒冷,也容易引起宫缩。防止着凉也很重要,准妈妈在家也应该穿上袜子,盖上毯子。

准妈妈总感觉心慌气短怎么办

进入孕晚期之后,很多准妈妈都会觉得随便动一动就累得慌,心跳加速,大口喘粗气,常常会力不从心、心慌气短。

❀ 为什么准妈妈孕晚期易心慌气短

孕晚期,准妈妈全身的血容量比未孕时增加40%~50%,心率每分钟增加10~15次,心脏的排出量增加了25%~30%,心脏的工作量比未孕时明显加大。

此外,孕晚期子宫推挤心脏向左上方移位,再加上体重增加、新陈代谢旺盛,更加重了心脏的负担。

为了完成超额的工作量,人体会通过加深、加快呼吸来增加肺的通气量,以获取更多的氧气和排出更多的二氧化碳,因此,准妈妈到孕晚期时常有心慌气短的感觉。

❀ 心慌气短怎么办

当出现心慌气短时,准妈妈先不必惊慌,休息一会儿即可缓解,也可侧卧静睡一会儿。注意不要仰卧,以防发生仰卧位低血压综合征。

如果觉得胸闷或者心慌,不妨试着做一下深呼吸,有意识地放慢呼吸,如果仍然觉得很难受,就停下来休息一下,如果这样心慌还得不到缓解,提示可能有贫血、高血压、心脏病等疾病,应该去看医生。

血液中红细胞减少、血色素减低,即贫血,有时也会引起心慌,通过血常规检查很容易发现。如果出现贫血应该多吃些富含铁的食物,有时可能还需要口服铁剂。

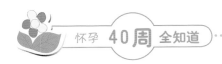
胎教时间

光照胎教，让宝宝跟踪光源

胎宝宝的感觉功能中视觉的发育最晚，7个月的胎宝宝视网膜才具有感光功能，因此孕晚期可以进行光照胎教。

在胎宝宝觉醒时，用光照对胎宝宝的视觉进行训练可以促进视觉发育，增加视觉范围，强化昼夜周期（即晚上睡觉、白天觉醒）和促进动作行为的发展。

光照胎教的方法

1 准备一个拥有柔和光线的手电筒，如使用4节1号电池的手电筒。

2 在有胎动的时候，将手电筒紧贴你的腹壁，照射胎头部位，持续5分钟左右。

3 结束时，可以反复关闭、开启手电筒数次。

4 进行光照胎教的时候，不妨配合对话。

实施光照胎教的过程中，准妈妈应详细地记录一下自己的感受，如胎动的变化是增加还是减少，是大动还是小动，这样，一段时间后你就能总结出胎宝宝对刺激的反应规律了。

贴心小贴士

切忌给胎宝宝强光照射，尽量不要在胎宝宝睡眠时进行光照胎教，以免打乱他的生物钟。

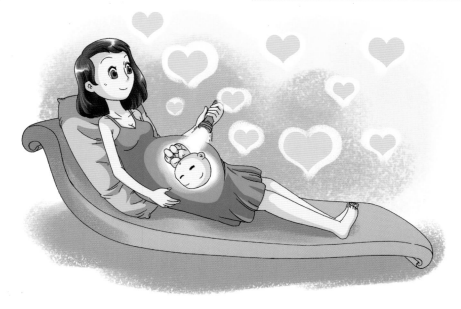

孕 **31** 周

胎儿发育

现在胎儿大概身长42厘米，坐高（顶臀长）28厘米左右，重1400~1500克。31周的胎儿皮下脂肪更加丰富了，皱纹减少，看起来更像一个婴儿了，身体和四肢继续长大，直到和头部的比例相当。

现在，胎儿周围大约有850毫升的羊水，但随着胎儿的增大，他在子宫内的活动空间越来越小了，胎动也有所减少。

在这一周里，胎儿的身体即将经历一个发育的高峰，各个器官继续发育完善，肺部和消化系统已基本发育完成，有呼吸能力，可以分泌消化液。胎儿喝进羊水，形成的尿液经膀胱也排泄在羊水中，一天中羊水被吞进再经尿液排出，这样完全替换数次，为出生后的小便功能进行锻炼。

现在，胎儿能够把头从一侧转向另一侧了，如果准妈妈用一个小手电照射腹部，胎儿会转过头来追随这个光亮，甚至可能会伸出小手来触摸。

准妈妈身体变化

你的胎儿不断地长大，几乎充满了整个子宫，这会让你的腹部变得有些紧张，肋下可能会觉得酸痛。尤其是夜里，为了减轻肋下的压力，你可能不得不起来几次以使胎儿回到下腹。

目前你的血容量比孕前增加了40%~50%，以保证供应给胎儿足够的养分，同时也为分娩时的出血做好了准备。你的子宫也在为分娩做准备，它的收缩更频繁，每次宫缩持续约半分钟到一分多钟。

呼吸困难和胃部不适仍然在不懈地折磨着你，直到34周左右，胎儿的头部开始下降，进入骨盆，那时，你的呼吸和进食才会逐渐舒畅起来。

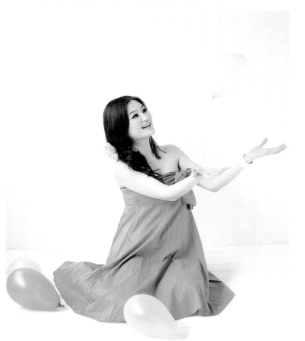

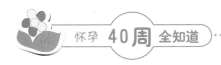

饮食营养必读

怎样合理安排零食

合理的零食可以为准妈妈带来不少好处，但要注意零食的正确食用，毕竟零食并不是准妈妈的必要食物。

❀ 准妈妈吃零食选对时间很关键

午餐和晚餐之间是吃零食的最佳时刻，因为这样既补充了营养，又没有耽误正常的午餐、晚餐，睡前的半小时内不应该再吃零食，以免增加肠胃的负担引发危及孕育的身体疾病。

❀ 孕晚期一日零食搭配参考表

时间	零食搭配	备注
8：30~9：00	麦片、奶茶	这类饮品中往往含有对心血管有害的反式脂肪酸，所以每天食用一包即可。在选择麦片方面，要选择低糖的，并且在冲泡时适量加入一些牛奶，保证营养的同时还改善了味道
9：30~10：30	苏打饼干	饼干分为酥性饼干、苏打饼干，而苏打饼干因为含有的油脂相对少一些，所以食用起来更健康
12：30~13：00	酸梅汤	餐后半小时再喝酸梅汤等解暑饮品，否则会引起胃酸返流
14：00~14：30	新鲜水果	它是不可缺少的健康零食，其含有丰富的维生素C、矿物质和膳食纤维，既能补充营养还可提高身体的免疫力。同时，还具有促进食欲、有助消化、解决便秘等作用
15：00~16：00	蔬果干或坚果	菠萝干、葡萄干等果干不但热量低，而且对身体健康非常有益，不过，购买时最好只选脱水型的蔬果干。坚果含有微量元素及矿物质，是健康零食，坚果中含有的不饱和脂肪酸和低胆固醇，可大大降低患心脏病的概率

❀ 少量多餐才正确

吃零食每次只能吃少量，一天中分多次吃，这样既能及时补充准妈妈的体能，又不会导致体重过快增长。

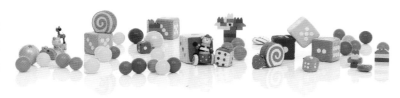

并发妊高征的准妈妈如何健康饮食

妊高征的发生除遗传及运动因素外，与营养状态、营养摄取量等也关系密切，孕晚期并发妊高征的准妈妈要多加注意饮食的健康管理。

✿ 保持食物的营养素平衡

大鱼大肉不要吃太多，适当多摄入一些蔬菜、水果，但不要把蔬菜、水果当主食，另外，准妈妈适当吃些鱼类有助于防治妊高征。

准妈妈应减少动物脂肪的摄入；妊高征准妈妈血清锌的含量较低，膳食中应增加锌的供给；补充维生素C和维生素E能够抑制血中脂质过氧化作用，降低妊高征的反应。

✿ 控制热量摄入

孕晚期热量摄入过多，每周体重增长过快都是妊高征的危险因素，准妈妈摄入热量应以每周增重0.5千克为宜。

✿ 遵循三高一低的饮食原则

三高一低饮食，即高蛋白、高钙、高钾及低钠饮食，准妈妈每日蛋白质的摄入量为100克，重度妊高征的准妈妈常有低蛋白血症，应摄入高优质蛋白以弥补其不足，钠盐食入过多会导致血压升高，准妈妈食盐控制量每日应在5克以下，同时避免含盐量高的调味汁、腌制品、罐头、薯条等。如果已经习惯了较咸的口味，可用部分含钾盐代替钠盐，能够在一定程度上改善少盐烹调的口味。

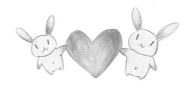

如何应对妊娠高血压综合征

进入孕晚期，准妈妈一定要做好妊娠高血压的防治工作。

✿ 应做好预防，坚持定期做产前检查

如果你属于身材矮胖、贫血、营养不良、工作紧张或有高血压家族史的易患人群，则更要密切注意高血压的防治。在孕中、后期要常测量血压、体重、尿蛋白等以排除情况。

✿ 要做好日常保健

1 保证休息时间
若发现有轻度的妊娠高血压综合征，准妈妈要适当减轻工作，保证充分的睡眠，在家休息，必要时住院治疗。

2 左侧卧位
休息及睡眠时取左侧卧位，以减轻右旋的子宫对腹主动脉和下腔静脉的压力，增加回心血量，改善肾血流量，增加尿量，并有利于维持正常的子宫胎盘血液循环。

3 不同程度的妊高征，不同对待
轻度妊高征准妈妈若处理方法正确，病情大多可以得到缓解，但中、重度妊高征患者一经确诊，应住院治疗，积极处理，防止子痫及并发症的发生。

4 注意控制体重
整个孕期，准妈妈的体重增长应控制在11~13千克之间，尤其是孕晚期，以每周增重0.5千克为宜，每周体重增长过快是妊娠高血压综合征的危险因素之一。

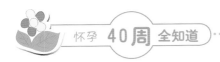
日常保健必读

什么是妊娠高血压综合征

妊娠高血压综合征，简称妊高征，是指怀孕20周（孕5月）以后出现的高血压、蛋白尿及水肿等的综合征，多发于孕32周以后，发病越早病情越重。

❀ 妊高征的常见症状

临床上妊高征常见症状除全身水肿、高血压、蛋白尿外，还有恶心、呕吐、头痛、视力模糊、上腹部疼痛、血小板减少、凝血功能障碍、胎儿生长迟滞甚至胎死腹中。

❀ 妊高征的危害

据调查，妊娠高血压综合征是威胁孕产妇生命安全的六大疾病之一，仅次于产科出血，居第二位。妊娠高血压综合征还会影响胎盘功能，使胎儿发育迟缓，甚至窒息。

有的准妈妈患上妊高征后，除了血压升高，还伴有蛋白尿、病理性水肿等表现，这就是子痫前期，如果病情进一步发展，最终有可能发展为子痫。严重的子痫前期或子痫，都可能危及准妈妈和胎儿的生命。

❀ 妊高征的发病因素

妊高征的发病原因至今还不明确，但它的引发可能与以下几种因素有关：

1 子宫张力过高，易引发妊高征。

2 寒冷季节或气温变化过大，特别是气压高时，容易引发妊高征。

3 精神过分紧张，或受刺激致使中枢神经系统功能紊乱的准妈妈。

4 有慢性高血压、肾炎、糖尿病等病史的妈妈；或家庭中有高血压史，尤其是妈妈的母亲有妊高征史的，容易并发妊高征。

5 营养不良或体形矮胖（BMI>24）的妈妈，并发妊高征的概率大。

6 年轻初孕的准妈妈或高龄初孕的准妈妈，也容易患妊高征。

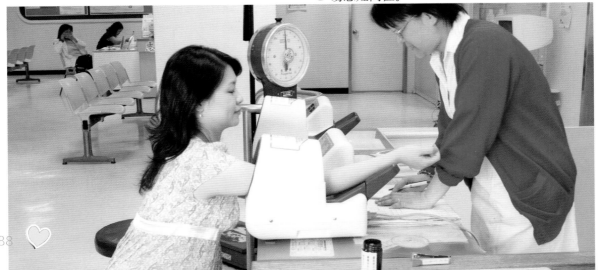

怎样预防压力性尿失禁

孕晚期准妈妈的排尿次数明显增多，大约1~2小时排尿一次，甚至更短，再加上准妈妈的骨盆底肌肉承托力差，如果准妈妈有大笑、咳嗽或打喷嚏等增大腹压的活动，不可避免地会发生压力性尿失禁，这是孕晚期正常的生理现象，不必过于担心，采取一些防范措施加以避免即可。

❀ 压力性尿失禁产生的主要原因

1 膀胱受到压迫
发育中的胎儿压迫膀胱，使膀胱贮尿量减少，就会导致准妈妈出现压力性尿失禁。

2 骨盆底肌肉发育不良
准妈妈的骨盆底肌肉由于发育不良或锻炼不足，或受过外伤，其承托功能差，随着子宫增大，盆底肌变得柔软且被推向下方，对盆腔内器官的承托、节制、收缩及松弛功能减退而发生尿失禁。

❀ 压力性尿失禁的预防措施

1 做骨盆放松练习
四肢着地，呈爬行状，背部伸直，收缩臀部肌肉，将骨盆推向腹部。同时弓起背，持续几秒钟后放松。这种练习有助于预防压力性尿失禁。如果定期做了几周骨盆底肌肉练习后，发现仍有漏尿现象，就要向医生咨询，看是否是由其他疾病引起的。

2 不喝含咖啡因的饮料
含咖啡因的饮料，如咖啡、可乐和茶水，都是利尿物质，会使尿液增加，实际上加重了水的流失。可以在水中放一片柠檬或酸橙，或加入一点儿果汁，改善水的味道，增加水的摄入。

胎位不正别慌张

大多数准妈妈在得知胎位不正后都会很担心，事实上，当怀孕至8个月时，有九成胎儿因头部较重会自然转正，准妈妈无须太过于慌张，只要定期产检、和妇产科医生配合良好，是可以平安顺利地生产的。

❀ 什么是胎位不正

"胎位"是指胎儿在母体子宫最接近子宫颈的部位。在怀孕初期，因为羊水很多，胎儿在子宫内动来动去，姿势和位置都会改变，此时并没有固定胎位。到了准妈妈怀孕约7个月时，子宫渐渐成为长椭圆形，这时候胎儿的位置才慢慢固定下来，通常是胎头较重，朝下接近子宫颈的位置，而脚部向上在活动空间较大的子宫底部，这种头下脚上的姿势是正常"头先露"的胎位。

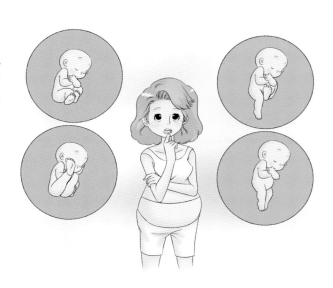

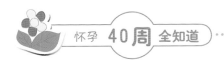
除了头骨先露的头位是正常的胎位外，其他如先露部是胎儿的臀部、肩膀或手的横位以及颜面位和额位，都属于胎位不正的情形。根据统计，正常的头位约占95.7%、臀位约占3.5%、横位约占0.4%、颜面位和额位各约占0.2%。

🌸 胎位不正的原因

胎位不正的原因，除了可能是准妈妈骨盆腔太小、胎头无法进入外，胎盘着床太低或脐带太短都可能让胎头不易下降；有些生过孩子的经产妇腹肌松弛，到了9个月时，胎位都可能还无法固定下来。此外，如果准妈妈患有子宫肌瘤、子宫肌腺瘤、子宫畸形等情况，胎位不正的概率也会增加。

🌸 胎位不正的检查方法

在怀孕20周左右，可以做一次超声波检查，这个检查的目的主要是观察胎儿的器官是否发育正常，同时也可以得知胎位的情形。通常在此时期，约有1/3的准妈妈会出现胎位不正的情形，而大多数准妈妈在得知胎位不正后，都会担心引发危险和难产。事实上，在此时有胎位不正的情形，无须过度

惊慌，因为根据医学上的统计，当怀孕至8个月时，胎儿头部较重，会呈头下脚上的姿势，此时胎儿不正的比例已下降到10%；等到足月生产时，胎儿不正的比例仅有5%左右。

在怀孕后期，检查胎位主要靠的是腹部触诊，通常胎头较为圆且硬，当子宫松软时，可清楚地由腹部检查出头部、臀部、背部和胎儿手脚的位置。但有时因为臀部较硬，也可能误诊，因此可以靠超声波检查来得知胎儿靠近子宫颈口的部位，此时如有胎位不正的情形，医生就应先提出建议和看法，和准妈妈商量如何处理。

🌸 如何让胎位转正

1 膝胸卧式

在怀孕7个月时，可以做"膝胸卧式"的姿势来让胎位转正，但这种姿势对准妈妈来说其实不太舒服，加上在这个时期胎位不正的比例约达1/4，因此到了怀孕32周时，如果仍然有胎位不正的情形，再来做膝胸卧式的姿势矫正也不迟。

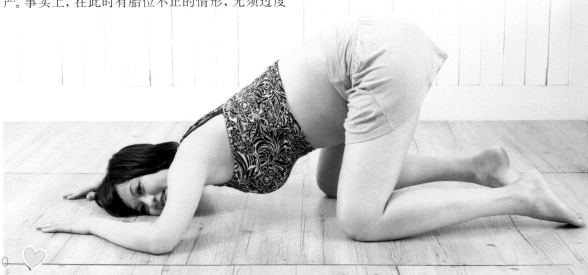

不过对这种方法，也有许多医生持保留态度。一是大腹便便的准妈妈做起来很不舒服，二是效果并不显著，若不幸发生虽然胎位转正但脐带却绕到颈部而早产或并发症的情形，实在是得不偿失。

膝胸卧式的做法：双膝跪在软垫上，脸和肩膀贴在垫上，胸部渐渐向膝部靠近，然后将臀部抬高，起初先维持这样的姿势约2分钟，待习惯后渐渐增加到10分钟。

2 胎位外转术

在某些臀位或横位的情况下，如果准妈妈子宫未曾动过手术，有人会考虑于第一胎怀孕32周、第二胎怀孕34周时施行"胎位外转术"，不过，这种手术也可能引起胎盘早期剥离、脐带绕颈、子宫收缩或破裂的危险，除非准妈妈坚持，否则并不建议如此做。

❀ 胎位不正的危险

在胎位不正的情况下，产妇生产时依不同的胎位情况，可能会产生几种不同的并发症。

1 头位

若是有枕骨横位或枕骨后位的情形，胎儿的头部可能无法顺利通过骨盆，因此胎儿可能面临拉伤或窒息死亡的危险，母亲则可能产生产道裂伤及产程延长的情形。

2 臀位

自然生产时可能发生胎儿在肩膀出来后，胎头仍然卡在阴道内，因而引发胎儿脑内损伤、缺氧甚至窒息而亡，还要慎防产前脐带脱垂的情形。

3 横位

自然生产时要慎防产前脐带脱垂的情形。

4 颜面位和额位

生产过程会较长，因此产道受伤、难产和胎儿窘迫的危险性也较大。

❀ 怎么生产才安全

胎位不正的准妈妈最关心的是，要怎么生产才安全？

1 臀位

在胎位不正的情况中，臀位占80%以上，如果产妇的胎儿大小正常且前胎曾经自然生产，则可以考虑自然生产；但若是第一次生产，则要考虑在怀孕38周时剖宫生产。

2 横位

接近子宫颈口的先露部是肩膀或手，接近产期时一有阵痛就应当立即到医院检查，横位的情形是不可能自然产的，一定要剖宫生产才安全。

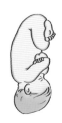 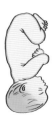 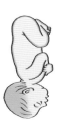 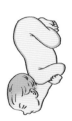

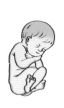 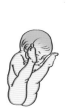 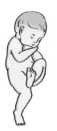 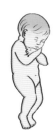

臀先露的种类

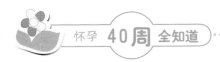

3 头位

若是有枕骨横位或枕骨后位的情形，可以等到生产前子宫颈开全、胎头下降时，再由医生将胎头转成正常的枕骨前位，使其容易顺利自然产。

4 颜面位

大多是在生产前子宫颈口开了2~3厘米时内诊才被察觉，胎儿头部向上仰起，枕骨贴靠近背部，对经产妇而言，即使是颜面位，只要产程进展顺利，也可能自然生产，但若产程拖得过久，就要进行剖宫产。

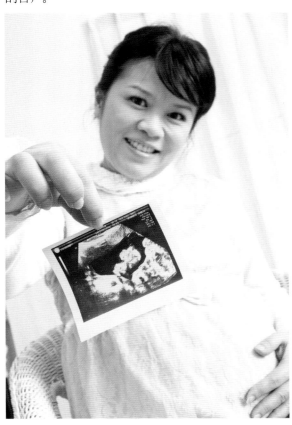

5 额位

也是在生产前子宫颈口开了2~3厘米时内诊才被察觉，头部部分向上仰起，枕骨前端的额部成了先露部。额位一定要转成颜面位或头位才能自然生产，如果子宫颈口开全1小时仍持续停留在额位姿势没有改变，就应当立即进行剖宫产。

❀ 妇产科医生的建议

胎位不正的胎儿死亡率高出正常头位胎儿一倍以上，但只要准妈妈定期产检，和自己的妇产科医生配合良好，还是可以平安顺利地生产。

首先，若是在怀孕26周前发现胎位不正的情形先别太紧张，不过要留意是否有其他因胎儿、子宫和胎盘的问题而造成胎位不正的情形，如果一切没有异状，就可以安心静待胎儿自然转正。

在怀孕7~8个月时，可以考虑做膝胸卧式的姿势来让胎位转正，但若不舒服也无须勉强。32周起，每两星期检查一次胎位是否转正，到了36周，若仍是胎位不正就应和医生讨论，在考虑母亲和胎儿安全的前提下选择最适合的生产方式。

只要事前做好详细的检查及评估，尽管胎位不正，仍可由自然产、产钳辅助生产及剖宫产方式让母子均安。

> **贴心小贴士**
>
> 怀孕26周前发现胎位不正别紧张，只要规则产检，若无异状就可安心静待胎儿自然转正。

胎教时间

欣赏名画《洗澡》

这是美国女画家玛丽·卡萨特 (Mary Cassatt,
1844—1926) 的作品,作于1892年。

这幅画描绘了母亲给孩子洗澡的生活情节,孩
子把脚踏入盆中,母亲正轻轻地替孩子洗脚,将母
亲对孩子的爱深深地刻画在画面中,孩子的可爱和
母女之间亲昵的动作表现得十分生动。

贴心小贴士

欣赏画作和阅读一样,每看一次都可能产生新
的感受,这种体验将带给你无比喜悦的感觉。在以
后的日子里,你不妨将以前看过的画作多拿出来欣
赏,相信你会有新的发现。

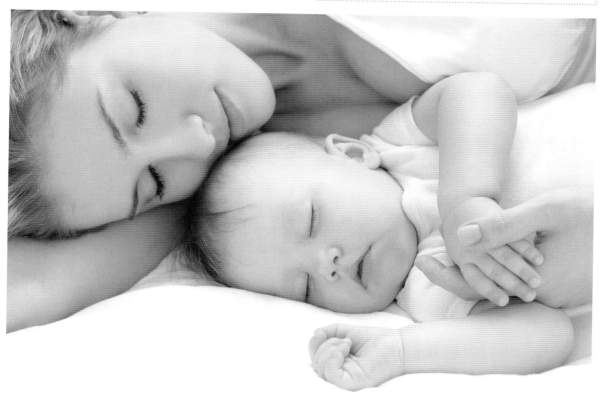

孕32周

胎儿发育

本周胎儿的身长约44厘米，坐高（顶臀长）约30厘米，体重1500~1600克。

现在的胎儿与出生时的婴儿相似，但身体仍需要长胖些。他的手指甲和脚趾甲已经完全长出来了。有些胎儿已经长了满头的头发，有些只长出了淡淡的绒毛。他的眼睛能区分光亮与黑暗。

胎儿的各个器官继续发育完善，肺和胃肠功能已接近成熟，已具备呼吸能力，能分泌消化液。此时的胎儿一旦娩出，在保温箱中成活率还是比较高的。

现在，准妈妈的子宫几乎要被胎儿占满了，胎儿已转成头向下的体位，准备娩出。准妈妈会发现，现在胎儿动的次数比原来少了，动作也减弱了，再也不会像原来那样在你的肚子里翻筋斗了。

准妈妈身体变化

相比于上周，你的体重估计又增加了0.25千克左右。日渐沉重的腹部会让你容易疲惫，不愿意走动，但是为了你在生产时候更加轻松些，我们建议你还是要适当散散步，活动活动。

你的子宫已经超过肚脐大约12.5厘米。由于子宫压迫到横膈膜上的压力，还会继续让你感觉呼吸不顺畅。

如果你的体重突然猛增，或者手、脸出现了水肿，并出现头痛、视力改变等状况，我们建议你及时去医院就诊，这些症状可能是子痫前期的信号。

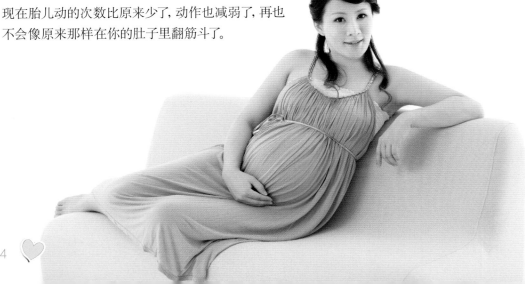

饮食营养必读

孕晚期宜少量多餐

少量多餐是准妈妈整个孕期都比较合理的膳食准则，不仅可以保证营养全面，也是避免营养过剩的好方式，能较好地保证准妈妈和胎儿的健康。那么，准妈妈如何才能更好地达到少量多餐的效果呢?

❀ 制定膳食制度

把全天的食物定质、定量、定时地分配，三餐定时、定量、定点，最理想的吃饭时间为早餐7~8点，午餐12点，晚餐18~19点，吃饭时间最好控制在30~60分钟。吃饭的时候最好固定在一个气氛完美温馨的地点，且尽量不被外界干扰而影响或打断用餐。

❀ 饮食有节

要考虑胃肠道的实际消化能力，食物适量，喜欢吃的食物不要一次吃得太多，否则会影响食物中的营养素被充分地消化、吸收和利用。

❀ 少量多餐

准妈妈由于胎儿对胃肠系统的挤压，有时影响进食量，准妈妈可以采用多餐制，一日可以安排5~6餐。通常早餐应占全天总热量的25%~30%，午餐占40%，晚餐占30%~35%。准妈妈可将一日总热量的20%~30%用于加餐。三餐都不宜被疏忽或合并，尤其是早餐。

❀ 养成良好的饮食习惯

专心进餐，细嚼慢咽，不要边看书边进食等。特别注意，不宜在进食期间与他人发生争执，这样会严重影响进食情绪，影响消化液的分泌，也就影响了对食物的消化和吸收，还可能影响日后宝宝的行为习惯。

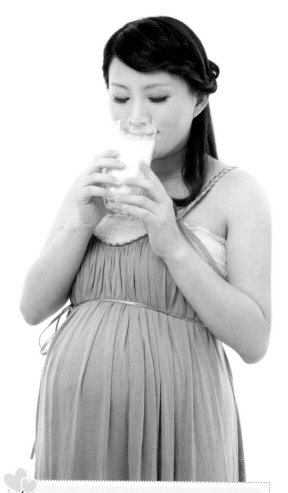

贴心小贴士

加餐可以安排牛奶、点心等食品。其实，只要准妈妈不是很胖，或者胎儿不是很大，不妨饿了就吃。

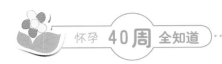

准妈妈如何吃水果更健康

准妈妈适当吃些水果，不仅能增加营养，帮助消化，补充维生素和矿物质，而且水果还有一些特殊的保健作用，对准妈妈和胎儿的身体健康很有帮助。但是准妈妈该怎样吃水果才更加健康呢？

不宜一次吃太多水果

水果大多含糖量较高，而其脂肪、蛋白质含量却相对不足，因而过多摄入水果不仅容易造成妊娠糖尿病，也会影响宝宝生长发育所必需的蛋白质等的摄入。因此，准妈妈每天吃水果不要超过500克，而妊娠期糖代谢异常或是妊娠糖尿病患者则要减半，最好等血糖控制平稳后再加水果。另外，如果喜欢吃香蕉、菠萝、荔枝、柿子之类含糖量较高的水果，就一定要减量。

热性、凉性水果根据体质吃

中医认为，女性怀孕之后，体质一般偏热，阴血往往不足。此时，一些热性的水果如荔枝、桂圆等应少量食用，否则容易产生便秘、口舌生疮等"上火"症状，尤其是有先兆流产的准妈妈更应谨慎，因为热性水果更易引起胎动不安。

一部分准妈妈脾胃虚寒，大便溏薄、面色苍白无华，对于梨、西瓜、香瓜、柚子之类的寒凉性水果就应少量食用，偶尔适当吃些荔枝也许会改善症状。

适当多吃些中性水果

准妈妈们应尽量选择性味比较平和、不寒不热的水果进食，如葡萄、苹果、桃、杏、菠萝、甘蔗、乌梅等。这些水果更有利于妊娠过程的母婴健康。

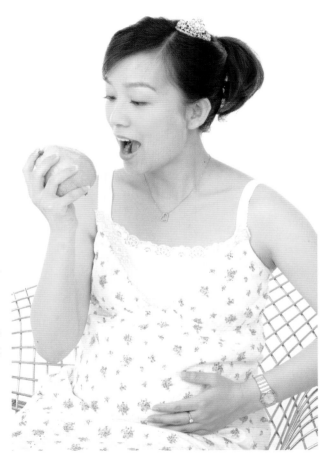

日常保健必读

告别孕期腰酸背痛

怀孕的时候，因为子宫变大，体重增加，准妈妈的腹部与腰部承受较大的压力，容易导致腰酸背痛，这个现象有时候还可能延续到产后。别紧张，本文将传授准妈妈几招预防腰酸背痛的简易运动操，让你轻松安度孕期！

准妈妈腰酸背痛的原因，主要是肚子日益增大，造成骨盆前倾，使腰椎的弧度变大，腰椎曲线前倾，就容易造成腰、背酸痛；另一方面，在怀孕最后阶段时准妈妈全身的韧带(韧带好比是两块骨头间的贴片，其功能在于让关节稳定)变得较松，原本的目的是为了生产时骨盆可以扩张，但当韧带变松时，准妈妈若是姿势不良也容易损伤关节或产生腰酸背痛现象。

准妈妈虽然容易发生腰酸背痛现象，但这是可以预防与缓解的！除了使用托腹带(36周以后尽量不要再使用托腹带，因为这样会延缓子宫颈变薄、变软的时间)之外，提供给准妈妈几个日常生活的预防与保健的方式：

1 勿久坐久站
避免长期维持久坐或久站的情形，只要坐或站了一段时间，就应该变换姿势。

2 维持身体的正确姿势
站姿：眼睛平视，抬头挺胸，肩膀后缩、放松，双手自然放下，收小腹，将脊椎挺起，双脚应平踩地面，膝盖朝正前方，保持重心平稳。

坐姿：座椅高度应与体形成正比，先坐正坐直，再轻轻弯曲腰部，身体约呈20度，使背部形成半后倾姿势，并于背部与头颈部放置小枕头，脚下可垫小板凳。

3 适度锻炼肌肉
适度地锻炼腰、腹、背等部位的肌肉，有助于预防及缓解腰酸背痛现象。

针对准妈妈的腰酸背痛现象，设计了几招简易且有效缓解这些不适的体操，妈妈们赶快动你的身体吧！

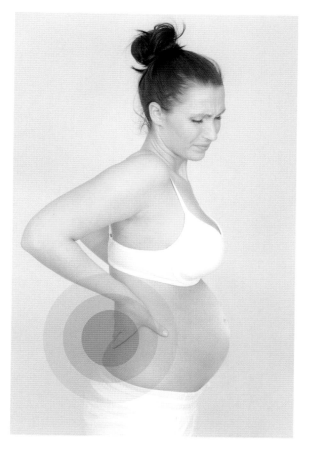

收缩核心及骨盆底肌群

预备动作：四肢着地，上半身的肩、肘、腕位于同一直线，下半身的髋关节应在膝盖骨的正上方。双手与肩同宽，双脚与臀部同宽，背部打平，头、颈放松。

动作一：吸气时放松，吐气时收缩肚子，并且提肛夹臀。

效果：这个动作可以帮助准妈妈稳定骨盆底肌群，不过切记不要直接趴在地板上做。

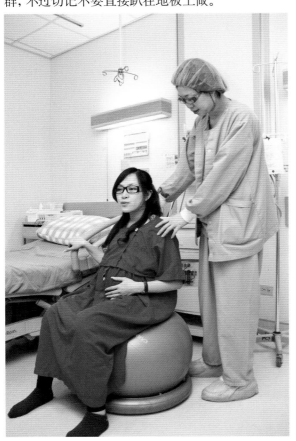

动作二：收缩肚子，维持手、脚四点着地，身体平行前移与后移，感受到肚子收缩得更加紧实。

何谓核心肌群？

核心肌群指的是位于人体躯干中央、负责保护脊椎的肌肉群，即腰、腹、背部的肌肉群。

效果：训练人体的天然铁衣，也就是腰、腹、背部肌肉群，达到稳定地支撑脊椎的效果。

提肛夹臀收小腹是做每个动作时的基本原则，但做的时候应自然地进行，无须刻意用力。另外，每项运动可重复进行6~8次，但准妈妈可视个人时间、体能等进行，不必硬性要求重复的次数。

骨盆与腹部运动

1 骨盆运动

预备动作：坐在抗力球上，双脚与肩膀同宽，并踩在地面，双手置于身体两侧。做此项目一定要量力而行，注意安全。

动作一：保持腰部不动，头、颈、背保持一条直线，往前往后运动骨盆。

动作二：保持腰部不动，骨盆由左至右做360度旋转。

效果：控制骨盆与腰的位置，并适度地活动骨盆，可以舒缓腰与骨盆因站立过久引起的肌肉韧带紧绷，以保持关节适当的活动度，避免关节酸痛。

2 C字形运动

预备动作：坐在抗力球上，双脚与肩膀同宽，并踩在地面，双手打开与肩同宽并向前伸直。

动作：缩小腹，将肚脐往内吸（不必过度用力），让脊椎延伸，使背部呈现C字形的圆弧状。

效果：可锻炼腹肌。

✿ 蹲的运动

预备动作：双脚打开比肩膀宽度再大一些，抬头挺胸，肩膀后缩、放松，双手自然放下。

动作：双手往前伸直，在上半身保持直立的情形下，往下蹲，此时背腹部会有被拉紧的感觉。蹲之前必须缩小腹，提臀、肛，以稳定重心，膝盖弯曲的角度不要超过脚尖，以免加重膝盖的负担。

双手亦可放在腰上。

效果：训练核心肌群+骨盆+大腿+臀部，这个动作相当适合准妈妈，不仅可防止腰酸背痛，亦可加强腿、臀的力量，有助产之效。

已有背痛现象的准妈妈，或是想从较轻松的动作开始进行的话，可在墙壁与背部之间加上抗力球进行此动作，会较轻松。

✿ 侧躺抬腿操

1 抬腿

预备动作：身体侧躺，下方的脚弯曲，上方的脚伸直，头靠在下方手臂上，位于上方的手臂则扶地以保持平衡，缩小腹，身体不往前或往后倒。

动作一：抬腿，脚指头往前伸，抬起的角度不需太高，否则无法稳定腰部。

动作二：维持缩小腹，慢慢将脚放下，回到预备动作。

2 侧踢

预备动作：同上。

动作一：将上方的脚往前伸，再向后侧踢。

动作二：维持缩小腹，慢慢将脚放下，回到预备动作。

3 空中画圈

预备动作：同上。

动作一：将脚抬起，并在空中画圆圈旋转。

动作二：维持缩小腹，慢慢将脚放下，回到预备动作。

效果：可训练臀部、腿部肌肉，提升骨盆稳定度。

进阶动作一：当准妈妈练习到一定程度，或是原本腿部肌力较好的准妈妈，下方的脚可不必弯曲，而是采取双脚平放往前伸的方式进行上述动作。

进阶动作二：将下方的手臂、手肘撑起放在地垫上进行动作。手臂肌力较好的准妈妈可采取这个姿势做上述动作。

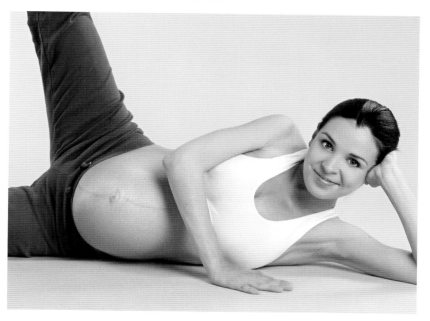

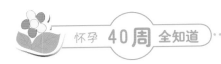
🌸 上背部运动

预备动作：四肢着地，上半身的肩、肘、腕位于同一直线，下半身的髋关节应在膝盖骨的正上方。双手与肩同宽，双脚与臀部同宽，背部打平，头、颈放松，并收缩小腹。

动作：手肘往后，双手慢慢往下压。下压程度不必太大，应在准妈妈能够承受的范围内，之后可慢慢加大往下弯的程度，直到脸部几乎碰到地面为止。

效果：锻炼及伸展上背与肩膀。

🌸 伸展操

1 伸展上、下背：四肢着地，取跪姿，手臂往前平伸，将球放在手掌上，球在身体的前方，慢慢地往前移动身体，让球从手掌往手臂移动，此时上、下背会有被拉紧的感觉。

2 伸展侧背(肩胛骨)：采取跪姿，一只手放在抗力球上，一只手放在地面上，将放在抗力球上的手臂往旁边伸直做伸展。换一边进行同样的动作。

3 伸展脊椎：坐在椅子上，双手上臂叠在一起，眼睛看着手臂，慢慢将手往侧边转动，同时身体与肩膀都要一起转动，再换一边。

4 伸展臀部：坐在椅子上，缩小腹、肚子，像跷二郎腿般将左脚放在右腿上，身体慢慢地往下弯，臀部有被拉紧的感觉。换一边进行同样的动作。

💕 贴心小贴士

这些运动均属于较温和的运动，而一开始的骨盆运动则有暖身效果，准妈妈只要照着文章中介绍的顺序加以练习即可，除此之外，做任何动作时都不要过度勉强。另外，特别提醒准妈妈，在进行运动的过程中，若有腹痛或是出血现象，就应马上停止运动，并进一步就医了解状况。

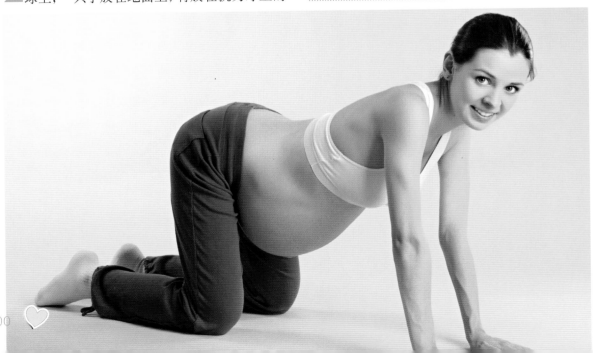

胎教时间

音乐胎教：《杜鹃圆舞曲》

一年之计在于春，春天是一个充满了希望和朝气的季节，胎宝宝的到来无异于一个春天的开始。美妙的《杜鹃圆舞曲》就是一首春意盎然的曲子。

《杜鹃圆舞曲》模仿杜鹃鸣叫的音调，首先以轻快、活泼的节奏和清新、流畅的旋律，描绘了一幅生机盎然的景象，接下来仿佛杜鹃鸟灵活地在林中飞来飞去，一会儿在这个枝头跳跃，一会儿又在那个枝头高唱，为林中增添了浓浓春意。

准妈妈可以在早晨醒来后或是午间小憩后听一听这首《杜鹃圆舞曲》，会给接下来的时光带来一个充满朝气和活力的心情，能赶走进入孕晚期后的心理压力。

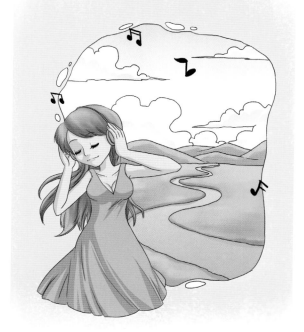

音乐胎教：《第一钢琴协奏曲》

《第一钢琴协奏曲》表达了对光明的向往和对生活的热爱，曲调中充满了青春与温暖的气息。当胎宝宝接受了准妈妈美好的心理信息后，也会产生同感。

《第一钢琴协奏曲》是俄国作曲家柴可夫斯基最著名和最具代表性的钢琴协奏曲之一。柴可夫斯基一生写过3首钢琴协奏曲，这一首最成功，写于1874~1875年。

作品完成后，柴可夫斯基向当时莫斯科音乐学院创始人尼古拉·鲁宾斯征求意见，被要求必须按照尼古拉·鲁宾斯的意思修改，才能准许演奏。柴可夫斯基被这种否定激怒了，他改赠德国钢琴家汉斯·冯·彪罗并首演成功。后来尼古拉·鲁宾斯认识到自己的错误，也演奏了这首协奏曲。

柴可夫斯基维护了自己的创作个性和自由、人格和自豪感。

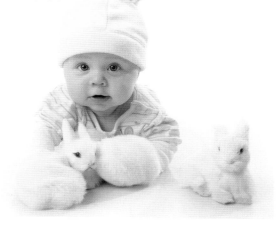

>>> 孕**33**周 <<<

胎儿发育

本周胎儿的身长为46厘米左右，体重在1.8千克左右。现在，胎儿在子宫内的活动范围非常的小，有的胎儿头部已开始降入骨盆。胎儿的皮肤不再那么红红的、皱皱的，呼吸系统和消化系统的发育已经接近成熟。

现在，有的胎儿已长出了一头胎发。

胎儿软软的骨头都在变硬，除头部外，身体其他部位的骨骼已经变得很结实。不过，颅骨还是软软的，每块头骨之间有空隙，这种松动的结构是为宝宝在生产的时候，头部能够顺利通过阴道做准备的。

准妈妈身体变化

你的体重增加了大约有10~12.7千克，手、脚、腿等可能都会出现水肿。

如果你是第一次生产，那么从这周开始，胎儿的头部可能会逐渐下降，进入骨盆。这会逐渐减轻此前因为子宫压迫到横膈、胃部而导致的不适感觉。如果你此前有过生育史，那么，胎儿入盆的时间就会晚一些。

从本周开始，你可能会出现胎膜早破的情况，尤其是睡觉时。如果你的水肿情况比较严重，我们建议你及时咨询医生或者去医院就诊。

由于胎儿的增重，你的体重约以每周0.25千克的速度增长。此后直至宝宝出生前，胎儿的体重还将增加一半左右。

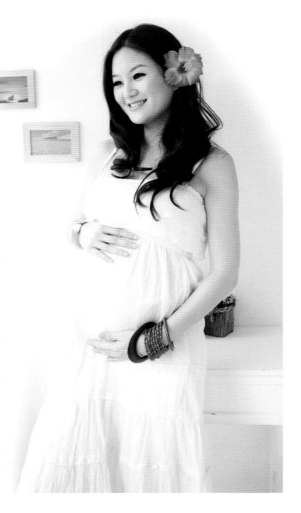

饮食营养必读

孕晚期胃口不好怎么办

孕晚期可以算得上是整个孕期食欲最好的阶段，准妈妈通常会被医生告知要注意控制饮食和体重，这个阶段也是胎儿体重增长最快的时候。但也有的准妈妈什么东西都不是很想吃，也没什么胃口，每次吃饭的量变得很少，这是怎么回事呢？

❀ 胃容量变小

孕晚期胃口变差大部分时候并不是胃肠道有什么毛病，而是因为到了孕晚期，由于子宫膨大，压迫了胃，使胃的容量变小，吃了一点儿就会有饱腹感，导致准妈妈感觉胃口不佳。

给准妈妈的建议

1. 准妈妈要记得少量多餐，最好一天吃 6 顿，3 大餐3小餐。
2. 如果准妈妈每周体重增加低于 0.4 千克，需特别注意营养的摄入。

❀ 孕晚期胃灼热

孕晚期，有些准妈妈吃一会儿后就觉得胃部有烧灼感，尤其在晚上，胃灼热得很难受，影响食欲，这主要是因内分泌发生变化，胃酸反流，刺激食管下段黏膜而引起的。此外，妊娠时巨大的子宫、胎儿对胃的压迫，使胃排空的速度减慢，胃液在胃内滞留时间较长，也容易使胃酸返流到食管下段。

给准妈妈的建议

1. 这种胃灼热在分娩后会自行消失，未经医生同意不要服用治疗消化不良的药物。
2. 平时应在轻松的环境中慢慢进食，每次避免吃得过饱。
3. 吃完饭后，慢慢地做直立的姿势，对缓解胃灼热有帮助。
4. 饭后应适当散步。

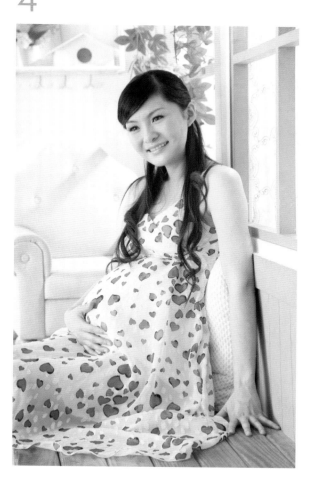

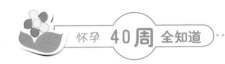
孕晚期如何补锌帮助顺产

对于孕晚期的准妈妈来说，锌有着非常重要的作用，准妈妈缺锌，会增加分娩的痛苦。

❀ 锌对于顺产的重要作用

锌对分娩的主要影响是可增强子宫有关酶的活性，促进子宫肌收缩，把胎儿"驱逐出宫"，如果母体缺锌，子宫肌收缩力弱，无法自行娩出胎儿，就

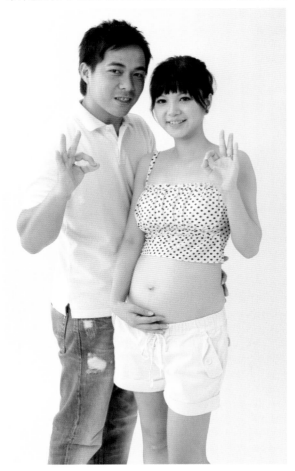

需要借助产钳、吸引等外力，才能娩出胎儿，严重缺锌则须剖宫产。此外，子宫肌收缩力弱，还有导致产后出血过多及并发其他妇科疾病的可能，影响准妈妈的健康。

❀ 准妈妈要注意补锌

在正常情况下，准妈妈对锌的需要量比一般人多，这是因为准妈妈除自身需要锌外，还得供给发育中的胎儿需要，如不注意补充，就极容易缺乏。

❀ 食补是最安全的方法

准妈妈可以经常吃一些含锌比较丰富的食物，如动物肝脏、肉、蛋、鱼以及粗粮、干豆等。

小零食中的核桃、瓜子、花生也含锌较多，每天最好都吃些，能起到较好的补锌作用。

水果中苹果是补充锌非常好的来源，它不仅富含锌等微量元素，还富含脂质、碳水化合物、多种维生素等营养成分，有助于胎儿大脑皮层边缘部海马区的发育。准妈妈每天吃1~2个苹果就可以满足锌的需要量。

❀ 药补需经医生允许

通过药物补锌要经过科学的检查和诊断，确实需要补锌才补，而且要在医生的指导下进行。此外，不要过量补充，否则会抑制机体对铜和铁的吸收，补锌产品不要与牛奶同服，也不能空腹服用。

贴心小贴士

随意乱补也不好，作为孕期保健的内容之一，孕妇补锌要经过科学的检查和诊断，确实需要补锌才补，而且要在医生指导下进行。

日常保健必读

有助于顺产的运动

临近分娩,准妈妈的行动越来越不便,但是,准妈妈还是可以做一些简单的有助于顺产的运动。

✿ 伸懒腰

准妈妈跪在地板或者床上,双手和膝盖撑地,把腰向上拱起然后再放平,然后再拱起、放平,交替进行,宫缩时摇晃臀部。当准妈妈在做这个动作时,胎儿受到的压力是最小的,动脉和脐带也不会受到任何压力,要比一直躺在床上感觉好得多。

✿ 多走动

别小看这一步步的走动,这样小幅度的运动能帮助准妈妈顺产。此时宝宝的头部已经入盆,是一个向下的状态,准妈妈多走动可以帮助宝宝持续这样的状态,也有助于锻炼自己的体力,为分娩时积蓄产力,有助于生产的顺利进行。

✿ 身体前倾

在桌子或者床(如果能升降,就把高度调到最高)上放置一个枕头,身体前倾,随意地趴靠在枕头上。当宫缩来的时候就摇晃臀部。因为是跪立的姿势,所以重力会起到一定的加速产程的作用。而且在疼痛难忍的宫缩到来时靠在柔软的物体上会感觉非常舒适,更容易使自己放松。

练习顺产分娩操

顺产是准妈妈最好的选择,为了顺利分娩,准妈妈可以多练习以下的顺产分娩操。

✿ 呼吸练习——加强腹肌和骨盆底部的收缩功能

吸气,尽量让肋骨感觉向两侧扩张,感觉两侧已经到极限了,开始吐气,吐气时让肚脐向背部靠拢。

这种呼吸方法除了锻炼身体深层的肌肉外,同时也锻炼了肺活量,使准妈妈在生产时呼吸得更加均匀平稳。

✿ 蹲举动作——锻炼腿部的耐力,增强呼吸功能

两手自然下垂,两脚与肩同宽,脚尖正对前方。吸气,往下蹲,直到大腿与地面呈水平状,然后吐气站立。每个动作重复12~15次,一周做3~4次。

✿ 柔韧性训练——增强腹肌的收缩功能和腰部肌肉的柔软性

选择小重量的哑铃和杠铃,一边双臂托举,一边配合均匀呼吸。

✿ 针对性训练——增强腰部和背部的力量

坐姿划船:平坐在椅子上,双手向后拉动固定在前方的橡皮筋,来回做水平运动。

坐姿拉背:平坐在椅子上,双手向下拉动固定在头顶的橡皮筋。

以上每个动作重复15次左右,每周3~4次。

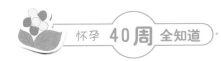

如何预防静脉曲张

孕晚期的准妈妈容易受静脉曲张的困扰，静脉曲张常发生在腿部，当准妈妈站立时通常会发现腿部出现明显的蓝色静脉曲线，它们也可能出现在腹股沟或肛门附近。

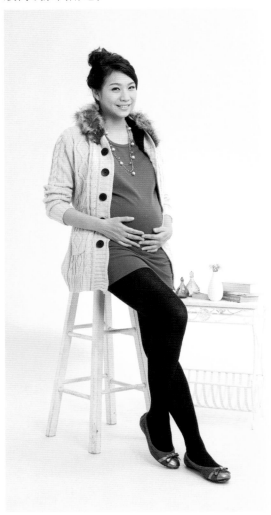

❀ **孕期静脉曲张的原因**

1 激素分泌改变
怀孕时全身血流量增加，容易造成静脉血液的逆流。

2 胎儿和子宫增大
它们压迫骨盆腔静脉和下腔静脉，使得下肢血液回流受阻。

3 家族遗传
静脉曲张具有家族性。

4 孕期体重超标
超重会对下肢的血液循环造成影响。

❀ **如何预防和应对静脉曲张**

1 每天适度温和地运动，促进血液循环。

2 保持适当的体重，防止体重过度增加。

3 休息时将双腿抬高，帮助血液回流至心脏。

4 避免长期坐姿、站姿或双腿交叉压迫，建议睡觉时脚部用枕头垫高，不要提过重的物品，避免压迫下肢静脉。

5 睡觉时尽量左侧躺，避免压迫到腹部下腔静脉，减少双腿静脉的压力。

6 穿弹性袜，起床后穿上弹性袜可避免过多的血液堆积在双腿，刚开始可以试着穿强度20~30毫米汞柱的弹性袜，适应之后可以穿效果较佳的30~40毫米汞柱的弹性袜，不过，弹性袜最好是到药店或医院购买正规的。

胎教时间

在暖暖的阳光下，和胎宝宝絮叨

趁着现在胎宝宝的情况比较稳定，准妈妈要到户外去沐浴一下阳光，在路上不妨跟胎宝宝絮叨絮叨你们近来的生活，可以适当地重复一下前些日子给胎宝宝讲过的生活趣事。接下来还可以跟他说说你们一家人现在的情况，比如现在他的发育情况、他还有多久就要降临人世、你最近都在和谁联系等。

晒晒太阳对于胎宝宝身体的发育是有益的，而且适当的冷、热环境刺激还能锻炼宝宝皮肤的适应能力。另外，在阳光下絮叨有家的温馨感觉，沉浸在对生活的回忆中会让你和宝宝感觉很美好。

做一些必要的防晒措施很重要，比如撑一把遮阳伞，或者穿一件遮阳效果好的衣服，也可以涂一点适合孕妇使用的防晒霜。如果累了，一定要就近休息，千万不要走得太远。

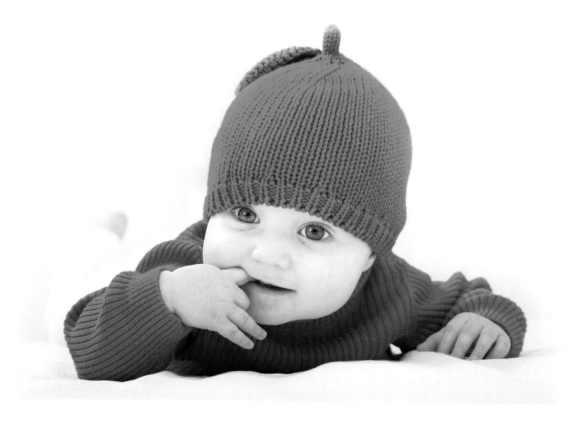

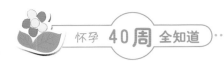

孕**34**周

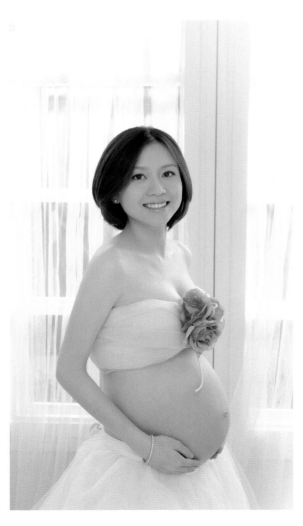

胎儿发育

现在胎儿的坐高（顶臀长）约32厘米，身长为48厘米左右，体重在2300克左右。这周胎儿的中枢神经系统仍然在发育，肺部已经发育得很成熟了。此时胎儿应该已经为分娩做好了准备，将身体转为头位，即头朝下的姿势，完全倒立了，头部已经进入骨盆，紧压在准妈妈的子宫颈口。

胎儿的皮下脂肪层还在变厚，他看上去有点儿圆圆胖胖的，与刚出生的小婴儿差不多，这些脂肪层将在宝宝出生后帮助他保持体温。

准妈妈身体变化

你的子宫顶部已经超过肚脐大约13.75厘米。记住，每个人怀孕时增长的尺寸都不尽相同，最重要的是子宫在怀孕期间以一定的速率持续增大。本书所给出的数据也仅作为参考。

你可能已经发现你的肚脐已经向外突出。你可以用绷带或纱布盖住向外突出的肚脐，以免敏感的肚脐处受到刺激或感染。

你必须和准爸爸一起提前确定分娩医院的地点了。对于随时可能到来的分娩，以及产后的必备物品及处理方法，都应该提前做好准备。

饮食营养必读

如何补充维生素K，预防出血病

维生素K是人体正常凝血过程中必需的物质，它有"止血功臣"的美称，因为维生素K的缺乏与机体出血或出血不止有关。

🌸 维生素K对准妈妈和胎儿的重要作用

维生素K是合成血液凝固所必需的凝血酶原，人体若维生素K吸收不足，血液中凝血酶原减少，易引起凝血障碍，发生出血症。准妈妈如果缺乏维生素K，会增加流产率，即使宝宝存活，由于其体内凝血酶原低下，容易出血，在怀孕最后数周，准妈妈可以补充维生素K，以防止凝血机能障碍。

🌸 维生素K缺乏的原因

对于胎儿或新生儿来说，其维生素K水平直接与母亲的维生素K水平有关，但母乳中维生素K含量很低，新生婴儿在出生头几天，维生素K营养水平容易不足，此外，新生婴儿的肠道在出生几天之内是处于无菌状态，不能由微生物合成维生素K，且初生儿血浆中的凝血酶原水平很低，在正常条件下，出生数周以后才能升高到成人的水平。

🌸 该怎么补充维生素K

为保证新生儿充足的维生素K水平，保证准妈妈分娩时顺利、健康，在孕晚期及月子里，准妈妈应注意适当摄入动物肝脏及绿叶蔬菜等富含维生素K的食物，还可以在医生的指导下使用口服和肌内注射的方式来补充维生素K。

准妈妈可以吃中药类补品吗

🌸 首先，要弄清补药的特性

任何滋补性药品都具有药的属性，都要经过人体内分解、代谢，都会有一定的不良反应，包括毒性作用和过敏反应。

通俗地说，也就是没有一种药物对人体是绝对安全的，如人参、蜂王浆是名贵补品，也有很强的滋补作用，但它并不适合准妈妈食用。

人参以补气为主，又具有兴奋作用，可能会导致失眠。蜂王浆有刺激子宫收缩的作用，会干扰胎儿在宫内的正常生长发育。这些都属于甘温补品，甘温极易助火，而准妈妈本来就阴虚内热，进补这些补品无异于火上浇油，易出现先兆流产或是早产。

因此，准妈妈进补时一定要弄清补药的特性，要针对自己的体质和实际需要，在医生的指导下进补。

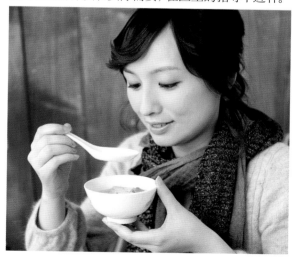

日常保健必读

避免分娩时会阴侧切的小运动

有的医生会建议准妈妈从怀孕第9个月后期开始进行会阴按摩和锻炼，以增加会阴肌肉组织的柔韧性和弹性，帮助自然分娩顺利进行，同时减少会阴侧切手术的发生。如果准妈妈心理上准备好了，而且也事先得到了医生的允许和建议，现在就可以开始进行会阴按摩和锻炼。

会阴锻炼的一般步骤

1 修剪指甲，洗净双手，坐在一个温暖舒适的地方，把你的腿伸展开，呈一个半坐着的分娩姿势。然后把一面镜子放在会阴的前面，面朝会阴部。这样你就可以清楚地看见会阴周围肌肉组织的情况了。

2 选择一些按摩油，如纯的甘油，或者水溶性的润滑剂，用拇指和食指把按摩油涂在会阴周围。

3 把你的拇指尽量深地插入你的阴道，伸展双腿，朝直肠方向按压会阴组织。轻柔地继续伸展会阴口，直到你觉得有些轻微的烧灼或刺痛的感觉。

4 保持这种伸展，直到刺痛的感觉平息，然后继续前后轻柔地按摩阴道。

5 按摩当中，在阴道里勾起你的拇指，并且缓慢地向前拉伸阴道组织，分娩时宝宝的头也会这样出来的。

贴心小贴士

按摩期间不要用力按压尿道，过于用力会引起会阴部敏感的肌肤出现瘀伤和刺痛，引起感染和发炎。

准妈妈练爬有利于生产

接近分娩，准妈妈应该趁着还可以适当活动的机会多锻炼，争取让自己获得更多顺产的机会，与健身球锻炼有异曲同工之处的运动——爬行，同样也有助于准妈妈生产。

准妈妈练爬有利于自然生产

准妈妈怀孕时，腹部的负重增加，连带着骨盆向前倾，造成背肌压力及折腰弯度增加，加上髋底骨关节放松，拉紧了底骨的韧带。此外，体内激素改变也会导致骨盆及韧带放松，这令生产时容易引起痛楚。

如果准妈妈产前练习爬行，不仅可以平衡脊骨、上身及新受力点的活动，使生产时受力位置不会集中在一处地方，而且可以平衡整体关节及韧带的松紧，使盆体功能变佳，有利于自然生产。

另外，适度的爬行可增强腹肌力量，预防难产，产后爬行则有利于子宫复位。

练爬需要注意的事项

1 爬行时穿一些宽松、舒适的衣物。

2 可以给你的膝盖戴上护膝。

3 爬速宜慢，爬幅宜小，重复2~3次，间歇20~30秒。

延伸：产前运动有利于生产

勤做产前及产后运动（也可是爬以外的其他运动，比如散步等）可帮助准妈妈减轻肚皮下坠力，减少腰背受压，其中产前运动可以平衡整体关节及韧带的松紧度，令生产更容易。

准妈妈如何预防痔疮

准妈妈是痔疮的高发人群，发生率高达76%，痔疮其实也是一种静脉曲张，与肛门末端的静脉血管血流不畅有关。痔疮严重时，准妈妈坐、行走、排便时都会疼痛难忍，严重影响正常生活。

❀ 孕期痔疮的原因

为了保证胎儿的营养供应，准妈妈盆腔内动脉血流量增多，随着子宫日益增大，又会压迫盆腔，使痔血管内的血液回流受到阻碍；加上准妈妈常有排便费力或便秘，也可诱发痔疮或使其加重。痔疮发展到一定程度可脱出肛门外，形成外痔，在行走、咳嗽等腹压增加的情况下，痔块就会脱出。

❀ 如何预防和应对痔疮

1 养成定时排便的习惯
不要久忍大便，养成定时排便的习惯。每次蹲厕所的时间不要超过10分钟，以免引起肛管静脉扩张或曲张。排便后用温水清洗肛门，促进肛门处血液循环。

2 多吃纤维素丰富的食物
新鲜蔬果中纤维素较多，平时注意多饮水、少喝饮料。排便困难时可多吃些芝麻、核桃等含丰富植物油脂的食物，可以起到润肠的作用，不要吃辣椒、大蒜、大葱等刺激性食物。

3 提肛运动
并拢大腿，吸气时收缩肛门，呼气时放松肛门。每日做3次，每次30下，能增强骨盆底部的肌肉力量，有利于排便和预防痔疮的发生。

4 按摩肛门和腹部
大便后用热毛巾按压肛门，顺时针和逆时针方向各按摩15分钟，能改善局部血循环。腹部按摩则取仰卧位，双手在下腹部顺时针和逆时针方向各按摩15次，每日早、晚各进行一次，有利于防治便秘，也有利于痔疮的好转。

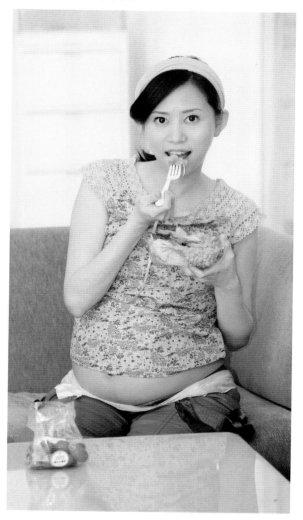

胎教时间

听美妙的音乐《月光》

月光是如水的灵物，德彪西的《月光》就是月光本身，一夜倾城。"动"是德彪西《月光》的精髓所在，在他的音乐里，月光如水般倾泻，缓缓流淌，充盈整个房间。

❀ 音乐家德彪西

德彪西(1862—1918)，是法国浪漫主义作曲家中最著名的一位，在很多地方，他的油画像总会被挂在音乐教室的墙壁上。许多浪漫主义影视作品（比如岩井俊二的影片）也常常以他的作品作为背景音乐，其中《月光》就是他脍炙人口的代表作。

❀ 德彪西的《月光》

在柔美的月夜里，或者在你想要听音乐的任何时候，闭上眼睛，打开德彪西的这曲《月光》，让每一个音符在你的心里流淌。

这首钢琴小曲《月光》，描绘了月光的美丽与神秘，美丽的旋律暗示了对月光的印象，仿佛能让人看到月光闪烁的皎洁，把灵艳的月光泻洒下的水一样的银辉展现得淋漓尽致，让人如同置身于晴朗而幽静的氛围之中。

想象心中的那片月色，这种美丽让你回味无穷，你的情感和这静谧的背景定会搭配得天衣无缝，而这样的美感也会通过你的感觉神经静静地感染着你腹中的胎宝宝。

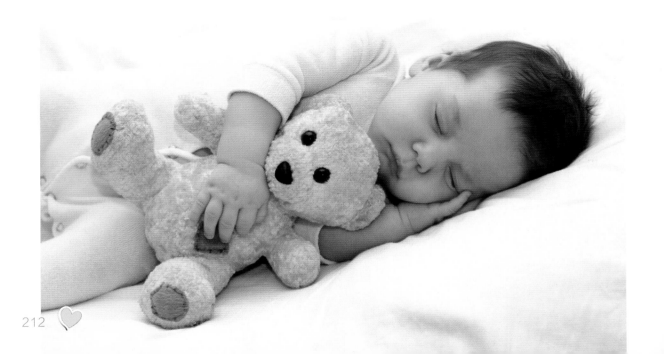

孕35周

胎儿发育

35周的胎儿身长约49厘米，体重约在2500克。现在，胎儿看起来已经很丰满了，在接下来的几周内，他的体重还将继续增加。

随着胎儿的逐渐长大，准妈妈的子宫空间会相对减小，所以胎儿已经不是在羊水里漂浮着，也不能再翻跟头了。现在胎动也会有所减少，准妈妈可以在胎儿活动的时候看到他的手脚、肘部在腹部凸显的样子，这是因为子宫壁和腹壁已经变得很薄的缘故。

胎儿的肾脏已经完全发育，肝脏也能够代谢一些废物了，大部分身体发育都已完成，除了不会哭，他现在基本具有新生儿所有的行为能力。胎儿逐渐建立起属于他自己的每日活动周期，白天有光亮时醒来，晚上睡觉。

准妈妈身体变化

由于胎儿增大，并且逐渐下降，你可能会觉得腹坠腰酸，骨盆后部附近的肌肉和韧带变得麻木，甚至有一种牵拉式的疼痛，使行动变得更为艰难。你排便的次数也会因为胎头下降而增加。

随着胎儿的增大，你的子宫壁和腹壁已经变得很薄，胎儿活动时，可以看到宝宝的手、脚、肘部在腹部凸显的样子。

从本周开始，你需要每周做一次产前检查。这几周你的身体会越来越感到沉重，要注意小心活动，避免长时间站立。

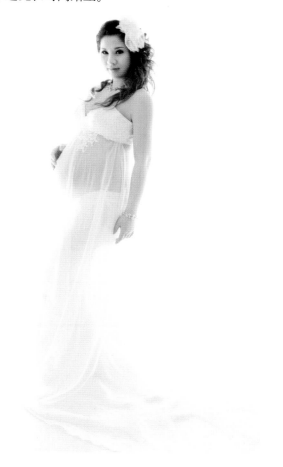

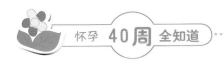

饮食营养必读

孕晚期可以吃黄芪炖母鸡吗

准妈妈孕晚期不宜吃黄芪炖母鸡，尤其是临产前，否则容易引起过期妊娠，胎儿过大而造成难产，不得不用会阴侧切、产钳助产，甚至剖宫产来帮助生产，给准妈妈带来不必要的痛苦，同时也可能造成胎儿损伤。

🌸 为什么黄芪炖母鸡会造成难产

黄芪是人们较为熟悉的补益肺脾之气的中药，母鸡的营养价值也很高，两者合用炖食，其补养身体的效果更强，这也是一些准妈妈喜欢吃黄芪炖母鸡的原因所在。但这同时也干扰了孕晚期胎儿正常下降的生理规律，再加之黄芪有"助气壮筋骨、长肉补血"的功能，母鸡本身是高蛋白食品，两者起滋补协同作用，使胎儿骨肉发育长势过猛，造成难产。还有，黄芪有利尿的作用，通过利尿，羊水相对减少，以致延长产程。

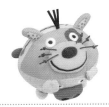

贴心小贴士

临产前一周，准妈妈应禁吃人参、黄芪等补品，人参、黄芪属温热性质的中药，自然产前单独服用人参或黄芪，会因为补气提升的效果而造成产程迟滞，甚至阵痛暂停的现象。

孕晚期准妈妈可多吃菌类

菌类属于山珍，营养丰富，准妈妈多吃一些菌类可以增加免疫力，常见的菌类有平菇、香菇、茶树菇、牛肝菌、杏鲍菇等，它们都适合准妈妈食用。

🌸 菌类能为准妈妈提供什么样的营养

1 菌类含有丰富的单糖、双糖和多糖，多糖分子可以显著提高机体免疫系统的功能。

2 菌类的蛋白质含量占干重的30%~45%，大大高于其他普通蔬菜，通过吃菌类摄入蛋白质还避免了动物性食品的高脂肪、高胆固醇的危险。

3 菌类含有多种维生素，尤其是水溶性的B族维生素和维生素C，脂溶性的维生素D含量也较高。

4 菌类中的铁、锌、铜、硒、铬含量较多，经常食用野山菌既可补充微量元素的不足，又克服了盲目滥用某些微量元素强化食品而引起的微量元素的流失。

5 菌类含有丰富的食物纤维，能帮助准妈妈缓解便秘，防止肥胖。

🌸 怎样烹饪菌类可以获得最好的营养

菌类食物口感好，适合做菜或做汤，常见的菌类食物，随意与肉类搭配，炖鸡、炒鱿鱼、炒肉丝等均可；个头小、味道甜的茶树菇、杏鲍菇、袖珍菇等最适合炒制；个大、肉厚、味道清淡的菇类则适合炖制，如平菇、百灵菇。

日常保健必读

孕晚期睡眠不好怎么办

孕晚期，由于子宫压迫腹部，有些准妈妈经常出现睡眠不好的症状。另外，临近分娩，准妈妈难免有这样那样的一些担心和焦虑，从而影响到睡眠。准妈妈一天至少需要保证8小时的睡眠，睡眠不好时该怎么办呢？

✿ 首先应该排除疾病的可能

如果焦虑不安很严重，可能患有产前抑郁症，这类准妈妈常常出现呼吸困难、失眠的症状，尤其见于高龄或者知识水平比较高的女性。除了必要时看医生治疗外，放松心情也很重要，等胎儿入了盆，情况自然会好转很多。

如果是子宫压迫，中间伴有心慌气短、呼吸困难有憋醒的情况应及时到医院诊治，有可能是心功能不好的情况。

✿ 身体状况正常时怎么办

如果准妈妈身体状况正常，白天可以多去散步分散注意力，临睡前不要看刺激性强的图书或电视节目，睡前半小时内要避免过分劳心或劳力的工作。即使明天要参加考试，也绝不带着思考中的难题上床。临睡前听听轻音乐，有助于睡眠。

最好能做到定时入睡，建立身体生物钟的正常节律。建议妈妈每天晚上保证在23点之前进入睡眠。

✿ 注意正确的睡姿

不正确的睡眠姿势也会降低睡眠的质量，最好的睡眠姿势是侧卧，左侧卧尤佳。这种姿势可以令更多的血液和养分送达胎盘处，并且保持腿和膝盖弯曲，可以在两腿之间垫一个枕头，避免仰睡或俯睡。

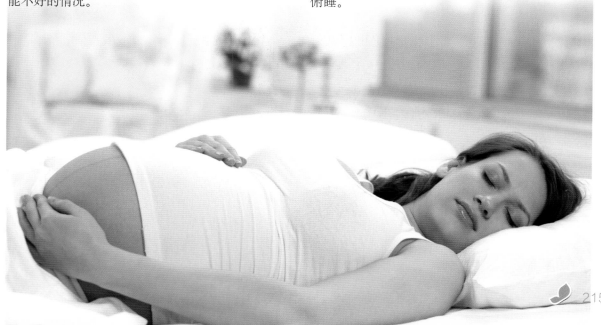

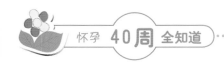
准妈妈如何选择分娩方式

在选择分娩方式时，40%的准妈妈错误地认为剖宫产比自然产好，痛苦低还可以保持身材。但事实上并没有哪一种生产方式比较好，而是要看准妈妈的个人状况来决定用哪一种比较好。常见的3种分娩方式：自然阴道分娩、人工辅助阴道分娩和剖宫分娩。那么它们各自的利弊是什么，准妈妈要如何加以选择呢？

❀ 如何选择分娩方式

在选择分娩方式前，医院会为准妈妈做详细的全身检查，检查胎位是否正常、估计分娩时胎儿有多大、测量骨盆大小是否正常等。如果一切正常，自然阴道分娩是最为理想的分娩方式，是一种正常的生理现象，对准妈妈和胎儿都没有多大的损伤，而且准妈妈产后很快能得以恢复。但这种分娩对母婴的要求都较高。如果在自然分娩过程中出现子宫收缩无力或待产时间拖得过长，可以通过人工辅助阴道分娩适当加一些加速分娩的药物来增加子宫收缩力，缩短产程。如果胎儿太大、骨盆太小、巨婴、前置胎盘、胎位不正的话，就需要采取剖宫产了。

贴心小贴士

剖宫产属非正常生产，是对正常生理现象的一种损害。剖宫产之后，为了避免感染，产妇需要用一些抗生素。这些抗生素的使用会影响产妇的哺乳，也就是会影响孩子的健康。剖宫产还会导致妇科炎症，且准妈妈3年之内不可怀孕，否则会产生并发症。所以，若非情况特殊，最好不要采用。

顺产的4大条件是什么

大部分情况下，顺产都是最安全、最有益于准妈妈和胎儿的分娩方式，应尽量创造条件顺产，准妈妈可以尽量满足的4大条件有：

❀ 合适的分娩年龄

在25~29岁生育，顺产的可能性较大，这个年龄段的准妈妈，其产道、会阴、骨盆、子宫功能都比较好，孕期并发症也相对少，对顺产非常有利。

❀ 营养合理，控制体重

正常大小的胎儿可以顺利通过骨盆出生，但是巨大儿通常不易顺产，因为他们的头比较大，容易"搁浅"在骨盆入口处。有很多巨大儿最终不得不进行剖宫产。为避免巨大儿，准妈妈必须合理地控制营养和体重，适当参加活动。

❀ 按时产检

按时产检可以保证准妈妈整个孕期的健康状况，避免出现不利于顺产的因素，最后1个月应每周检查1次，若出现异常应按照医生的要求及时复诊。

❀ 做足临产准备

预产期前1个月，准妈妈应该多了解和巩固有关分娩的知识，保持正常的生活和睡眠规律，吃些营养丰富、容易消化的食物，如牛奶、鸡蛋等，为分娩准备充足的体力。保持情绪稳定，一旦宫缩开始，应坚定信心，积极配合医生，顺利地分娩。

什么情况下须选择剖宫产

剖宫产是一种经腹部切开子宫取出胎儿的手术，如若应用及时得当，可起到挽救母婴生命的作用。在分娩前，准妈妈需要与医生商讨分娩方式，医生会根据你的身体状况确定你是否需要剖宫产，一般出现以下情况时须剖宫产。

✿ 准妈妈剖宫产适应证

对于有剖宫产适应证的准妈妈，手术不但能减少痛苦，而且能避免生命受到威胁，主要适应证有：

1 产道异常，如骨盆狭小、畸形、骨盆与胎儿头围大小不符等。

2 先兆子宫破裂。

3 重度妊娠并发症及重度妊娠高血压综合征，如合并心脏病、糖尿病、慢性肾炎等。

4 临产前子宫收缩无力，经用催产素无效的情况。

5 产前发生严重大出血，如前置胎盘、胎盘早期剥离等。

6 产程过长（超过30小时）。

7 高龄初产妇（大于35岁）。

✿ 胎儿剖宫产适应证

在危急情况下，剖宫产是挽救胎儿生命的有效手段，当有以下情况出现时，应考虑剖宫产：

1 胎位异常，如横位、臀位，尤其是胎足先入盆、持续性枕后位等。

2 产程停止，胎儿从阴道娩出困难。

3 胎儿尚未分娩，而胎盘提早剥离，或脐带先行由阴道脱出。

4 胎儿宫内窘迫、缺氧，经治疗无效的情况。

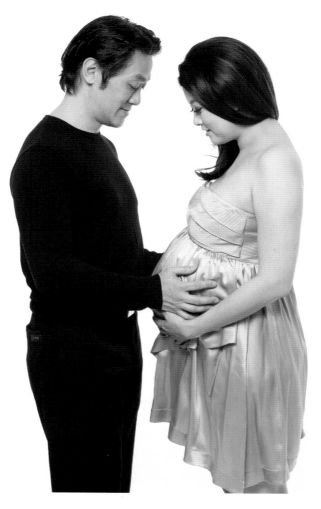

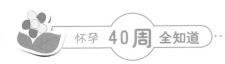
>>> 孕 **36** 周 <<<

胎儿发育

36周的胎儿仍然在生长，本周胎儿的身长约为50厘米，体重在2800克左右。医生已经可以通过B超或触诊估计出胎儿的体重，但这并不是最后的结果，最后4周内胎儿体重可能还会增加不少。

现在，胎儿的脾脏、胰腺已经发育完成，并可以分泌胰岛素了，所有器官几乎都已发育成熟。覆

盖胎儿全身的绒毛和在羊水中保护胎儿皮肤的胎脂正在开始脱落。胎儿现在会吞咽这些脱落的物质和其他分泌物了，它们将积聚在胎儿的肠道里，直到他出生。这种黑色的混合物叫作"胎粪"，它将成为胎儿出生后的第一团粪便。

现在胎儿的姿势很可能是头朝下的，这是顺产的最理想姿势。

准妈妈身体变化

你的体重增长达到最高峰，大约已比孕前增重13千克。宫缩的次数会增加，你偶尔会有宝宝快要出来了的感觉。

由于胎儿在腹内的位置在逐渐下降，你会感到下腹部坠胀，你会有宝宝要出来的感觉。值得高兴的是，之前由于子宫压迫导致的呼吸困难和胃部不适等症状开始逐渐缓解。

如果你的胎位不正，我们建议你在医生的指导下纠正胎位的同时，加强了解剖宫产的相关知识，为可能出现的突发状况做好应对措施。

你在上、下楼梯和洗澡时一定要注意安全，防止滑倒。做家务时也一定要注意动作轻缓，不要过猛，更不能做有危险的动作。

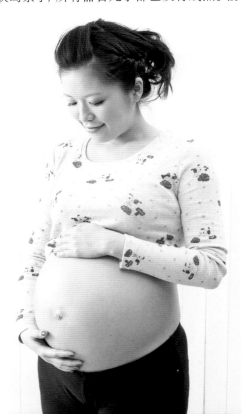

饮食营养必读

准妈妈孕晚期补充营养易走入哪些误区

由于传统观念和营养知识的不足等多种原因，准妈妈在补充营养的过程中，常常会不经意地走入一些误区，导致不必要的麻烦。

✿ **以保健品代替正常饮食**

为了加强营养，一些准妈妈每天要补充很多营养品，如综合维生素、钙片、铁剂等，营养品大都是强化某种营养素或改善某一种功能的产品，单纯使用无法替代普通膳食的营养均衡。

✿ **一人补充两人的营养**

不少准妈妈怀孕后，就努力开始增加食量，希望借此来满足胎儿的营养需要。其实，怀孕的准妈妈即使进食量加倍，也不等于胎儿在准妈妈的肚子里就可以吸收所有准妈妈比以前多吃的那些食物的全部营养，准妈妈多吃的那部分，很可能大都变成了自己身上的肥肉。胎儿的营养是否足够，关键在于准妈妈对食物的科学性选择，而不是靠盲目多吃来达到的。

✿ **多吃菜，少吃饭**

有的准妈妈认为菜比米饭更有营养，就多吃菜少吃饭。这种观点是极其错误的。米饭、面食等主食，是准妈妈能量的主要来源，一个孕中、晚期的准妈妈一天应摄入400~500克的米面及其制品。

✿ **多喝骨头汤补钙**

为了补钙，有的准妈妈便按照老人的指点猛喝骨头汤。其实，喝骨头汤补钙的效果并不理想。骨头中的钙不容易溶解在汤中，也不容易被人体的肠胃吸收，而喝了过多骨头汤，反而可能因为油腻引起不适。

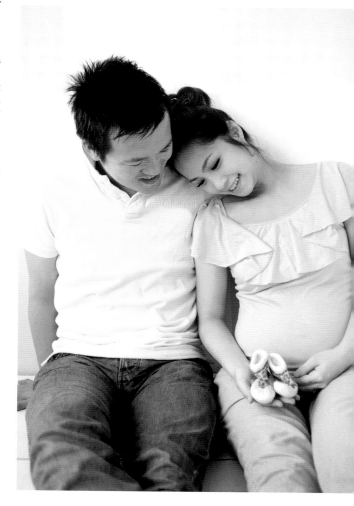

孕晚期发生水肿宜用的食疗方

孕晚期水肿是很常见的现象，约有40%以上的准妈妈都会出现轻度的下肢水肿，一般在午后会比较明显，经常站立的准妈妈肿胀的情况更为突出。下面是我们为准妈妈推荐的几款消水肿食疗方。

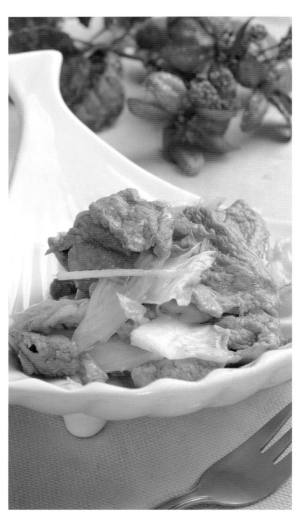

❀ 腐竹银芽黑木耳

腐竹用开水浸泡至无硬心时捞出，切成3~4厘米长的段；将绿豆芽、黑木耳择洗干净，分别放开水内烫一下捞出；炒锅上火，放油烧热，下姜末略炸，放入绿豆芽、黑木耳煸炒几下，加黄豆芽汤、精盐、味精，倒入腐竹，用小火慢烧3分钟，转大火收汁，用水淀粉勾芡，淋入香油即成。

❀ 眉豆煲猪脬

将猪膀胱放入滚水中煮5分钟，捞起，刮净，用清水洗干净；将眉豆、红枣洗净；红枣去核；把适量清水煲滚，放入全部材料煲滚，慢火煲至眉豆稔烂，下盐调味即可。

❀ 鲇鱼鸡蛋羹

将鲇鱼去内脏，收拾干净，洗净；锅置火上，加入适量的清水、鲇鱼，煮至鱼熟时，卧鸡蛋2个，再加入葱、姜、精盐、味精、香油，即可饮汤、食鱼和鸡蛋。

❀ 鸭块白菜

将鸭肉洗净切成块，加水略超过鸭块，煮沸去血沫，加入料酒、姜片及花椒，用文火炖酥；将白菜洗净，切成4厘米长的段，待鸭块煮至八分烂时，将白菜倒入，一起煮烂，加入盐调味即成。

> **贴心小贴士**
>
> 利水消肿的食材除上述外，还有冬瓜、红豆等许多，准妈妈可以变换做法品尝多种口味。此外，准妈妈不可因为身体水肿就拒绝喝水，事实上，每天喝适量的水能够减轻水肿。

日常保健必读

提前安排好月子里的事宜

月子里宝宝需要喂养,妈妈需要调养,事情会很繁杂,一旦到了那个时候,很容易因为准备不足而手忙脚乱,因此,准爸爸准妈妈现在就应该开始安排月子里的琐事,让新妈妈能顺利地坐月子。

提前定好在哪里坐月子

坐月子的地点要提前和家人商量好,是在婆婆或妈妈家,还是就在自己家。决定之后就提前收拾出一间干净的房间,将月子里需要用到的物品都准备好,以免出院之后再临时布置,手忙脚乱。

准备坐月子的衣物

新妈妈坐月子多半时间在室内,要为自己准备几套棉质睡衣和软底鞋,方便在家穿着。为了防止寒从脚入,还要准备几双棉袜,做足保暖工作。当然还要为宝宝的哺乳做准备了,准妈妈这时要多备几个新胸罩,还可以买几个乳垫。如果是夏天坐月子,记得为自己也备上一瓶爽身粉,让夏天过得更清凉舒适。

储备月子里的营养品

新妈妈月子期间有一些必需的营养品,如红糖、红枣、小米、挂面、鸡蛋等,这些食物最好提前采购,这样一出院就可以马上做来吃,省得还要临时购买。

确定照顾衣食起居的人

新妈妈体虚,在坐月子时一定要好好休息,这一段时间内不要进行体力劳动,也不要过于操心费神。这就需要早点儿确定能够照顾新妈妈的人,可以是自己的婆婆或妈妈,也可以请月嫂。

什么是无痛分娩

无痛分娩事实上是一种镇痛方式,是利用药物麻醉及其他方法来减少或解除分娩痛苦的,是既止痛又不影响产程进展的一种分娩方式。

无痛分娩与自然分娩过程基本一致

无痛分娩的全过程跟自然分娩的全过程基本一致,只是在子宫口开到3~4厘米时放入硬膜外麻醉,使其持续少量地释放,只阻断较粗的感觉神经,不阻断运动神经,从而影响感觉神经对痛觉的传递,最大限度地减轻疼痛。

无痛分娩安全吗

既然无痛分娩是药物镇痛,那么它安全吗?这个准妈妈可以放心,施行无痛分娩是以维护母婴安全为最高原则的,无痛分娩的麻醉药物浓度远低于一般手术如剖宫产的麻醉剂量,且经由胎盘吸收的药物量微乎其微,是很安全的,对胎儿并无不良影响,更不会影响其大脑健康。

无痛分娩需提前申请

如果已经决定采用无痛分娩,应早些向医护人员说明,方便医护人员尽早与麻醉科医师联系,并检查准妈妈是否适合施行无痛分娩。这一申请越早提出越好,甚至入院时就可提出要求。

不宜采用无痛分娩的准妈妈

诚然,并不是每个准妈妈都适用无痛分娩,如果有下列情况之一就应慎选:

1 产前出血。

2 低血压。

3 患有败血症、凝血功能障碍。

4 背部皮肤感染,腰部感染,让麻醉无法实施。

5 有心脏病且心功能不全。

6 有胎位不正、前置胎盘、胎心不好、羊水异样、产道异常、胎儿发生宫内缺氧等情况。

7 持续性宫缩乏力,使用催产素点滴后仍无明显变化。

8 患有脊柱畸形或神经系统疾病等。

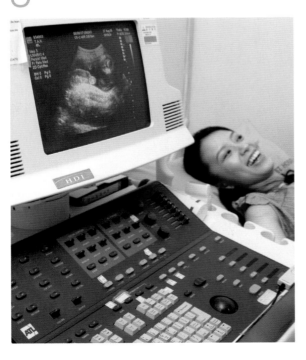

什么是导乐分娩

"导乐"(Doula) 是希腊语的译音,表示一位妇女照顾另一位妇女,导乐分娩是无痛分娩的一种方式,是指一个有爱心、有分娩经历的妇女,在整个产程中给产妇以持续的生理、心理及感情上的科学支持。

❀ 导乐分娩的好处

在导乐式分娩中,产妇由有分娩经验的助产士陪伴,实行一对一服务,使产程在无焦虑、充满热情、关怀和鼓励的气氛中进行。有关资料显示,导乐式分娩可使剖宫产率下降50%,产程缩短25%,需要催产素静脉滴注者减少40%,需用镇痛药者减少30%,产钳助产率减少40%,母婴并发症率也明显减少。

❀ 家人能代替导乐吗

陪产有利于减轻妈妈的焦虑,缓解紧张情绪,可使产程缩短,产后出血量减少,导乐正是起到陪产的作用。那么,家人陪产不也一样吗?可否用家人代替导乐?

其实,导乐的关键不仅在于拥有更成熟的经验,还因为不是产妇的家人,经研究发现,由家属陪待产不能给准妈妈以持续的支持,约30%的陪伴者(丈夫居多)随着产程的进展,往往比准妈妈还紧张、焦虑及不安,这反而会加重准妈妈的恐惧情绪,使其对分娩失去信心,影响产程进展。

> **贴心小贴士**
> 导乐分娩并没有使用麻醉措施,但我们也称它是一种无痛分娩方式。在整个分娩过程中,导乐会运用自己丰富的知识和经验引导准妈妈,转移准妈妈对疼痛的注意力,可有效缓解准妈妈的主观疼痛。

前置胎盘的危害与注意事项

前置胎盘是孕晚期出血的主要原因之一，如果出血反复发生，且出血量亦越来越多，则会导致很多严重的并发症，如果处理不当，会危及母婴的生命安全。

❀ 前置胎盘对准妈妈的危害

1 产后出血

分娩后由于子宫下段肌肉组织变薄收缩力较差，附着于此处的胎盘剥离后血窦一时不易缩紧闭合，故经常会发生产后出血。

2 产褥感染

前置胎盘的胎盘剥离面接近宫颈外口，细菌易从阴道侵入胎盘剥离面，又加以产妇贫血，体质虚弱，故易发生感染。

❀ 前置胎盘对胎儿的危害

1 胎儿发育缓慢

因为前置胎盘会引起胎盘供血不足，使胎儿吸收不到充足的养分而发育受限。

2 胎位不正

如果胎盘堵住子宫口的话，胎儿就不能安稳地以头朝下的姿势固定住，容易引起横位或臀位。

3 早产

前置胎盘出血大多发生于孕晚期，容易引起早产。

❀ 前置胎盘的自我护理

1 减少活动，卧床休息，以左侧卧位为宜。

2 保持外阴清洁，勤换内裤，预防感染。

3 饮食应营养丰富、全面，多食含铁量较高的食物，如枣、瘦肉、动物肝脏等，预防贫血。长期卧床，为避免便秘应增加蔬菜水果的摄入量，养成定时排便的习惯。

4 避免进行增加腹压的活动，如用力排便、频繁咳嗽、下蹲等，避免用手刺激腹部，变换体位时动作要轻缓。

5 如有腹痛、出血等不适症状，立即就医。

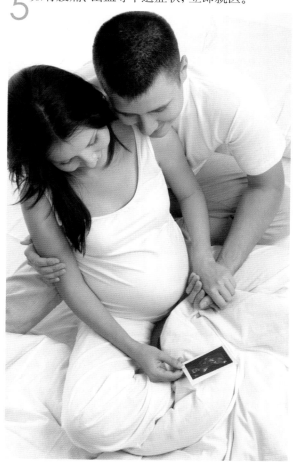

胎教时间

教胎宝宝认识苹果

苹果家族有很多的成员，按颜色来分有红的、黄的、绿的，按名字来分就更是丰富了，红富士、嘎啦、红将军、乔纳金、红星、秦冠、黄元帅、黄香蕉等五花八门。

在脑海中想象一下，苹果是什么样子的，然后在纸上画出来，如果家里有苹果，也可挑一个摆在眼前，然后通过你的意念告诉胎宝宝它长什么样。

还可以唱唱有关苹果的儿歌、讲讲苹果的故事等。

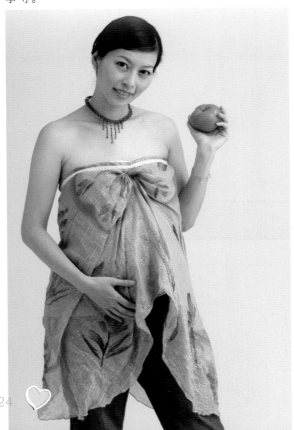

关于动物的儿歌

许多动物的儿歌中将小动物描述得惟妙惟肖，充盈着天真和童趣，不妨邀请老公一起来唱，还可以你和胎宝宝念儿歌，让老公扮演儿歌中的小动物，快乐一定可以加倍。

小白兔

小白兔，白又白，
两只耳朵竖起来，
爱吃萝卜和青菜，
蹦蹦跳跳真可爱。

大公鸡

公鸡公鸡真美丽，
大红冠子花外衣，
油亮的脖子红红的爪，
人人见了人人夸。

小松鼠

小松鼠，尾巴大，
轻轻跳上又跳下，
我帮你，你帮我，
采到松果送回家。

小鸡

小鸡小鸡叽叽叽，
爱吃小虫和小米。

小鸭

小鸭小鸭嘎嘎嘎，
扁扁嘴，大脚丫。

小青蛙

小青蛙，呱呱叫，
专吃害虫护庄稼。

小小猪

小肥猪，胖嘟嘟。
吃饱饭，睡呼呼。

>>> 孕37周 <<<

胎儿发育

37周的胎儿仍然在生长，本周胎儿身长51厘米左右，体重约3000克。这时候胎儿的头发已经长得又长又密了，但是准妈妈不必对胎儿头发的颜色或疏密过多地担心，在出生后随着营养的补充，他的头发会自然变得浓密光亮。

这一周，胎儿的神经细胞数目已基本发育完成，他的大脑有近130亿~180亿个神经细胞，脑细胞数目已与成人基本相同。随着预产期的临近，胎儿显得越来越安静，在以后的日子里，他便很少打扰准妈妈休息了。

这个时候，胎儿的身体发育基本完成，头现在已经完全入盆，他的头部在盆内摇摆，被周围的骨盆架保护着，这样会很安全，而且这样的位置也有利于胎儿有更多的空间放自己的小胳膊、小腿。

准妈妈身体变化

从本周开始，你子宫内的羊水会减少，从而腾出更大的空间给逐渐增大的宝宝。宫缩频率继续增加，为即将来临的分娩做着准备。你可能还会不断地想上厕所，便次增加，阴道分泌物也更多了。

你的下腹部依然会有坠胀的感觉，但呼吸困难和胃部不适的感觉缓解了。你可能还会出现"现血"现象。所谓"现血"，是由于子宫颈变软及变薄后，黏液栓塞和血液混合流出阴道造成的。这是一种正常的现象，是子宫颈为分娩做准备而扩大，表示分娩临近，不需太过担心。

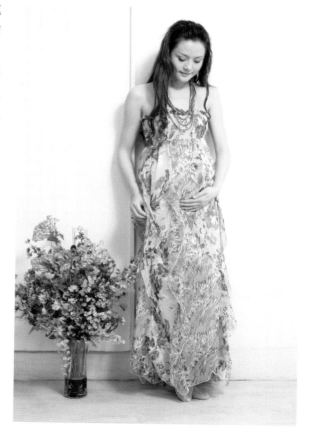

饮食营养必读

孕晚期需要刻意增加饮食量吗

从怀孕第8个月开始到临产前，胎儿的身体长得特别快，他的体重通常主要是在这个时期增加的。所以，准妈妈一定要合理地安排饮食，但不能刻意增加饮食量，否则会使胎儿长得太大，容易导致巨大儿，在出生时造成难产。

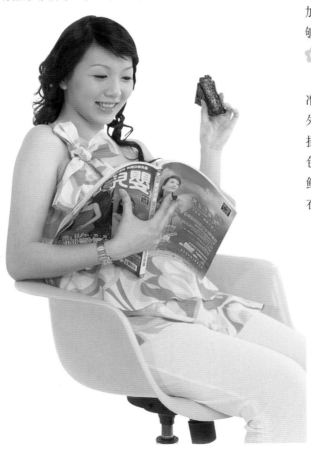

❀ 多吃体积小、营养高的食物

准妈妈应选择体积小、营养价值高的食物，避免吃体积大、营养价值低的食物，以减轻胃部的胀满感。

多吃含有优质蛋白质的蛋、牛奶、肉类以及大豆制品等，注意营养均衡。饮食量不需要刻意地增加，按照以前的饮食结构就已经足以为胎儿提供足够的营养，不用担心会营养不足。

❀ 多吃含纤维素的食物

孕晚期，逐渐增大的胎儿给准妈妈带来负担，准妈妈很容易发生便秘。由于便秘，又可发生内、外痔。为了缓解便秘带来的痛苦，准妈妈应该注意摄取足够量的膳食纤维，以促进肠道蠕动。全麦面包、芹菜、胡萝卜、白薯、土豆、豆芽、菜花等各种新鲜蔬菜、水果中都含有丰富的膳食纤维，准妈妈可在这个月适当地多摄入这些食物。

贴心小贴士

这阶段，准妈妈往往因为心理紧张而忽略饮食，不少准妈妈会对分娩过程产生恐惧心理，觉得等待的日子格外漫长。这时，准爸爸要帮助准妈妈调节情绪，做一些准妈妈爱吃的食物，以减轻准妈妈的心理压力，正常地摄取营养。

临近预产期如何补铁

接近预产期，准妈妈和胎儿的营养需要量都在猛增，许多准妈妈开始出现贫血症状。铁是组成红细胞的重要元素之一，所以，越临近预产期，越要注意铁元素的摄入。准妈妈可以常吃以下几道菜来补铁。

🌸 胡萝卜鸡肝汤

原料 鸡肝1副（约50克），胡萝卜1根（约100克）。

调料 盐少许。

做法

①将胡萝卜洗净切片，放入清水锅内煮沸。

②投入洗净的鸡肝煮熟，以盐调味即成。

🌸 猪血菠菜汤

原料 猪血1块，菠菜250克，葱1根。

调料 盐、香油各适量。

做法

①将猪血洗净、切块；葱洗净，葱绿切段，葱白切丝；菠菜洗净，切段。

②锅中倒1小匙油烧热，爆香葱段，倒入清水煮开。

③放入猪血、菠菜，煮至水滚，加盐调味，熄火后淋少许香油，撒上葱白即可。

🌸 眉豆炖排骨

原料 花生仁20克、米酒水600毫升、浓缩番茄50克、眉豆30克、排骨200克、南瓜块50克。

调料 盐适量。

做法

①将米酒水及所有原料（南瓜块除外）放入锅中，待煮沸后关小火煮约20分钟，再焖20分钟。

②开锅倒入南瓜块煮熟即可食用。

功效 眉豆煲汤能有效消除水肿，还有健脾补血等功效。南瓜可预防水肿，并能增强体力。排骨是补血的食材。

🌸 红白豆腐

原料 猪血(或鸭血)200克，豆腐200克，葱段、姜片、高汤、水淀粉适量。

调料 盐、味精适量。

做法

①将猪血、豆腐洗净，切块。

②起锅热油，放入葱段和姜片煸炒，加入高汤。

③放入豆腐、猪血炖煮，汤汁渐浓的时候加入盐、味精，再用水淀粉勾芡即可。

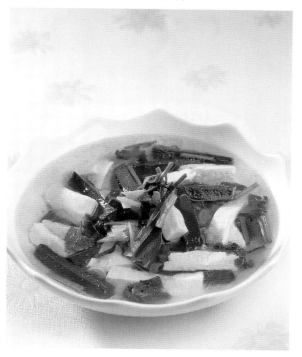

日常保健必读

待产包里要准备哪些用品

在即将到来的这一个月里，分娩可能随时发生，准妈妈的待产包需要提前做好准备，那样无论什么时候临产，都可以立刻拎起包包去医院。

❀ 待产包里的妈妈用品

1 梳洗用具

尽量备一些小型的、便于携带的洗漱用具。牙膏、牙刷、漱口杯；香皂、洗面奶；洗脸毛巾3条(分擦脸、擦身体和擦下身)，擦洗乳房的方巾2条；小脸盆2个，洗下身的脸盆1个；梳子、镜子、发夹。

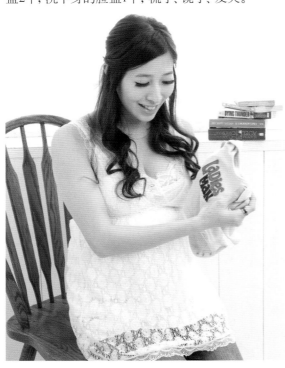

2 衣物

一般待产到生产后出院有好几天，要准备好妈妈的衣裤、帽子和哺乳内衣。

3 卫生用品

卫生纸最少2卷，产妇卫生巾1包。

4 笔记本和笔

记录阵发性腹痛情况，包括阵发性腹痛时的状况和时间间隔。

5 点心及巧克力

准妈妈在宫缩较弱的时候，可以吃一些自己喜欢吃的点心，以补充体力。

❀ 待产包里的宝宝用品

1 衣物

包被、婴儿服、围嘴，这些是最基本的。

2 哺乳用品

奶粉、奶瓶、奶瓶消毒器以及供宝宝吃奶、喝水时垫在下巴底下的小方巾等。

3 清洁用品

纸尿裤1包，湿纸巾2包，大浴巾和小毛巾各1条，护臀霜1支。

❀ 其他物品

1 证件

一般办理入院所需的证件包括：准生证、孕妇围产保健手册、医保卡、围产期保健卡、献血证 (如果准妈妈以前曾献过血) 以及夫妻双方的身份证等。

2 现金、银行卡

两者都需要准备，并提前了解医院的支付方式。

3 记录用品：摄像机、数码相机等

为妈妈、宝宝拍照、摄像留念，这些都是最有纪念意义的。

临产前准父母要做哪些准备

预产期前后的2周内分娩，都属于正常情况。所以在这个日期临近前，孕晚期的准父母一定要做好充分的准备，全面进入备战状态。

做好精神准备

由于现在的准妈妈多是初次生产，因而在生产前后都没有经验，所以都会自然而然地产生紧张、焦虑等情绪。不少准爸爸也觉得自己无所适从，比准妈妈更紧张。这就要求准父母要多阅读与孕产相关的图书或参加产前培训班，对分娩过程有一定的认识，不应有过多的害怕和恐惧，要相信只要与医院、助产人员密切配合，这个过程是并不太难的。

联系好住院事宜

为了防止医院妇产科的床位紧张，准妈妈必须要提前联系好住院事宜。此外，由于分娩的时间很难预测，最好要在预产期到来之前就设计好去医院的几种方案，以便在紧要关头保证准妈妈能顺利平安地抵达医院。

按时产检

一般到了孕晚期，体检的次数会变得频繁，准妈妈一定要坚持按时去体检，关注每一次检查的结果，以便及时发现异常，及时解决。

经常按摩身体

按摩可以刺激身体皮肤内的神经末梢，增进血液循环，缓解肌肉疲劳。对于做不到的地方可以请准爸爸帮忙。

准备好待产包

准妈妈要把之前准备好的物品装包，放在随取随用的地方，方便入院后取用。

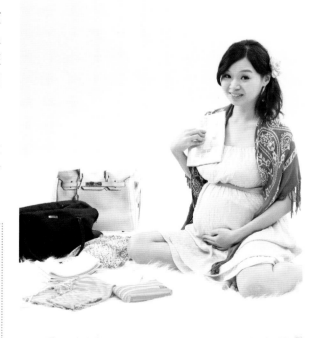

> **贴心小贴士**
>
> 产前至少休息两周。孕末期是分娩的准备阶段，此时胎儿发育迅速，母体负担最重，所以在产前休息两周，很有必要，它有利于胎儿的健康发育及您在产后的乳汁正常分泌。

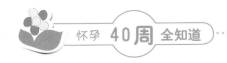

准爸爸应帮准妈妈建立分娩信心

当准妈妈在孕育新生命时，准爸爸也以满怀喜悦的心情等待宝宝的降临。准爸爸除了要帮助准妈妈整理好待产包外，还应给准妈妈带去最大的帮助，关心准妈妈的情绪变化，鼓励其自然分娩的信心，分担准妈妈的辛苦。

🌸 帮助准妈妈调节环境

在分娩前后，大多数准妈妈都希望自己处在一个舒适的环境中。去医院时，准爸爸也可以带上一些让她心理安慰的东西，比如她喜欢的娃娃、衣服、小摆设等，让她即使在医院里，也能感觉到家的温馨。在预产前准爸爸还应陪伴准妈妈一起参观医院待产室、产房、母婴同室，与医务人员认识，这样可以减少准妈妈入院时的陌生感和紧张情绪，可以增加与医务人员之间的亲切感和信任感，有利于分娩的顺利进行。

🌸 给予准妈妈积极的心理暗示

作为准妈妈精神上的支持者，准爸爸一定要经常给予准妈妈积极的心理暗示，让她积极地面对这个自然的生理过程。

准爸爸要经常给准妈妈带来好消息，不要去听信别人说的某某人生孩子的时候痛得死去活来，这些往往是在事后被扩大的。同时，准爸爸要多把正确、实用的生育知识告诉准妈妈。平时可以向那些有顺利分娩经验的人请教，并把这些好的消息带给准妈妈。

胎盘早剥及其发病因素

🌸 胎盘早剥的危害

胎盘早剥会导致孕晚期流血，是孕晚期的一种严重并发症，起病急、进展快，若处理不及时，可能危及母婴的生命。有些轻型胎盘早剥在临产前并无明显的症状，只在产后检查胎盘时，发现早剥处有凝血块压迹。

🌸 胎盘早剥发病的因素

1 血管病变

若准妈妈有血管病变，动脉痉挛或硬化引起远端毛细血管缺血坏死以至于破裂出血，血液流至某处形成血肿，导致胎盘自子宫壁剥离。

2 机械性因素

外伤（特别是腹部或腰部直接受撞击等）、行外倒转术矫正胎位、脐带过短或脐带绕颈均可能促使胎盘早剥。

3 子宫静脉压突然升高

孕晚期准妈妈长时间取仰卧位时，会发生仰卧位低血压综合征。此时妊娠子宫压迫下腔静脉，回心血量减少，血压下降，而子宫静脉瘀血，静脉压升高，导致部分或全部胎盘自子宫壁剥离。

🌸 胎盘早剥的处理

胎儿未娩出前，胎盘可能继续剥离，难以控制出血，持续时间越长，病情越严重，并发凝血功能障碍等并发症的可能性也越大。出现胎盘早剥时，原则上应争分夺秒地让胎儿产出，切忌拖拉，延误时机，只有在胎儿产出，胎盘跟着排出后，控制准妈妈出血，子宫才能迅速收缩而止血。分娩的方法应根据胎次、早剥的严重程度、胎儿状况及宫口情况决定是经阴道分娩还是剖宫产。

孕38周

胎儿发育

本周胎儿的身长在52厘米左右，体重约3200克。胎儿的各个器官发育完全并已各就各位，脑和肺部也开始了工作，并会在出生后继续发育成熟。这个阶段，胎儿本身的免疫系统虽已建立，但还不十分成熟，为了补偿这种不足，宝宝可以通过胎盘和哺乳接受来自母亲的抗体，从而抵御一些像流行性感冒等的感染。

这一周，胎儿身上覆盖的一层细细的绒毛和大部分白色的胎脂还在逐渐脱落，并随着羊水吞入宝宝的肚子里，储存在他的肠道中，出生后随胎便排出。宝宝的皮肤变得很光滑，胎毛正在消失，若胎毛保存到出生，多会出现在他的肩部、前额和颈部。

准妈妈身体变化

你的体重可能会停止增加，甚至减少少许，这是因为胎儿的生长速度也在下降。但你的身体依然会越来越感到沉重。你的膀胱依然会因为胎儿的挤压，而经常产生尿意。分娩期的日益临近，可能会让你觉得紧张万分，心情也烦躁不安。

如果你有水肿症状，要注意观察手、脸部是否有水肿，或是有突发并严重的脚部、脚踝水肿，如果有，我们建议你尽快去医院就诊，这可能是妊娠高血压综合征的表现。

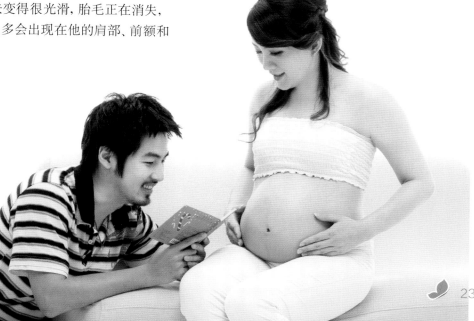

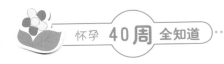

饮食营养必读

吃哪些食物有助于自然分娩

临产前正常子宫每分钟收缩3~5次,正常产程约需12~16小时,总共约需消耗热量相当于跑完1万米所需要的能量。这些被消耗的能量只有在产程中加以进补,分娩才能顺利进行。

吃高蛋白、半流质、新鲜而且味美的食品

临产前,准妈妈一般心情比较紧张,不想吃东西,或吃得不多,所以,要求食品的营养价值和热量要高,如鸡蛋、牛奶、瘦肉、鱼虾和大豆制品等。同时,要求食物应少而精,防止胃肠道充盈过度或胀气,以便顺利分娩。分娩过程中消耗水分较多,因此,临产前应吃含水分较多的半流质软食,如面条、大米粥等。

巧克力适合准妈妈产前食用

巧克力体积小、发热多,很符合准妈妈产前的生理需要。它含有能很快被吸收利用的优质碳水化合物,其被吸收利用的速度是鸡蛋的5倍;而且,它富含准妈妈产前十分需要的微量元素和维生素、铁及钙等,可以加速产道创伤的恢复,还能促进母乳的分泌、增加母乳的营养成分。

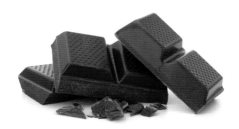

日常保健必读

剖宫产有什么利弊

剖宫产并不是最理想的分娩方式,只是一种万不得已的分娩方式,不提倡将剖宫产看作分娩时的"救星",剖宫产的利弊,准妈妈要正确地认识。

剖宫产的利

剖宫产只是用来解决难产、保证胎儿和准妈妈生命安全的一种应急措施,一般当由于某种原因,胎儿绝对不可能从阴道分娩时,医生会为准妈妈施行剖宫产,以挽救母婴的生命。

当然,当准妈妈宫口未开时施行选择性剖宫产,可以免去遭受阵痛之苦。如果准妈妈腹腔内有其他疾病,也可一并处理,如合并卵巢肿瘤或浆膜下子宫肌瘤,均可同时切除,也可顺便做结扎手术。

但要认识到,降低分娩风险不能依赖于剖宫产,而应该寄托于医疗保健整体水平的提高。

剖宫产的弊

剖宫产对母体的精神和肉体都是一种创伤,其出血量比正常分娩要多,同时还可能发生大出血和损伤;剖宫产即便平安无事,手术后也可能发生腹壁伤口感染,长期不能愈合;剖宫产后新妈妈的术后发病率较高,如生殖道感染、月经改变及腰腹痛等疾病。

剖宫产的宝宝在情商上可能受到影响,此外,宝宝可能被手术刀伤到,宝宝缺少对外界逐渐适应的过程,也不利于呼吸系统的发育。

剖宫产前需要做什么准备

如果准妈妈最终选择进行剖宫产，需要做些什么样的准备，以便让生产更加顺利，同时也为产后正确的护理打下基础呢？

❀ 确定手术时间

如果没有特殊情况，医生通常会安排准妈妈在37~38周生产，如果要特别选定日子生产，应提前告知医生，同时请医生评估是否合适，一般由医生提出他方便的手术时间，准妈妈再从中选择合适的时间。

❀ 避免劳累，安心待产

确定手术时间后，应事先将待产时的用品及产后需要的用品都准备好，可在预定剖宫产的前一天和医院或医生联系确定，在预定的时间到医院待产。在等待手术的时间段里，最好避免太过劳累或紧张，以防提早破水或早产，而造成须紧急手术的状况。

❀ 手术前需要做什么

实施剖宫产前一天，晚饭一定要清淡，此后应该不要再吃东西了，以保证肠道清洁，减少术中感染，术前6~8小时不要再喝水，以避免麻醉时出现呕吐症状。手术前要注意休息，做好自身的清洁，训练床上排尿的习惯以防术后出现尿潴留，注意保持身体健康，不要患上呼吸道感染等疾病。

❀ 了解手术中需要做什么

剖宫产手术大多采用局部麻醉，准妈妈的意识是清醒的，要注意与医生的配合。手术时，医生或护士一般都要问你一些问题及自身的感受，准妈妈要清楚、认真、如实反映真实的感受，医生还会指导你做深呼吸、屏气等动作，你一定要按医生的嘱咐去做。

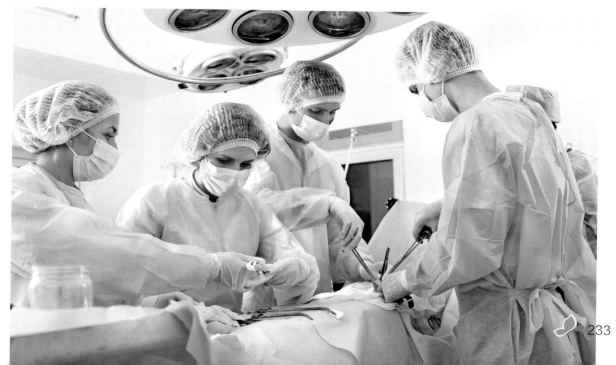

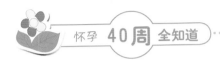
对临产征兆的认识误区

在妊娠后期，大多数准妈妈的身体都会出现或多或少的产前反应。有些我们对其重视有加，有些则被我们忽略掉了。让我们来好好地辨别一下吧。

❀ 假宫缩

假宫缩是一种最常出现的临产假象。妊娠最后3个月，子宫出现间歇性收缩，这种宫缩有时变得较

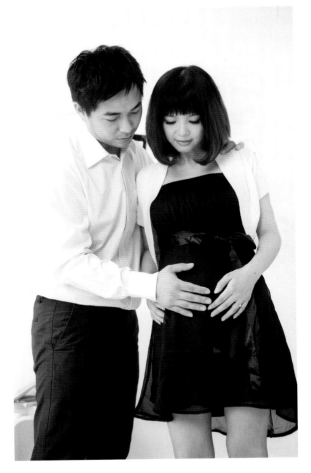

强烈，所以你可能误认为已进入临产。但是，真正的分娩宫缩发生得很规律，并且逐渐增强，也更加频繁，所以你应该能够加以辨别。

❀ 易被忽略的产前征兆

1 "胎儿要掉下来。"准妈妈感觉好像胎儿要掉下来一样，这时胎儿的头部已经沉入产妇骨盆。这种情况多发生在分娩前的一周或数小时。

2 阴道流出物增加。这是由于孕期黏稠的分泌物累积在子宫颈口，由于黏稠的原因，平时就像塞子一样，将分泌物堵住。当临产时，子宫颈胀大，这个塞子就不起作用了，所以分泌物就会流出来。这种现象多在分娩前数日或在即将分娩前发生。

3 水样液体涓涓细流或呈喷射状自阴道流出，这叫作羊膜破裂或破水。这种现象多发生在分娩前数小时或临近分娩时。 羊膜是环绕在胎儿周围充满液体的囊袋，在分娩期间的任何时候囊膜都会破裂，于是囊内液体可能会突然大量涌出，但因为胎儿的头部已经进入骨盆腔，阻塞了它的涌出，所以更多见的是液体一滴滴地流出来。

4 有规律的痉挛或后背痛。这是子宫交替收缩和松弛所致。随着分娩的临近，这种收缩会加剧。由于子宫颈的胀大和胎儿自生殖道中产出，疼痛是必然的。这种现象只是发生在分娩开始时。

> 贴心小贴士
>
> 以上任何一种征兆，都是临产的表现，发现后应立即做好准备去医院分娩。

临产的征兆有哪些

接近临产时，准妈妈的身体会有哪些征兆呢？了解了这些征兆，准妈妈便可迅速地掌握生产动向，以便第一时间进产室，避免耽误。

1 腹坠腰酸
胎头下降使骨盆受到的压力增加，腹坠腰酸的感觉会越来越明显。

2 大、小便次数增多
胎儿下降，压迫膀胱和直肠，使小便之后仍感有尿意，大便之后也不觉舒畅痛快。

3 胎动减少
胎动此时不那么明显，不要为此感到不安，这是由于胎位已相对固定的缘故。但如果持续12小时仍然感觉不到胎动，应马上接受医生的诊断。

4 体重增加停止
有时甚至有体重减轻的现象，这标志着胎儿已发育成熟。

5 宫缩
子宫收缩，简称为宫缩。开始时好像是钝性背痛，或者刺痛，向下放射到大腿。随着时间的进展，宫缩可能发生在腹部，更像剧烈的周期性疼痛。

6 阵痛
即假宫缩。从孕28周开始，腹部会时常出现假宫缩。如果准妈妈较长时间地用同一个姿势站或坐着，会感到腹部一阵阵地变硬，这就是假宫缩，其特点是出现的时间无规律，程度也时强时弱。临产前，由于子宫下段受胎头下降所致的牵拉刺激，假宫缩的情况会越来越频繁。

7 见红
从阴道排出含有血液的黏液白带称为"见红"。一般在见红几小时内应去医院检查。但有时见红后仍要等1~2天，有时是数天之后才开始出现有规律的子宫收缩。一般来说，见红后的24小时内就会开始阵痛，进入分娩阶段。但是实际情况是很多人见红后几天甚至一周后才分娩。所以关键在于见红后要观察它的形状、颜色、量等再做判断。

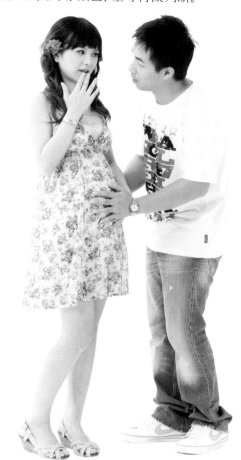

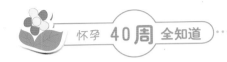
胎教时间

欣赏年画《骑着鲤鱼的孩童》

年画是中华民族祈福迎新的一种民间工艺品，承载着人们对未来的美好憧憬。每逢过农历新年时，人们都会买几张来贴在家里，气氛也因此更加欢乐热闹。

这幅《骑着鲤鱼的孩童》年画线条单纯、色彩鲜明、气氛热烈愉快，画中的鲤鱼象征"年年有余"，可爱的胖娃娃骑在鲤鱼身上，整个画面给人一种喜庆和欢欣的感觉，让你不自觉地愉悦，并将这种愉悦的情绪传达给腹中的宝宝。

产前练习盘腿坐

这项练习可以增加背部肌肉的力量，使大腿及骨盆更为灵活，并且能改善身体下半部的血液循环，使两腿在分娩时能很好地分开。具体做法如下：

1 地上垫上垫子，准妈妈轻轻坐下，保持背部的挺直。

2 两腿弯曲，使脚掌相对，让脚尽量靠近身体。

3 两手抓住脚踝，两肘分别向外压迫大腿的内侧，使其伸展。

4 保持这种姿势20秒。

5 重复第2~4步数次。

6 也可两腿交叉而坐，也许会感到更舒服，但在做的过程中要注意不时地更换两腿的前后位置，以免阻碍血液循环。

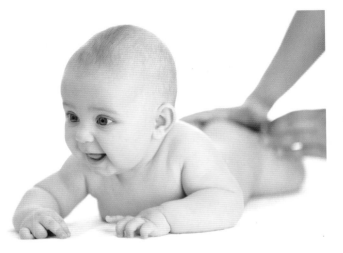

贴心小贴士

如果因为特殊原因，临产时准爸爸不能陪伴准妈妈，在宫缩开始后，准妈妈趴伏在床上，双手放于床上的一个垫子上，使自己的臀部低于肩膀，并且将双腿分开一些，左右晃动臀部，也有助于减轻准妈妈的腰背部疼痛。

>>> 孕39周 <<<

胎儿发育

本周胎儿的身长在53厘米左右，体重为3200~3400克。胎儿此时身体各器官都发育完成，肺是最后一个发育成熟的器官，通常是在胎儿出生后肺才建立起正常的呼吸方式。胎儿现在安静了许多，不太爱活动了。胎儿的头部固定在骨盆中，他将会向下运动，压迫准妈妈的子宫颈，随着头部的逐渐下降，他便会来到这个世界上。

胎儿的体重在本周会继续增加，他的脂肪正以每天超过14克的速度增长，脂肪的储备会让胎儿在出生后进行体温调节。通常情况下，男孩出生时的体重会比女孩稍重一些。

准妈妈身体变化

你的体重、宫高等已经基本稳定了。但随着胎头的下降，你的尿频、便频症状可能又加剧了。同时，随着预产期的临近，你的宫缩可能变得更加明显，子宫和阴道也会变得更加柔软，阴道分泌物会增多。一般情况下，分泌物是白色的，一旦出现茶色或红色分泌物，就意味着要分娩了。

这一阶段，你可能会发生胎膜早破的现象，表现为一股水流涌出或是平稳地滴流。如果你发觉自己的宫缩变得很有规律或羊水已破，请速去医院检查。

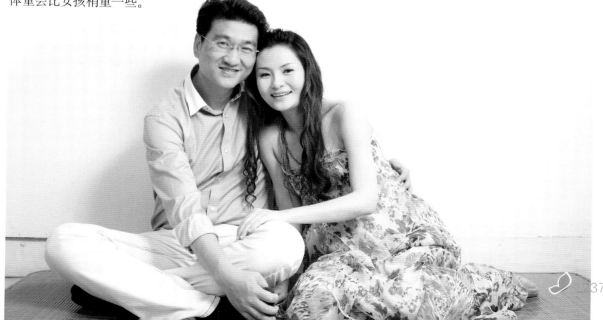

饮食营养必读

入院待产时的饮食要点有哪些

分娩相当于一次重体力劳动，能量消耗大，准妈妈一定要有足够的能量供应才行。如果准妈妈营养不足，会影响宫缩，使产程进展缓慢，甚至造成难产，还可能因体力消耗，出现酸中毒，造成胎儿宫内窘迫。那么入院待产时准妈妈要怎么安排自己的饮食呢？

❀ 摄取易消化、高热量的食物

临近分娩，准妈妈消化功能减弱，消耗增加，加之宫缩的影响，食欲缺乏，所以宜摄取易消化、高热量、少脂肪、有丰富碳水化合物的流质或半流质饮食，碳水化合物在胃中停留的时间比蛋白质和脂肪短，不会引起准妈妈的不适感。而且这类食物容易消化吸收，在体内的供能速度快，如稀饭、面条、糖粥等可以增强体力，并注意补充足够的水分，以免引起脱水。

❀ 吃一些含糖水果

待产时由于阵痛频发，准妈妈出汗多，体力消耗大，如果不好好进食，容易引起脱水。这时准妈妈可以吃一些水分多的含糖水果，如西瓜、葡萄等，一方面解渴，另一方面其中的糖分可直接供应能量。如果准妈妈不愿意吃这些，为了补充水分和能量，还可以通过静脉输入葡萄糖、维生素来补充能量。

> **贴心小贴士**
> 准妈妈一定要注意，临产前不宜吃油煎、油炸的食品。

日常保健必读

了解自然分娩的3个产程

每个准妈妈分娩的过程都不尽相同，有快慢、难易之分，但所有的分娩过程都有一个共同的规律，就是它们都分为3个产程，了解这3个产程可以帮助准妈妈更好地配合医生，从而顺利分娩。

❀ **第一产程：** 从子宫出现规律性的收缩开始，直到子宫口完全开大为止

随着宫缩越来越频繁，宫缩力量逐渐加强，子宫口逐渐开大，直到扩展到10厘米宽(子宫口开全)，这时第一产程结束。

第一产程所占时间最长，初产妇需要12~16小时，在此阶段，宫口未开全，准妈妈用力是徒劳的。过早用力反而会使宫口肿胀、发紧，不易张开，此时准妈妈应放松思想、注意休息，乘机补充营养和水分，将小便排干净。

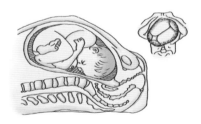

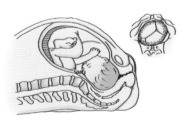

第二产程：从宫口开全到胎儿娩出

胎儿随着宫缩开始逐渐下降，当胎先露部下降到骨盆底部压迫直肠时，准妈妈便不由自主地随着宫缩向下用力，经1~2小时，胎儿从完全开大的子宫口娩出。

第二产程时间最短，宫口开全后，准妈妈要注意随着宫缩用力，宫缩间隙要休息放松，喝点儿水，准备下次用力，胎头即将娩出时不要再用力，以避免造成会阴严重裂伤。

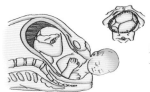

胎头外旋转，胎头娩出后枕转向左侧，双肩径前后置

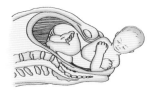

胎头娩出，双肩抵达阴道口

第三产程：胎盘娩出

胎儿生下后，胎盘随着子宫收缩而排出体外，此时意味着整个产程全部结束。

第三产程相对轻松，准妈妈稍用力即可娩出胎盘，若超过30分钟胎盘不下，应听从医生的安排，这个阶段准妈妈要保持情绪平稳。

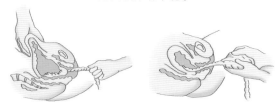

医生帮助胎盘娩出

胎膜早破怎么办

胎膜早破多发生在临产前，对胎儿及准妈妈有极其严重的影响。据统计其发病率占分娩总数的10%左右。准妈妈应该高度警惕，正确的处理方法就是去医院尽快地处理。

未足月的胎膜早破征兆及症状是阴道中分泌液体的涌漏，当准妈妈躺下时这种状况相对明显。对阴道分泌液进行检测发现宫颈呈碱性，而不是酸性，这可能是阴道分泌物或尿道中尿液病情的体现。

胎膜早破必须住院，卧床休息，抬高床尾，以防脐带脱垂；严密观察羊水的性状及胎心情况，防止胎儿窘迫的发生；破膜超过12小时的，医生会酌情给予抗生素预防感染。还会根据具体情况，进行相应的处理。

1 胎膜早破接近预产期，胎儿已成熟，如果无胎位异常、骨盆狭窄、脐带脱垂，胎儿先露部较低者，多不影响产程进展，可自然经阴道分娩。

2 破膜24小时尚未临产者，如果无胎位不正及头盆不称，可行引产。如果感染情况不能完全排除、胎位不正、有胎儿窘迫等情况存在，应立即剖宫产，手术后使用抗生素预防感染。

3 胎膜破裂距预产期尚远，胎儿不成熟，准妈妈迫切要求保胎者，医生可在排除感染的情况下进行保胎治疗。一旦发现胎心不规律，或有感染的可能，应听从医生的建议终止妊娠。

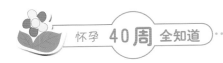

发生急产时怎么办

医学上对急产的界定为：初产妇，每小时子宫颈扩张的速度大于5厘米；经产妇，每小时子宫颈扩张速度大于10厘米；或从有产前阵痛到完成分娩，只用了少于3小时就是急产。

❀ 急产的危害

对准妈妈：急产时子宫急而快的收缩容易引起产道撕裂、产后出血和产后感染等，如果破裂的程度严重，对准妈妈会有很大的影响。

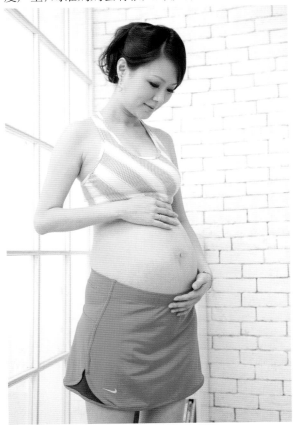

对胎儿：由于急产时宫缩过强、过快，准妈妈没有间隔的子宫收缩，会使胎盘血液循环受阻，胎儿在子宫内缺氧，很容易造成窘迫，甚至窒息死亡。胎儿过快出生，还可导致其不能及时适应外界的突然变化，造成颅内血管破裂出血，影响孩子日后的智力发育。

❀ 急产的诱因

1 早产。孕29~36周，多见于18岁以下或40岁以上的准妈妈。

2 准妈妈患有贫血、甲亢、高血压等疾病。

3 胎儿过小、双胎、胎位不正、胎盘异常，没有遵循常规做产前检查等。

4 接近临产时乘坐车船，过度劳累，运动量大等。

❀ 发生急产时怎么办

在非医疗场所发生急产来不及去医院时，准妈妈及家人要谨记以下几点：

1 叮嘱准妈妈不要用力屏气，要张口呼吸。

2 因地制宜准备接生用具，包括干净的布、用打火机烧过消毒的剪刀、酒精等。

3 胎儿头部露出时，用双手托住头部，注意千万不能硬拉或扭动。当肩部露出时，用两手托着头和身体，慢慢地向外提出，等待胎盘自然娩出。

4 胎儿出生后，做好保暖工作，并用干净柔软的布擦净婴儿口鼻内的羊水。不要剪断脐带，将胎盘放在高于宝宝或与宝宝高度相同的地方，然后尽快将准妈妈和宝宝送往医院。

孕40周

胎儿发育

本周胎儿的身长在53厘米左右,体重约3400克,已经是一个成熟的胎儿,随时可以出生了。此时胎儿的腹部要比头部稍微大些,脂肪的比例非常大,占胎儿体重的15%左右,身体内的所有器官和系统都已发育成熟。

此时,胎儿所处的羊水环境有所变化,由原来清澈透明的羊水变成现在的乳白色浑浊的液体了。此外,胎盘正在老化,传输营养物质的效率在逐渐降低,胎儿娩出后即完成使命。胎儿的所有身体机能均达到了娩出的标准,大部分宝宝都会在本周出生。也可能会提前或推迟1~2周。实际上,真正能准确地在预产期出生的宝宝只有5%,提前2周或推迟2周都是正常的。但如果推迟2周后还没有临产的迹象,那就需要采取催产等措施尽快生下胎儿,否则胎儿过熟也会有危险。

准妈妈身体变化

你的子宫底又回到32周时的高度了,不过腹围会比32周时大。由于胎儿已经固定在骨盆,你的胃部压迫感减轻,饭量会有所增加,并仍然会有尿频的现象存在。

到达本周后,子宫内原来清澈透明的羊水会变得浑浊,胎盘功能也开始退化,它们会在宝宝出生后完成使命。

一般情况下,宝宝会在本周出生。一旦出现宫缩、见红、羊水等情况时,要迅速赶往医院分娩。

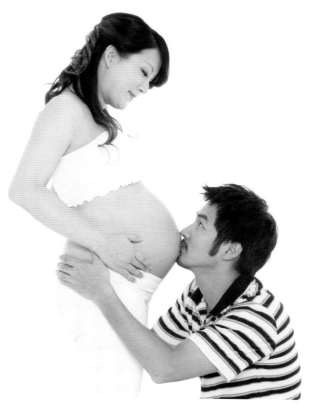

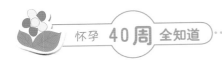
饮食营养必读

剖宫产前、后需要注意哪些饮食问题

无论是顺产还是最终需要剖宫产，准妈妈分娩前后都应多注意饮食问题，剖宫产的妈妈由于手术的特殊原因，产前、产后需要规避一些饮食。

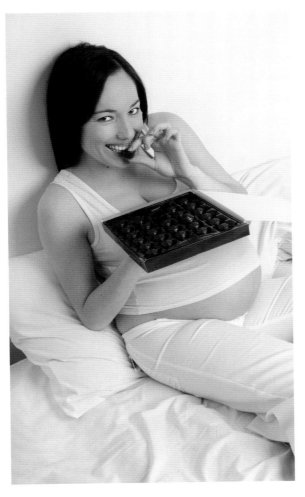

❀ 术前不宜大补

剖宫产前不宜进补高级滋补品及鱼类，如高丽参、西洋参等，因为参类具有强心、兴奋作用，鱼类中含有抑制血小板凝集的有机酸物质，不利于术后止血与创口愈合。

❀ 术后6小时内禁食

手术会刺激肠管，使肠道功能受阻，肠蠕动减慢，肠腔内有积气，易造成术后的腹胀感，为减轻肠内胀气，新妈妈在术后6小时内应当禁食。

6小时后宜服用一些排气类食物（萝卜汤等），以增强肠蠕动，促进排气，减少腹胀，并使大、小便通畅。排气后，饮食可由流质改为半流质，食物宜富有营养且易消化，如蛋汤、烂粥、面条等，此后饮食可逐渐恢复到正常。

❀ 不宜进食易发酵产气多的食物

产气多的食物如糖类、黄豆、豆浆、淀粉等，食用后容易腹胀，在术前、术后都应尽量避免食用。

❀ 不宜进食难消化的食物

难消化的食物积在腹腔内，会加重腹部的不适感和便秘，尤其是术后未排气期间，应避免吃煮鸡蛋、肉块、米饭、巧克力、鸡汤、鲫鱼汤等油腻肉类汤和催乳食物，以免难以消化加重腹胀和便秘。

肉类催乳汤可在术后7~10天再食用。

日常保健必读

分娩时怎样正确地用力

整个分娩过程需要耗费准妈妈很多力气，实际上并非整个分娩过程都需要使劲儿，用力是有技巧可循的，配合产程和阵痛进行用力，不仅可以减轻阵痛，还可以让胎儿得到很多的氧气，令分娩更顺利。

❀ **第一产程：均匀呼吸，不用力**

这个阶段初产妇往往要经历10小时的阵痛，子宫收缩的频率较低，收缩力量较弱，其主要作用是使子宫口开大，因此不需要用大力气，只需要有意识地锻炼腹式深呼吸，宫缩时深吸气；宫缩间歇期，最好闭眼休息，以养精蓄锐。

❀ **第二产程：用尽全力，屏气使劲儿**

此阶段从宫颈口开全至胎儿娩出，子宫收缩快而有力，几乎是一两分钟一次，每次持续50秒左右。宫口开全后，当宫缩开始时，准妈妈应双腿屈曲分开，像解大便一样向下用力，时间越长越好，以增加腹压，促使胎儿娩出；宫缩间歇时，充分放松休息，等下次宫缩时再用力。当胎头露出后准妈妈就不要再使劲儿用力了，改为张口哈气，以免造成会阴严重裂伤，待宫缩间歇时再稍用力，让胎头缓缓娩出。

❀ **第三产程：再次用尽全力**

此阶段是胎盘娩出期，胎儿娩出约10分钟后又会出现宫缩，以排出胎盘，此时还按第二产程的屏气法用力，用尽全力加快胎盘娩出，以减少出血。

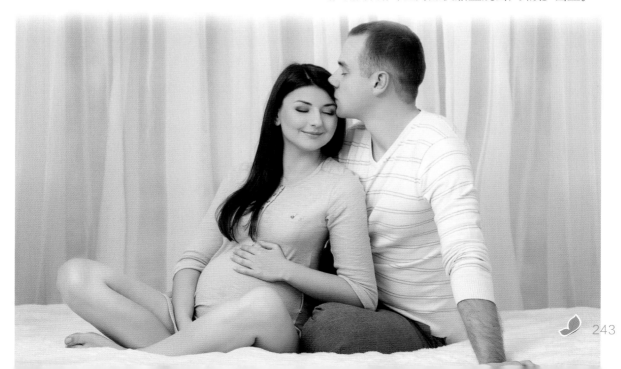

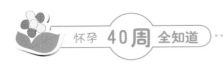

过期妊娠怎么办

瓜熟蒂未落,这种情况就是我们常说的过期妊娠,在医学上将妊娠超过预产期2周仍未分娩称为"过期妊娠"。

❀ 过期妊娠的原因

引发分娩的可能因素很多,包括黄体酮阻断、催产素刺激及胎儿肾上腺皮质激素分泌等,任何因素引起这些激素失调均可导致过期妊娠,此外,过期妊娠可能也与遗传因素有关。

❀ 过期妊娠可能造成的危害

妊娠过期后胎盘老化,功能退化,供给胎儿的营养及氧气减少,胎儿会停止生长发育,若长时间严重缺氧,胎儿可能发生宫内窘迫而死于宫内。

❀ 如何预防和应对过期妊娠

1 定期做产前检查,听取医生的建议。

2 产前应通过各种方式确定准确无误的预产期。

3 怀孕36周后要多运动,或做一些分娩的准备练习。

4 预产期前后,通过做B超检查,了解胎盘的钙化程度及羊水多少,胎盘钙化3级以上为胎儿过熟,提示胎儿过期,要引起注意。

5 过了预产期1周应住院待产,对胎儿在宫内的健康状况、胎盘功能进行监测。

6 如果胎儿已经成熟,且情况尚好,可于41周后进行引产,尤其是高龄、患有妊娠高血压综合征,以及胎儿过大的准妈妈。

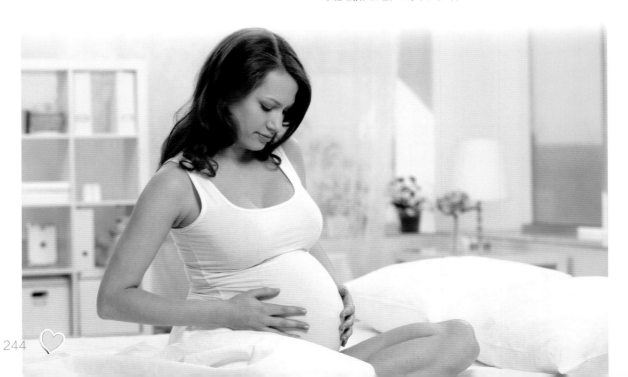

胎教时间

宝宝出生后要巩固胎教成果

接受过胎教的宝宝已经做好了学习和认知的准备，如果你能够给宝宝巩固胎儿期的胎教成果，坚持给宝宝复习以前的胎教内容，这将对宝宝的发育带来有益的影响。

要相信，宝宝现在可以对你教给他的知识做出反应，如果你耐心地教他学习，他会很认真地听你讲。因此，准妈妈和准爸爸应坚持给他讲故事，教他认识字母、数字、汉字，教他认识各种各样的小动物等，复习一下此前学过的内容。

在学习的时候，不妨将以前的道具拿出来，比如闪光卡片、积木、你做的布书等，宝宝对这些东西也许非常熟悉，他会喜欢的。

用胎教来缓解分娩恐惧

胎宝宝还没有降生，胎教的任务也就没有完成，准妈妈不妨在与胎儿的互动中找到自信，借此消除对分娩的恐惧感。

❀ 多和胎宝宝说话

准妈妈可以多和胎宝宝说说自己心里的话，包括准妈妈自己的快乐和烦恼，也可以一家人一起交流，这能让感情脆弱的准妈妈有更好的心灵支持，克服对分娩的恐惧。

❀ 多做些喜欢的胎教项目

在最后一个月里，准妈妈可以给胎宝宝巩固以前的任何一种胎教，只要是自己喜欢的就好，这能让准妈妈高兴，使情绪更好。

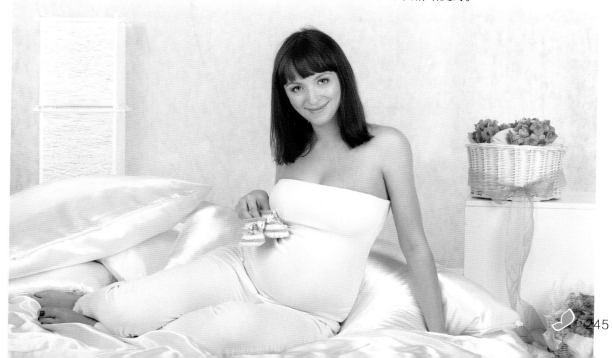

245

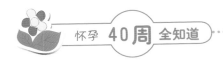
附录 睡前胎教故事

马大哈鹅太太

鹅太太干工作，老是做一半，忘一半，有点儿马大哈。

一天，鹅太太想洗个澡。她把澡盆放好，坐在椅子上看起电视来。

电视节目多有趣呀！看着，看着，鹅太太想起来，自己还要洗澡呢。她烧上一壶水，又去看电视了。

过了一会儿，鹅太太想起自己还没洗澡呢，就去拿肥皂。鹅太太把肥皂放在澡盆边上，又坐回到椅子上。这回，她拿起一本书看了起来。

看了一会儿书，鹅太太一拍脑门子，想起来：我还要洗澡呢！鹅太太走到澡盆边上一看：哟！毛巾还没拿呢。

鹅太太拿来毛巾，心想：这回可以洗澡了吧。正在这时，鹅太太听到鸭太太带着小鸭子从自己的窗子下面走过。

鹅太太走出去打招呼："喂，鸭太太，你带着孩子上哪儿去呀？"

"我们到池塘里去洗澡。"鸭太太答复说，"你在干吗呢？"

"我也正想洗澡呢。"鹅太太一下子记起来，自己忙了半天，还没洗澡呢。

鹅太太匆匆坐进澡盆，突然记起来，自己还没脱衣服呢！

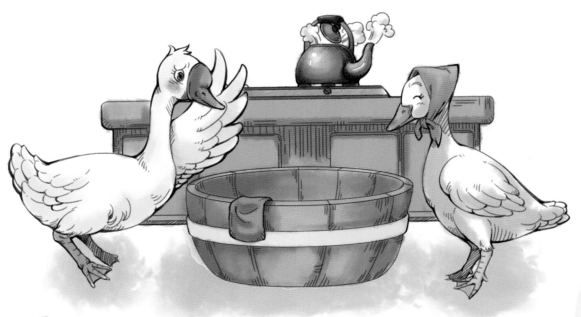

脱掉衣服，鹅太太又坐进澡盆里。她总感觉还差点什么，然而，她想不起来还有什么东西没有准备好的了。肥皂拿来了，毛巾拿来了，自己也已经坐进澡盆了，并且，衣服也脱掉了呀！还有什么没准备好的呢？

"嘎嘎嘎……"鸭太太带着小鸭子从池塘洗澡回来了。鹅太太跑出去，对鸭太太喊："喂，鸭太太，我还没洗澡呢，我怎么也想不起来自己还有什么东西没有准备好的了。"

鸭太太走进房子一瞧，地上放了一个大大的澡盆，然而盆里空空的。鸭太太哈哈大笑起来："你忘了往大盆里倒水了！没有水，怎么洗澡呀？"

鹅太太一拍脑门，喊起来："哎呀！我的水还在炉子上烧着呢！"鹅太太跑过去往壶里一看，壶里的水"咕嘟咕嘟"地冒着热气，都快要烧干了。

"瞧！我这记性！"鹅太太不好意思地说，"是呀！怪不得我总觉得有件什么事情给忘了。"

胎教温馨提示

多让人着急的鹅太太啊，和胎宝宝说说鹅太太为什么做事总是做一半忘记一半。你们在生活中是不是也有跟鹅太太一样的坏毛病呢，如果有的话，那就要赶紧改了，做事情要专心一点儿，不然宝宝可会把健忘的坏毛病学了去。

开心一笑

一天，有一个人坐在路边，显得非常忧郁而闷闷不乐。阿凡提上前问道："您不舒服吗？"

"不，我觉得生活真没意思。我有很多钱，不用种田、不用做工，可我厌烦了这种生活，这次出来，就想在外面找到一些比家里那没意思的生活更有趣、更有刺激的生活，可我怎样才能找到它呢？"那个人忧伤地问道。

阿凡提听后一言不发，冷不丁把那人的褡裢一把抢过来撒腿就跑。他跑得很快，把那人远远地甩在了后边。

那人突然遭到抢劫，急忙去追阿凡提。阿凡提跑到一个隐隐约约可以看见那人的地方，把那个褡裢放在路中间，自己爬到树上等他追来。那人跑得满头大汗追了上来，看见了被抢的褡裢就放在路上，高兴地叫喊起来。

"喂，你找到一种更有趣、更有刺激的生活了吗？"阿凡提躲在树上问道。

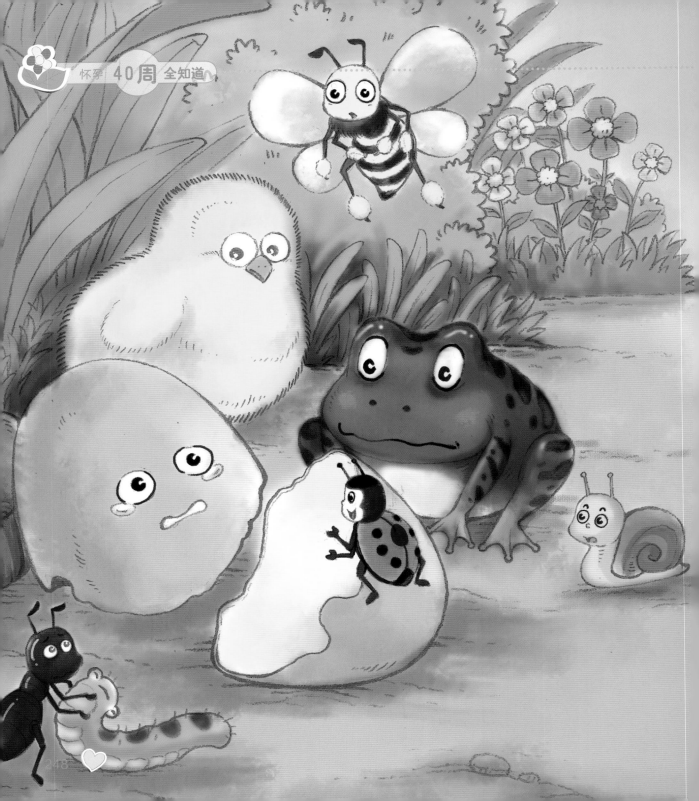

小蛋壳的故事

"噼噼啪!"小蛋壳裂开了,钻出一只毛茸茸的鸡宝宝。鸡妈妈带着鸡宝宝去散步。刮风了,鸡妈妈张开大翅膀,鸡宝宝赶快钻进去。这是它的新家。

小蛋壳有点儿孤单。"现在我不是鸡宝宝的家了。对了,我再去找一个小宝宝,做它的家。"它咕噜咕噜滚走了。

一只蜜蜂在采花粉。"蜜蜂宝宝,我做你的新家吧!""谢谢你,小蛋壳。我不是蜜蜂宝宝,我是蜜蜂阿姨。我的家在大树上,那个圆圆的蜂巢就是我的家。"

一只蚂蚁在拖虫子。"蚂蚁宝宝,我做你的新家吧!""谢谢你,小蛋壳。我不是蚂蚁宝宝,我是蚂蚁姐姐。我的家在田埂上,那个小小的泥洞就是我的家。"

一只小青蛙在唱歌。"青蛙宝宝,我做你的新家吧!""谢谢你,小蛋壳。我不是青蛙宝宝,我是青蛙哥哥。我的家在前面的小池塘里。"

一只小蜗牛在散步。"蜗牛宝宝,我做你的新家吧!""谢谢你,小蛋壳。我有家呀,你看我的家在背上呢。"

谁也不要它,小蛋壳有点儿难过。一只金龟子路过这里。"太好啦,我的宝宝正缺个摇篮,这只蛋壳做摇篮刚刚好!"金龟子衔来一片花瓣铺在小蛋壳里面。多舒服呀!

"快快睡,小宝贝。"金龟子向睡在蛋壳摇篮里的小宝宝唱起了歌。小蛋壳听着听着,也睡着啦。

胎教温馨提示

这是一个温馨有爱的故事,小蛋壳最终找到了适合的归宿,在金龟子妈妈的歌声中甜甜地睡去了。家是甜蜜的港湾,无论工作多么劳累,回到家里,家人的关爱都会让人消除疲劳感,睡上一个美美的安稳觉。

图书在版编目（CIP）数据

怀孕40周全知道 ／ 岳然编著. —— 北京：中国人口出版社，2013.10

ISBN 978-7-5101-2007-7

Ⅰ. ①怀… Ⅱ. ①岳… Ⅲ. ①妊娠期-妇幼保健-基本知识 Ⅳ. ①R715.3

中国版本图书馆CIP数据核字（2013）第219528号

怀孕40周全知道

岳然 编著

出版发行	中国人口出版社	
印　　刷	沈阳美程在线印刷有限公司	
开　　本	820毫米×1400毫米　1/24	
印　　张	11	
字　　数	300千	
版　　次	2013年10月第1版	
印　　次	2013年10月第1次印刷	
书　　号	ISBN 978-7-5101-2007-7	
定　　价	39.80元　（赠送CD）	

社　　长	陶庆军
网　　址	www.rkcbs.net
电子信箱	rkcbs@126.com
总编室电话	(010) 83519392
发行部电话	(010) 83534662
传　　真	(010) 83515922
地　　址	北京市西城区广安门南街80号中加大厦
邮政编码	100054